GABI FASTNER

FIT UND SCHLANK
durchs Jahr

Bibliografische Information der Deutschen Nationalbibliothek
Die Deutsche Nationalbibliothek verzeichnet diese Publikation in der Deutschen Nationalbibliografie. Detaillierte bibliografische Daten sind im Internet über http://d-nb.de abrufbar.

Für Fragen und Anregungen
info@rivaverlag.de

Wichtige Hinweise
Dieses Buch ist für Lernzwecke gedacht. Es stellt keinen Ersatz für eine individuelle medizinische Beratung dar und sollte auch nicht als solcher benutzt werden. Wenn Sie medizinischen Rat einholen wollen, konsultieren Sie bitte einen qualifizierten Arzt. Der Verlag und die Autorin haften für keine nachteiligen Auswirkungen, die in einem direkten oder indirekten Zusammenhang mit den Informationen stehen, die in diesem Buch enthalten sind.

Ausschließlich zum Zweck der besseren Lesbarkeit wurde auf eine genderspezifische Schreibweise sowie eine Mehrfachbezeichnung verzichtet. Alle personenbezogenen Bezeichnungen sind somit geschlechtsneutral zu verstehen.

Überarbeitete, aktualisierte und erweiterte Ausgabe des Titels *Superbody Workouts*, erschienen 2018 im BLV Buchverlag

Originalausgabe
1. Auflage 2022

Türkenstraße 89
80799 München
Tel.: 089 651285-0
Fax: 089 652096

Redaktion: Stella Rahn, Susanne Schneider
Umschlaggestaltung: Sonja Vallant
Bildnachweis: Sämtliche Fotos von Ulli Seer
Layout: Katja Muggli
Satz: Daniel Förster, Belgern
Druck: Firmengruppe APPL, aprinta Druck, Wemding
Printed in Germany

ISBN Print 978-3-7423-1704-9
ISBN E-Book (PDF) 978-3-7453-1382-6
ISBN E-Book (EPUB, Mobi) 978-3-7453-1383-3

Wir produzieren nachhaltig
www.m-vg.de

Weitere Informationen zum Verlag finden Sie unter
www.rivaverlag.de
Beachten Sie auch unsere weiteren Verlage unter www.m-vg.de

GABI FASTNER

FIT UND SCHLANK durchs Jahr

Das Fitnessprogramm für einen straffen Körper, mehr Beweglichkeit und Energie im Alltag

riva

Inhalt

Be ready for more! 73

Get a perfect Body! 101

Fitness für einen straffen Körper, mehr Beweglichkeit und Energie im Alltag

Ich freue mich, dass Sie sich für ein gemeinsames sportliches Jahr mit mir entschieden haben. Zu welchem Zeitpunkt im Jahr auch immer Sie sich dieses Buch gekauft haben, beginnen Sie jetzt mit dem Training! Schon nach wenigen Wochen werden Sie dafür belohnt, Sie werden die Veränderung in Ihrem Körper spüren, und man wird es Ihnen ansehen.

In diesem Buch finden Sie 52 maßgeschneiderte Workouts für ein sportliches und gesundes Jahr. Sie trainieren dabei mit dem eigenen Körpergewicht, mit Gymnastikband, Ball, Kurzhantel und Faszienrolle. Die Workouts sind übersichtlich auf je einer Doppelseite dargestellt: sechs bis acht Übungen mit Fotos – aus den Bereichen Figurtraining, Pilates und Yoga, Intensivtraining, Physio-Fitness mit Faszientraining – und präzisen, schnell erfassbaren Beschreibungen. Das nächste Jahr wird Ihren Körper verändern! 52 Wochen, angereichert und speziell zusammengestellt mit effektiven Übungen, um Ihren Körper gesund, schlank und fit zu halten.

Richtig trainieren

Viele Menschen trainieren nicht zu wenig, sondern falsch, einseitig oder zu viel. Das führt dann eher zum Gegenteil dessen, was man eigentlich erreichen will! Die Folgen sind unter anderem Erschöpfung, Müdigkeit, früherer Gelenkverschleiß oder Anfälligkeit für Krankheiten. Mithilfe meines 52-Wochen-Programms, das ein ausgewogenes und abwechslungsreiches Training beinhaltet, werden Sie gesünder und frischer aussehen und sich körperlich deutlich besser fühlen.

Die Abwechslung macht's

Wir sind dazu erzogen worden, Karriere zu machen. Also bei etwas zu bleiben, das man gut kann, mit dem Ziel, in dieser Sache immer besser zu werden. Übertragen auf den Sport heißt das, zum Beispiel eine bestimmte Strecke in immer kürzerer Zeit zu laufen oder eine Übung mit immer höherem Gewicht ausführen zu können. Sie können sich bestimmt vorstellen, wie so ein Ehrgeiz oft endet?

Genau, im Frust. Die eigene Leistungsfähigkeit stagniert irgendwann, der Körper gewöhnt sich an die Belastung. Die Lust, sich weiter zu steigern, schwindet. Jede Trainingseinheit wird zu einem Muss. Wenn wir etwas ungern tun, dann tun wir es auch nach einer gewissen Zeit nicht mehr, es wird zur lästigen Pflicht oder es macht uns auf Dauer krank. Mein Ziel mit diesem Buch ist es, den Körper immer wieder abwechslungsreich und ohne Überanstrengung zu reizen. Manche Wochen-Workouts sind fordernd, andere dafür entspannender. Das Training soll dabei zum angenehmen Nebenbei werden. Dadurch erreicht man mit wenig Zeitaufwand den besten Trainingseffekt. Nehmen Sie die kleine Herausforderung an, ohne sich zu überfordern!

Auch an die Ausdauer denken

Die 52 Workouts konzentrieren sich auf Kraft, Kraftausdauer und Beweglichkeit. Da ich das Thema Herz-Kreislauf-Training in diesem Buch nicht extra behandle, denken Sie bitte in Ihrem Wochenablauf auch an das Trainieren Ihrer Ausdauer. Machen Sie, worauf Sie am meisten Lust haben! Gehen Sie zum Beispiel walken, laufen, Rad fahren oder schwimmen. 2–3-mal pro Woche jeweils 30–45 Minuten reichen dabei aus. Auch hier macht es die Abwechslung. Je unterschiedlicher Sie Ihren Körper herausfordern, desto effektiver wird das Training. Wenn Sie gerne walken, gehen Sie zum Beispiel auch mal mit kleinen Gewichten in den Händen, wechseln Sie Ihre Strecken ab und verändern Sie ab und zu das Tempo während der Trainingseinheit. Variieren Sie Ihre sportlichen Aktivitäten je nach Jahreszeit.

Nehmen Sie Ihren Körper wahr, spüren Sie in sich hinein, worauf Sie gerade Lust haben, denn Bewegen ist gut – Spüren und Bewegen noch besser! Viel Spaß beim Training!

Ihre
Gabi Fastner

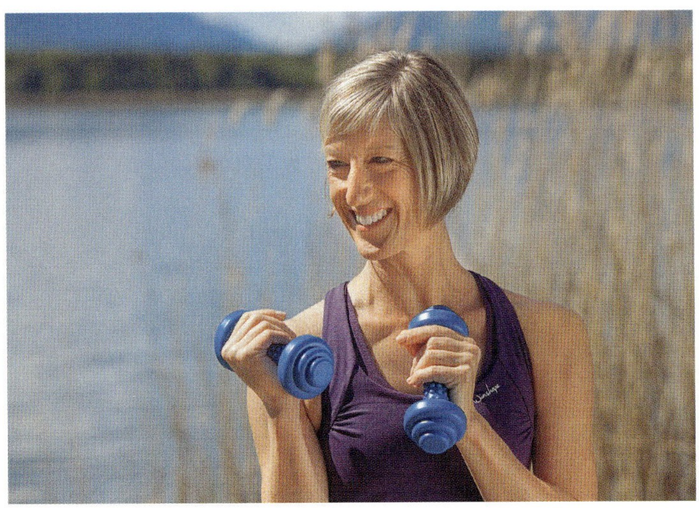

Das effektive Ganzjahresprogramm

Die 52 Wochen-Workouts sind so konzipiert, dass Sie zu jeder Zeit im Jahr quereinsteigen können. Und das überall! Egal, ob Sie im Urlaub sind, auf Geschäftsreise oder zu Hause, Sie brauchen nicht viel Platz und jedes Workout funktioniert auch ohne Geräte. Sobald Sie das Buch in den Händen halten, beginnen Sie mit Trainingswoche 1. Das jeweilige Wochen-Workout empfehle ich, zweimal pro Woche auszuführen, wenn Sie Einsteiger sind. Treiben Sie ab und zu Sport in Ihrer Freizeit, dann können Sie dreimal pro Woche trainieren. Und wenn Sie bereits sportlich sind, dann können Sie die Workouts gerne auch öfter als dreimal pro Woche durchführen.

Eine Trainingseinheit dauert zwischen 10 und 25 Minuten. Machen Sie zwischen den einzelnen Übungen ruhig etwas Pause, atmen Sie bewusst ein und aus und lockern Sie sich etwas (außer wenn eine Pause ausdrücklich bei einem Workout nicht erwünscht ist, wie zum Beispiel im Intensivtraining 3 auf den Seiten 22 und 23).

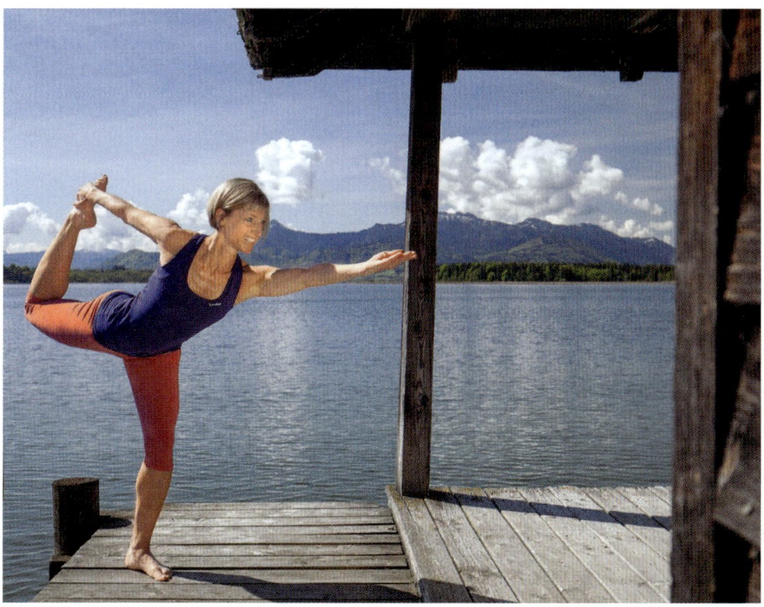

Ob zu Hause, im Freien oder auf Reisen – Sie können Ihr Training überall ausführen.

Diese Woche keine Zeit gehabt?

Keine Angst, es wird vielleicht die eine oder andere Woche geben, in der Sie weniger Zeit oder Lust hatten. Zuerst einmal wichtig für Sie zu wissen: Das ist ganz normal. Entscheidend für Ihren Trainingserfolg ist, dass Sie danach wieder loslegen und direkt mit dem nächsten Wochen-Workout weitermachen. Das gilt natürlich auch, wenn Sie zum Beispiel krank sind. Bitte machen Sie dann unbedingt Pause. Schonen Sie sich, und Sie werden auch wieder schneller gesund.

Denken Sie immer daran, dass ganz allein Sie selbst verantwortlich dafür sind, das gewünschte Ziel zu erreichen. Fällt es Ihnen schwer, sich alleine zu motivieren, dann fragen Sie doch eine Freundin oder einen Freund, ob Sie das Training gemeinsam angehen. Gemeinsam ist es immer einfacher!

Was soll ich essen?

Natürlich gehört zu einem aktiven Leben auch eine ausgewogene und gesunde Ernährung. Das heißt jedoch nicht, dass Sie sich kasteien müssen. Versuchen Sie, sich möglichst an den drei Hauptmahlzeiten Frühstück, Mittagessen und Abendessen satt zu essen. Dabei gilt, abends nicht übermäßig Kohlenhydrate zu sich zu nehmen. Warum? Die Nacht ist wichtig, damit der Darm entlastet wird. Dafür sollten spät keine großen Mahlzeiten mehr eingenommen werden. Ebenso greift der Körper nachts auf die körpereigenen Energiereserven zurück und die Fettdepots werden angezapft, wenn ihm schnelle und leicht zugängliche Energie in Form von Kohlenhydraten nicht zur Verfügung steht. Wenn möglich, sehen Sie von Zwischenmahlzeiten ab. Denn diese belasten Ihren Darm unnötig und aktivieren die Produktion von Insulin. Das erzeugt wiederum Heißhunger.

Planen Sie einen »Motivationstag« pro Woche, an dem Sie so richtig sündigen dürfen. Essen Sie an diesem Tag alles, worauf Sie Lust haben. Bestimmt haben Sie sich schon einmal vorgenommen, nie mehr Süßigkeiten zu essen. Und, hat es geklappt? Wenn Sie sich etwas verbieten, werden Sie sofort merken, dass Sie genau das vermissen und unbedingt und sofort essen wollen. Also erlauben Sie sich alles! Die restlichen Wochentage nach so einem »Motivationstag« essen Sie gesund und ausgewogen, aber hungern Sie nicht.

Aufbau des Buches

Sie können zu jeder Zeit in das Training einsteigen. Die folgenden vier verschiedenen Trainingskategorien begleiten Sie über das ganze Jahr. Sie wechseln sich ab, sodass Ihr Training sinnvoll gestaltet ist, und wenn Ihnen eine Woche etwas mehr abverlangt, dann können Sie sich danach auf eine etwas ruhigere Woche freuen. Genauso natürlich auch umgekehrt: Auf eine ruhigere Woche folgt eine etwas intensivere.

Figurtraining

In diesen Wochen kümmern wir uns um unsere Figur. Die Übungen sprechen hauptsächlich die Bereiche Bauch, Beine und Po an. Wählen Sie bei den einzelnen Übungen diejenige Wiederholungsanzahl, bei der Sie ein leichtes Brennen im Muskel spüren – ein verlässliches Zeichen, dass Ihr Muskel arbeitet. Zu wenige Reize bringen nicht den erwünschten Trainingserfolg. Also fordern Sie sich! Muskeln formen unseren Körper, schaffen schöne Proportionen. Deshalb werden wir in diesen Wochen auch die Schultermuskulatur und die aufrechte Haltung ansprechen. Etwas breitere Schultern lassen ein anatomisch eher breites Becken zum Beispiel schmaler wirken. Eine aufrechte Haltung strafft die Bauchdecke und formt einen runden Po. Keine schlechten Aussichten, oder?

Physio-Fitness

Die Workouts in den Physio-Fitness-Wochen haben ihren Schwerpunkt im Gesundheitstraining. Wichtig, vor allem für unsere Rückengesundheit, ist das Training der tief liegenden Muskulatur und das Bewegen der Faszien. Zu den tief liegenden Muskeln, auch Stabilisatoren genannt, gehören im Rumpf die autochthone Rückenmuskulatur. Dazu gehören kleine Muskeln, die von Wirbel zu Wirbel verlaufen und somit unsere Wirbelsäule stabilisieren, der tiefe Bauchmuskel, der die Organe schützt und stützt und übrigens auch unsere Taille formt, der Beckenboden, der die Organe innen und oben hält, Anteile des Zwerchfells und Anteile der schrägen Bauchmuskulatur. Zusammen bilden diese Muskeln ein Korsett für eine aufrechte Haltung und einen gesunden Rücken.

Faszien sind das Bindegewebe in unserem Körper, und – der Name sagt es eigentlich schon – dazu gehören alle verbindenden Elemente unseres Körpers (zum Beispiel Sehnen, Bänder, Knorpel, Hüllen der Muskulatur, Organhüllen, aber auch die oberflächliche Faszienschicht direkt unter unserer Haut). Sie wurden jedoch lange nur als »Verpackungsmaterial« der Muskulatur und der Organe betrachtet. Heute weiß man, dass Faszien viel mehr sind. Bewegung ist erst möglich durch die Kraftübertragung von Muskel zu Muskel und zu den Knochen mittels Faszien. Faszien werden auch als propriozeptives (das heißt, dass uns Wahrnehmungen über den Körper vermittelt werden) Sinnesorgan bezeichnet, da im Bindegewebe unzählige Rezeptoren liegen, die uns Auskunft darüber geben, wie wir uns fühlen. Außerdem gibt das Fasziengewebe unserem Körper seine Form. Und zu guter Letzt ist das Bindegewebe unser schützender Versorger. In der Matrix, der Grundsubstanz des Fasziengewebes, finden Stoffwechselvorgänge statt, und hier sitzen die Fresszellen unseres Immunsystems. Die Möglichkeit, durch bestimmte Bewegungen das Bindegewebe zu stimulieren und zu verändern, ist erst in den letzten Jahren bekannt geworden. Gesunde und geschmeidige Faszien wirken innerlich und äußerlich wie ein Jungbrunnen!

Pilates und Yoga

In den Pilates-und-Yoga-Wochen widmen wir uns vor allem der Beweglichkeit, der Figurformung, der Atmung, der Körperwahrnehmung und der Koordination. Nutzen Sie diese Wochen-Workouts, um aktiv zu entspannen. Die Atmung ist ein sehr wichtiger Teil unseres Lebens. Versuchen Sie, während der Übungen durch die Nase ein- und durch den Mund, die sogenannte Lippenbremse (Lippen leicht spitzen und einen Spalt weit öffnen), auszuatmen. Versuchen Sie, immer etwas länger auszuatmen, als Sie einatmen. Vielleicht ist das am Anfang etwas ungewohnt, doch Übung macht den Meister. Mit dem Ausatmen scheiden wir Kohlenstoffdioxid aus dem Körper aus, mit dem Einatmen nehmen wir den wichtigen Sauerstoff auf.

Die Übungen dieser Workouts sollten Sie konzentriert ausführen. Vor allem achten Sie bitte auf das Aktivieren Ihres »Powerhouse«. Zum Powerhouse gehören die schon zuvor erwähnten tief liegenden Muskeln. Jede Übung sollte mit einer Voranspannung dieser Muskelgruppen beginnen. Probieren Sie dazu Folgendes einmal kurz aus: Sitzen oder stehen Sie aufrecht und halten Sie sich die Nase zu. Nun versuchen Sie, durch die Nase einzuatmen. Merken Sie etwas? Auf diese Weise werden die tief liegenden Rumpfmuskeln aktiv.

Intensivtraining

Der Name sagt es schon: In diesen Wochen werden Sie gefordert. Während des Trainings leeren Sie Ihre gesamten Kohlenhydratspeicher, um nach dem Training Energie aus den eigenen Fettreserven zu verbrauchen: der sogenannte Nachbrenneffekt. Achten Sie in den Intensivwochen darauf, zwischen den Trainingstagen mindestens einen Tag Workout-Pause einzuhalten. Eine leichte Ausdauereinheit können Sie dazwischen jedoch gerne durchführen. Denken Sie immer wieder an Ihre Atmung. Lassen Sie Ihren Atem bewusst fließen. Fordern Sie sich, aber überfordern Sie sich nicht. Bei Unwohlsein beenden Sie bitte das Training sofort.

Handhabung der eingesetzten Geräte

Die meisten Übungen führen Sie ganz einfach ohne Geräte nur mit Ihrem eigenen Körpergewicht durch. Manche Übungen erfordern jedoch den Einsatz kleiner Geräte wie Hanteln oder Gymnastikbänder.

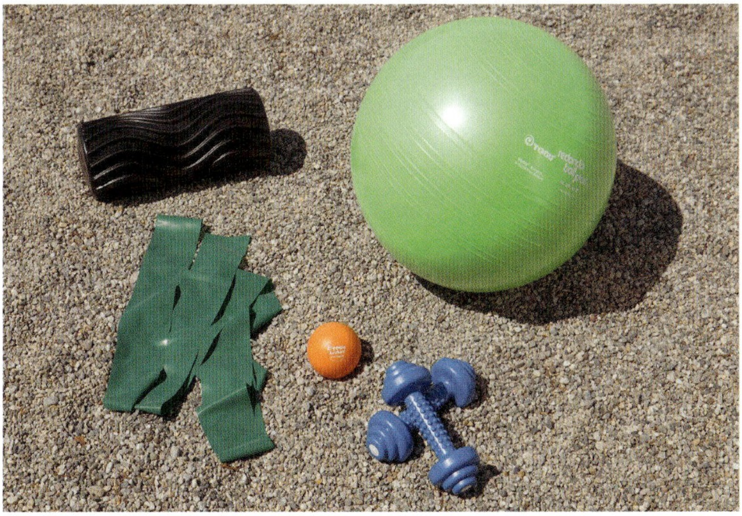

Kleine Geräte, wie Ball, Gymnastikband, Hanteln, Faszienball und -rolle, ergänzen einige Workouts sinnvoll.

Kleiner Ball

- Einige Übungen sind einfacher ohne Ball. Wenn Sie möchten, führen Sie diese Übungen zuerst ohne Ball aus.
- Bei einigen Übungen erleichtert der kleine Ball die Ausführung. Möchten Sie diese erschweren, lassen Sie den Ball weg.

Hanteln

- Die Hand und der Unterarm bilden eine Linie. Bitte das Handgelenk nicht abknicken.
- Bei einigen Übungen erschweren die Hanteln die Ausführung. Möchten Sie diese erleichtern, dann lassen Sie die Hanteln weg.

Thera- oder Gymnastikband

- Wickeln Sie das Band locker um Ihre Hände und fixieren Sie es mit den Daumen.
- Halten Sie das Band immer unter Spannung, so wird die Übung maximal effektiv.
- Wählen Sie die Stärke des Bandes so aus, dass Sie die geforderte Wiederholungsanzahl gerade so schaffen.

Faszienrolle

- Es gibt verschiedene Härtegrade einer Faszienrolle. Wählen Sie die Rolle so, dass Sie Ihre Oberschenkelaußenseite mit einem sogenannten »Wohlschmerz« ausrollen können (bei einer Schmerzskala von 1 bis 10 sollte der Schmerz hier bei 5 liegen). Besonders eignen sich luftgefüllte Rollen, da diese ganz einfach durch Aufpumpen oder Luftentleerung in ihrem Härtegrad verändert werden können.
- Rollen Sie Ihr Bindegewebe langsam ab: etwa 1 Zentimeter pro Atemzug.
- Unterbrechen Sie die Übung, wenn der Schmerz zu groß wird.
- Mit harten Rollen nicht über Gelenke rollen (Mit einer luftgefüllten Rolle ist das erlaubt!).
- Rollen Sie nicht bei akuten Entzündungen, Krampfadern oder Thrombosen.

Haltung und Aufwärmen

Wussten Sie, dass unser Körper von den tief liegenden Muskeln stabilisiert wird, bevor die bewegenden Muskeln aktiv werden? Dadurch werden die Gelenke geschützt und stabilisiert, Arthrose wird vorgebeugt. Deshalb ist es wichtig, dass Sie sich vor jedem Training zuerst einmal aufrichten: Stehen Sie mit hüftbreit geöffneten Beinen und leicht gebeugten Knien (Gewicht gleichmäßig verteilt auf Großzehenballen, Kleinzehenballen und Ferse). Heben Sie nun das Brustbein nach vorne oben, der Blick geht an den Horizont. Stellen Sie sich vor, Sie hätten etwas Luft unter den Achselhöhlen. Aktivieren Sie dann den tiefen Bauchmuskel, indem Sie den Bauchnabel sanft nach innen oben ziehen. Nun stehen Sie aufrecht.

Wärmen Sie sich vor den einzelnen Workouts kurz auf, um Ihre Gelenke, Sehnen, Bänder, Muskeln, das Herz-Kreislauf-System und natürlich Ihre Psyche auf die folgende Belastung vorzubereiten. Bei einigen Wochen-Workouts benötigen Sie kein Warm-up, dann starten Sie direkt mit den Übungen. Hinweise dazu finden Sie in der Beschreibung jedes einzelnen Workouts. Ihr Warm-up sollte so lange dauern, bis Sie sich geschmeidiger in Ihren Bewegungen fühlen. Die Flüssigkeit zwischen Ihren Gewebsschichten wird beim Bewegen bildlich gesprochen »von harter Butter aus dem Kühlschrank zu weicher Butter auf dem Ofen«. Das dauert je nach Außentemperatur (Umwelt) und Tageszeit auch mal etwas länger.

Egal ob Warm-up oder Workout – die Übungen in diesem Buch sind immer gleich aufgebaut. Neben der Nummer und dem Namen der Übung gibt es immer ein oder mehrere Fotos, die Ihnen bei der Ausführung eine Orientierung geben. Unter dem Übungsnamen finden Sie jeweils die Übungsbeschreibung. Sie beginnt immer mit der Ausgangsposition und erklärt Ihnen dann, worauf Sie achten müssen. Der erste Spiegelstrich unter der Beschreibung beinhaltet die Wirkung der Übung. Im zweiten Spiegelstrich finden Sie die Wiederholungsangaben (ab Seite 18).

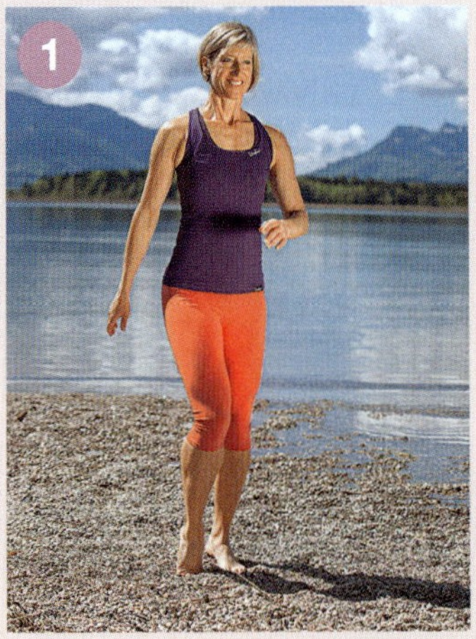

Füße abrollen

Aufrechter Stand. Die Füße im Wechsel rechts und links von der Fußspitze auf die Ferse abrollen. Die Bewegung so leise wie möglich ausführen.

- Mobilisation der Fußgelenke

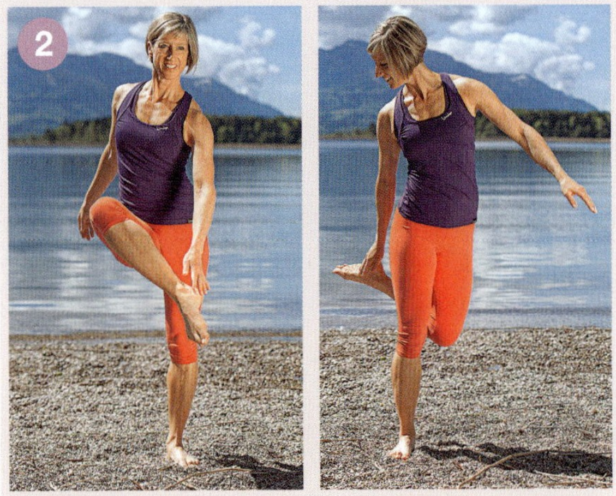

Fuß tippen

Aufrechter Stand. Die Knie im Wechsel anheben. Mit den Händen den gegenüberliegenden Fuß vor dem Körper berühren, nach einigen Wiederholungen hinter dem Körper.

- Koordination, Mobilisation der Hüftgelenke, der Wirbelsäule und des Schultergürtels

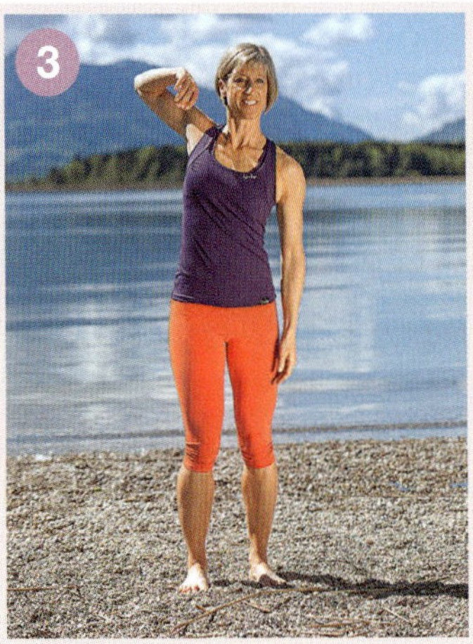

Ellbogen kreisen

Hüftbreiter Stand. Im Wechsel rechts und links die Ellbogen nach hinten kreisen.

- Mobilisation der Schultergelenke

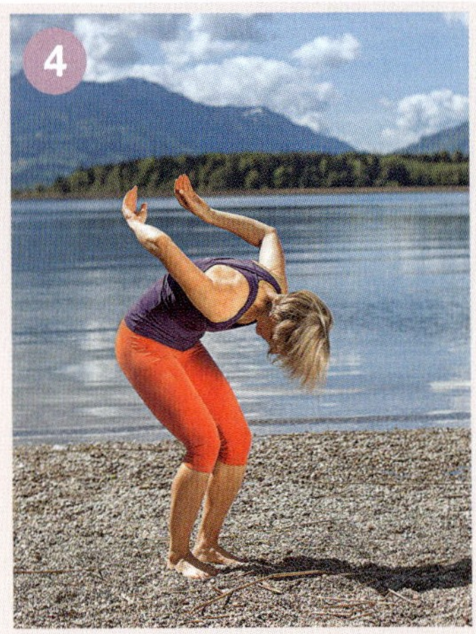

Loslassen

Hüftbreiter Stand. Einatmen, dabei beide Arme in Richtung Decke heben. Nun ausatmen und den Oberkörper und die Arme locker fallen lassen. Während der Bewegung die Bauchmuskulatur aktivieren.

- Ganzkörpermobilisation

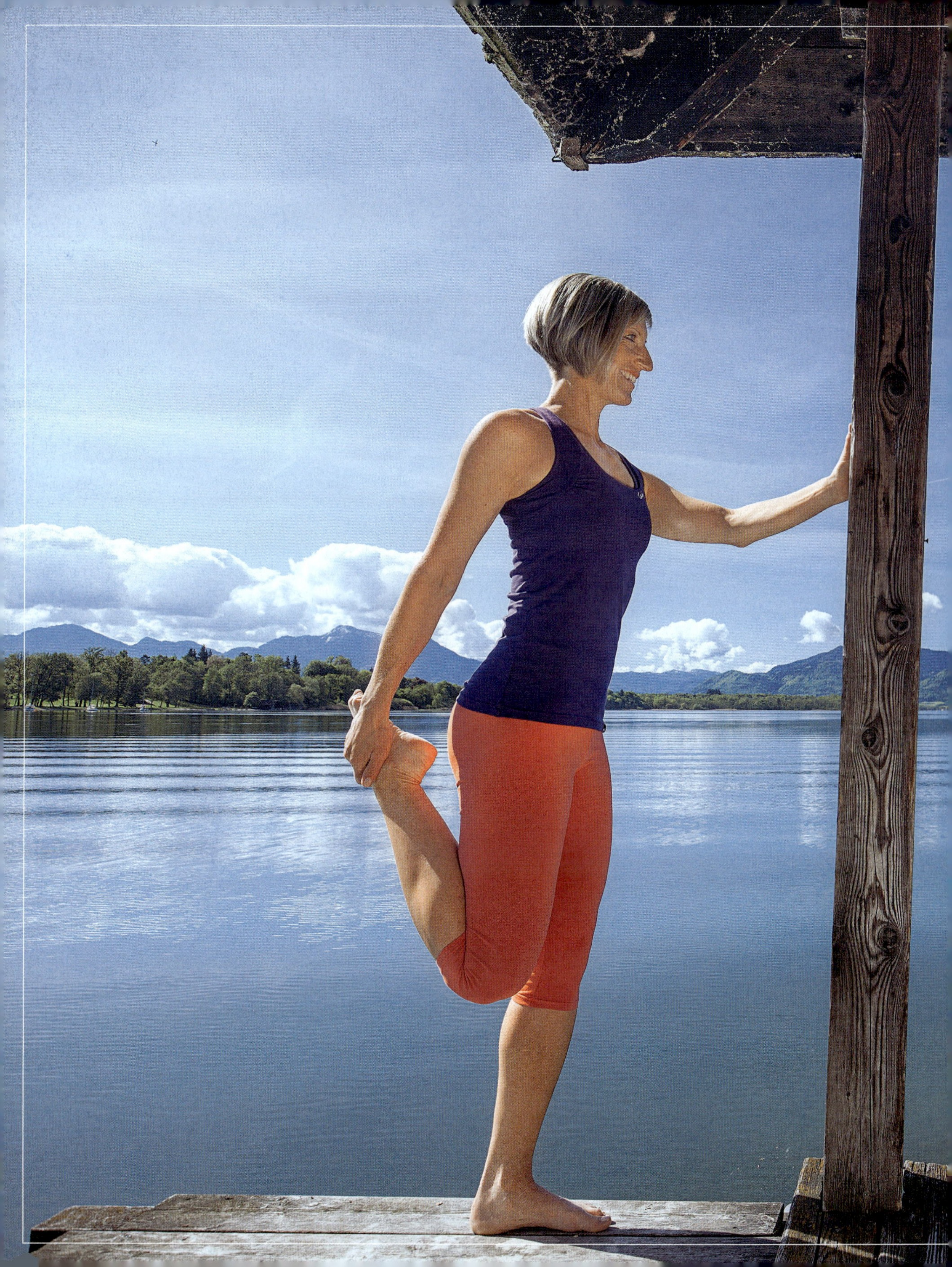

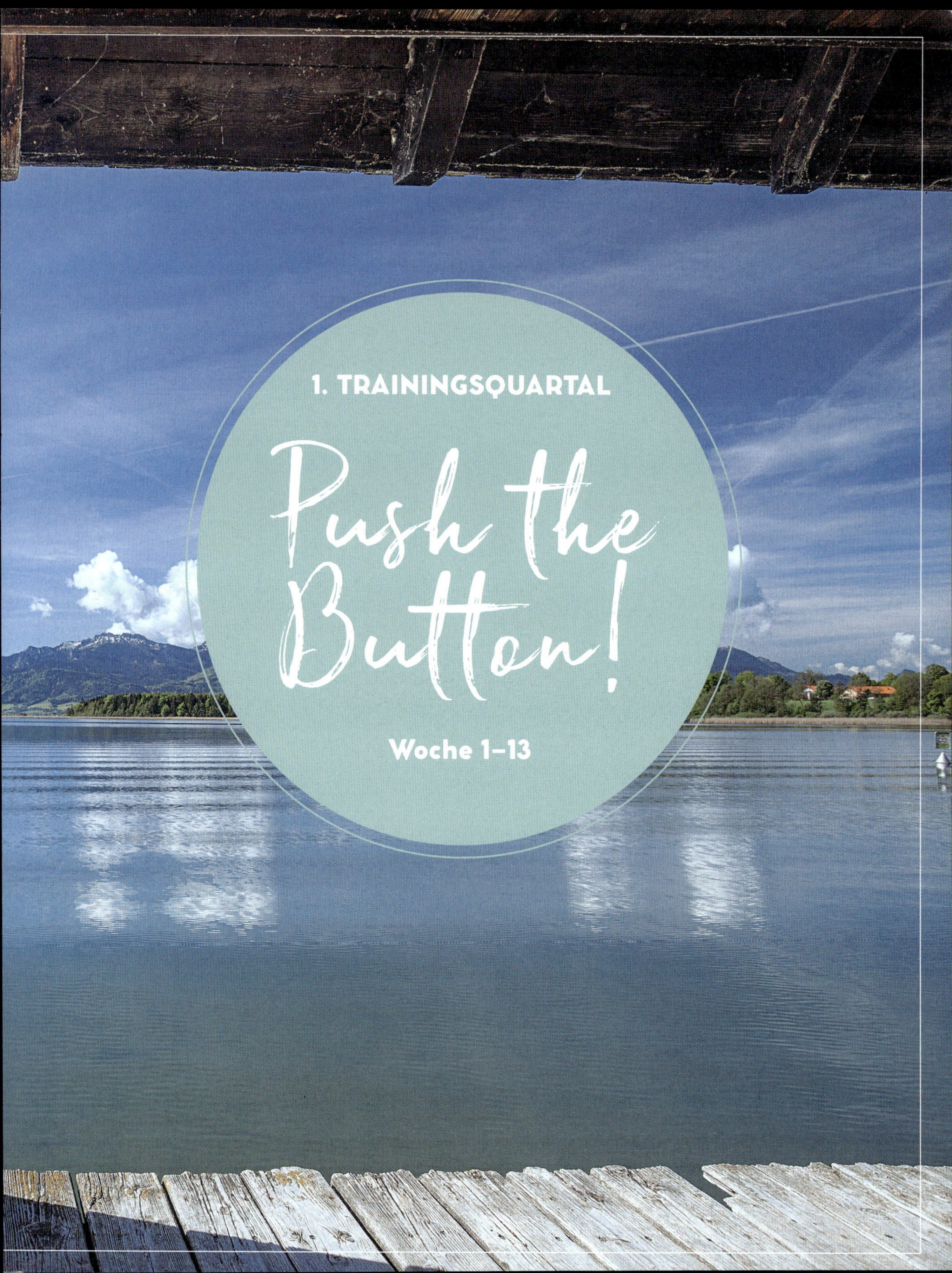

1. TRAININGSQUARTAL

Push the Button!

Woche 1–13

1 FIGURTRAINING

Unser Körper ist unser Trainingstool. Diese Woche arbeiten wir mit unserem Körper gegen die Schwerkraft und schulen Kraft, Ausdauer und Beweglichkeit. Der perfekte Start in das neue (Trainings-)Jahr!

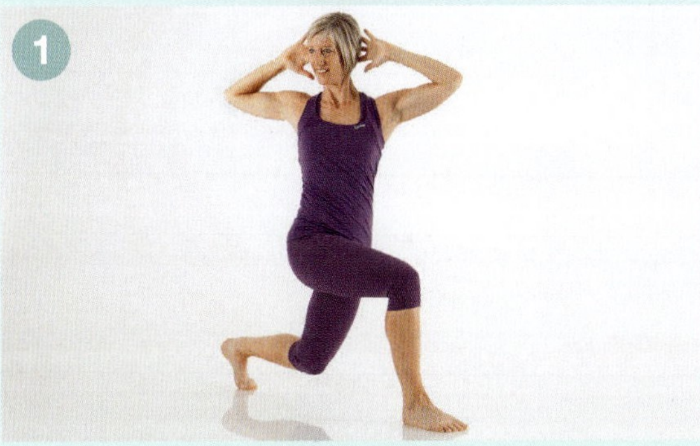

Lunge mit Twist

Aufrechter Stand. Im Wechsel mit dem rechten und linken Bein in einem großen Schritt zurücksteigen. Das hintere Knie in Richtung Boden absenken. Das vordere Knie bleibt senkrecht über der Ferse. Beide Hände dabei an den Kopf legen und beim Beugen des Knies den Oberkörper zum vorderen Bein drehen.

- Knackige Beine
- 15–20 Wdh. je Seite/2–3 Sätze

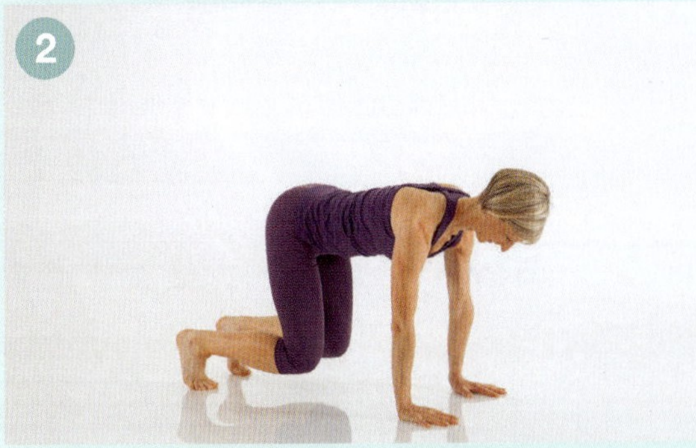

Bodengang

Aufrechter Stand. Beide Arme in Richtung Decke strecken. Nun die Knie tief anbeugen. Beide Hände vor dem Körper am Boden absetzen. Die Hände befinden sich unter den Schultergelenken, die Knie schweben knapp über dem Boden senkrecht unter den Hüftgelenken. Das Körpergewicht wieder zurückverlagern, auf die Füße kommen und den Körper aufrichten.

- Stabile Körpermitte, straffe Beine
- 10–15 Wdh./2–3 Sätze

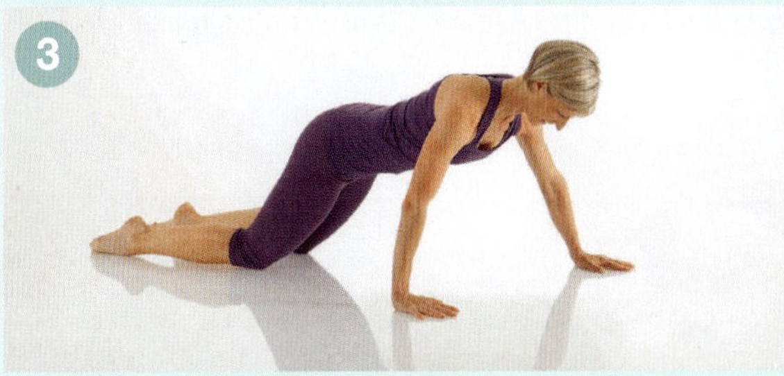

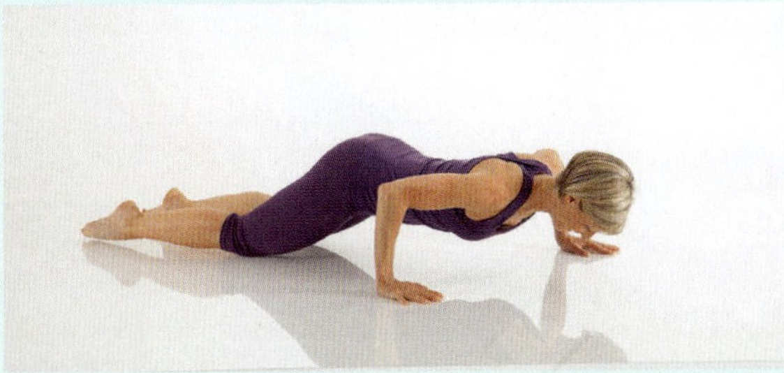

Versetzter Stütz

Liegestützposition. Die Knie ablegen. Beide Hände etwas breiter als schulterbreit geöffnet am Boden abstützen. Eine Hand eine Handbreit weiter nach vorne setzen als die andere Hand. Nun das Brustbein in Richtung Boden absenken und wieder heben. Als Steigerung beide Knie vom Boden abheben.

- Straffe Arme, straffe Brustmuskulatur
- 15–20 Wdh. je Seite/2–3 Sätze

4

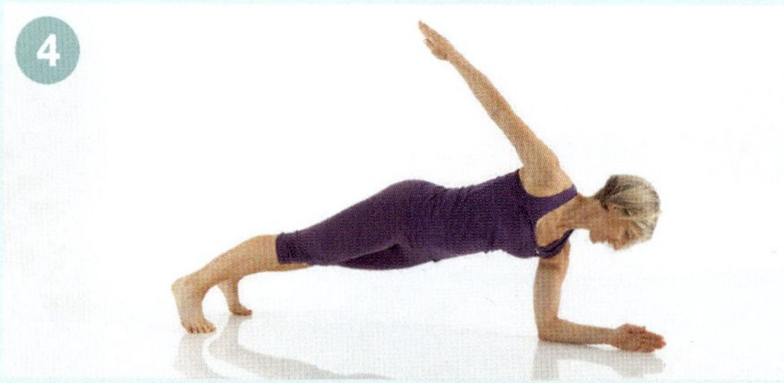

Kraulen

Unterarmstütz. Der Oberkörper und die Beine bilden eine Linie. An die Bauchspannung denken. Im Wechsel die Arme wie beim Kraulen durchs Wasser von hinten nach vorne bewegen.

- Ganzkörperkräftigung
- 10–15 Wdh. je Seite/2–3 Sätze

5

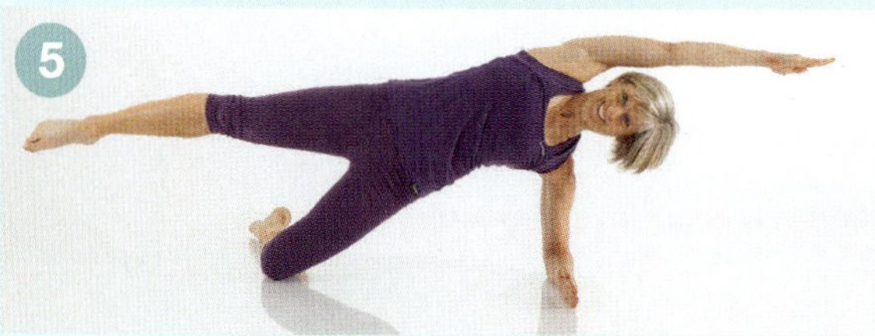

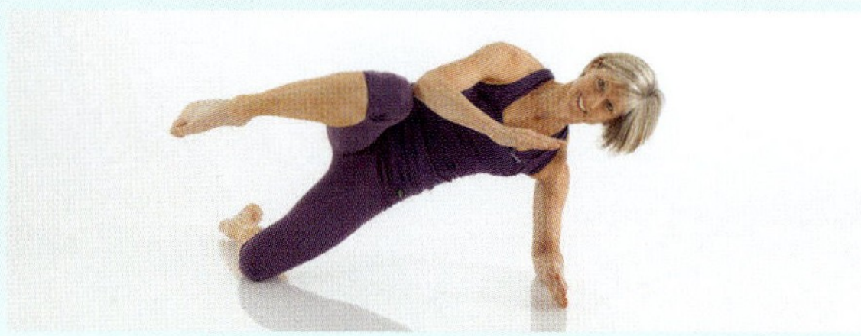

Ellbogen zu Knie im Seitstütz

Seitlicher Unterarmstütz. Das untere Bein angewinkelt ablegen. Das obere Bein in Verlängerung des Oberkörpers ausstrecken. Nun den Ellbogen und das Knie zueinander- und auseinanderführen.

- Schmale Taille
- 10–15 Wdh. je Seite/2–3 Sätze

6

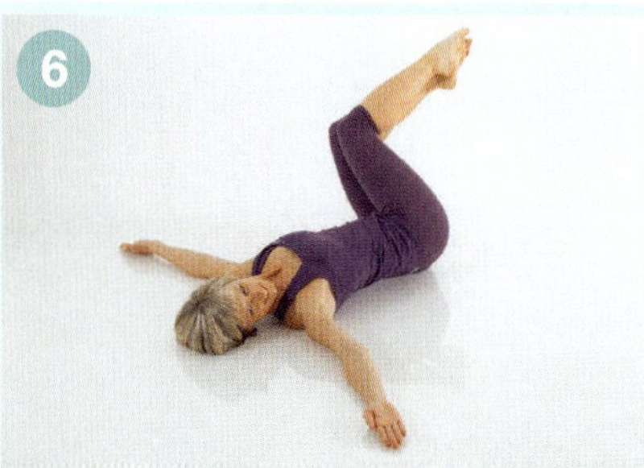

Beinpendel in Rückenlage

Rückenlage. Beide Beine rechtwinklig anheben. Die Arme zur Seite ablegen. Die Knie mit dem Einatmen nach rechts kippen, mit dem Ausatmen zurück zur Mitte, mit dem nächsten Einatmen nach links kippen lassen, ausatmen zur Mitte. Die Schultern bleiben während der gesamten Übung am Boden.

- Schmale Taille
- 10–15 Wdh. je Seite/2–3 Sätze

7

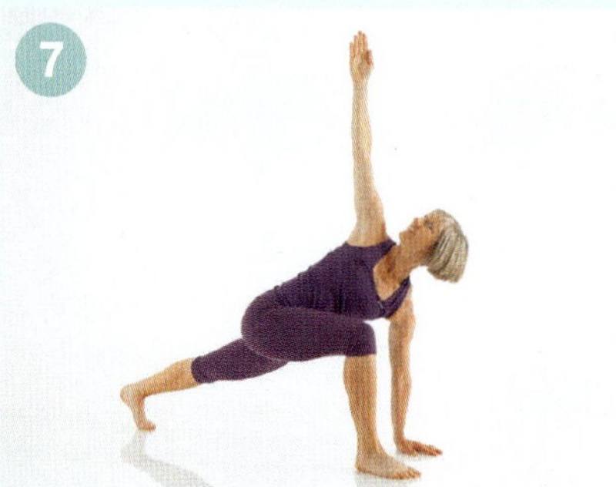

Gedrehter tiefer Ausfallschritt

Ausfallschritt. Im tiefen Ausfallschritt einen Arm in Richtung Decke strecken. Der Blick folgt der Hand. Das vordere Knie senkrecht über der Ferse positionieren.

- Dehnung der Oberschenkelvorderseite, des Bauchs und Rückens
- 20–30 Sek. je Seite halten

2 PILATES UND YOGA

Diese Woche erwartet Sie eine Mischung aus Entspannung und Anstrengung. Nehmen Sie die Herausforderung an und genießen Sie die entspannenden Momente. Genau wie im richtigen Leben.

1

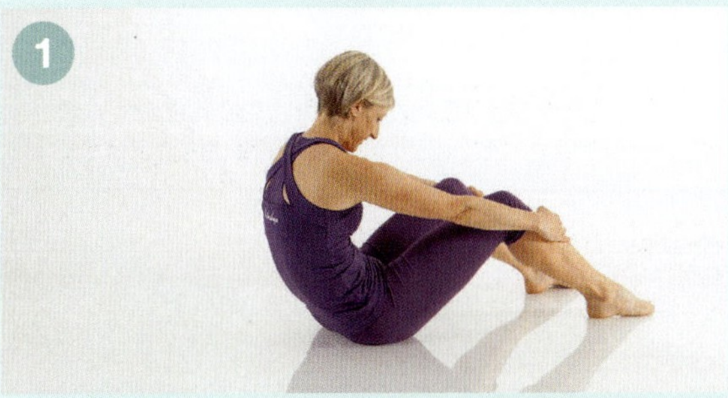

Roll-down

Aufrechter Sitz. Beide Hände fassen die Schienbeine. Tief einatmen, mit dem Ausatmen den unteren Rücken in Richtung Matte rollen. Mit dem Einatmen wieder aufrichten.

- Mobile Wirbelsäule
- 15–20 Wdh.

2

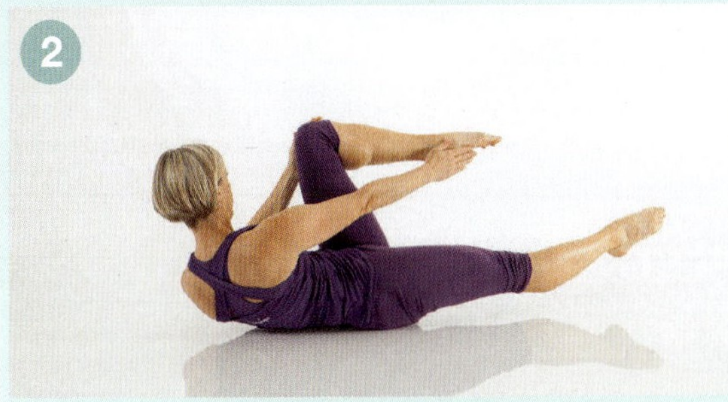

Diagonaler Crunch mit langem Bein

Rückenlage mit angehobenen Beinen. Mit einer Hand das angezogene Knie von außen fassen, die andere Hand berührt den gestreckten Fuß innen. Nun mit jedem Ausatmen die Beine im Wechsel beugen und strecken. Dabei die Hände jeweils zum anderen Bein führen.

- Schmale Taille
- 10–15 Wdh. je Seite

3

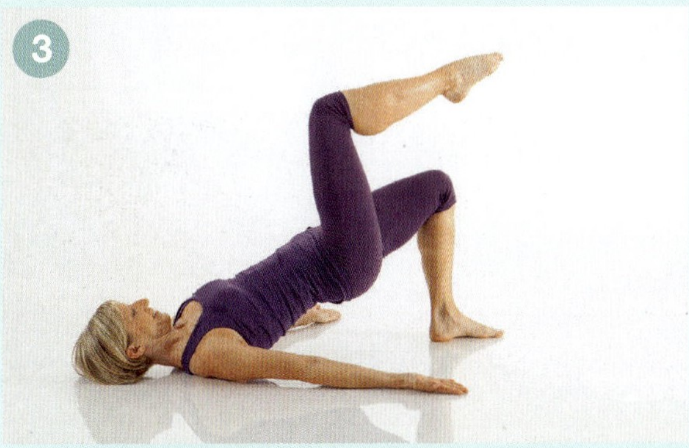

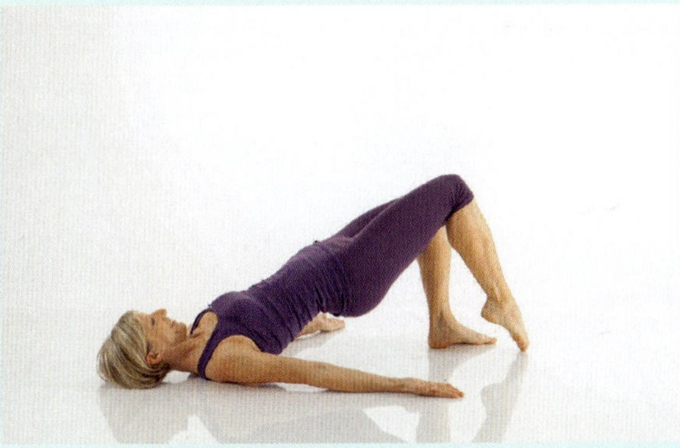

Einbeinige Schulterbrücke

Rückenlage mit aufgestellten Beinen. Das Becken vom Boden abheben, bis die Schulterblattspitzen gerade noch am Boden liegen. Nun ein Bein rechtwinklig vom Boden abheben. Mit dem Ausatmen mit der Fußspitze in Richtung Boden tippen, mit dem Einatmen das Bein wieder anheben.

- Straffer Po, feste Oberschenkelrückseite
- 15–20 Wdh. je Seite

4

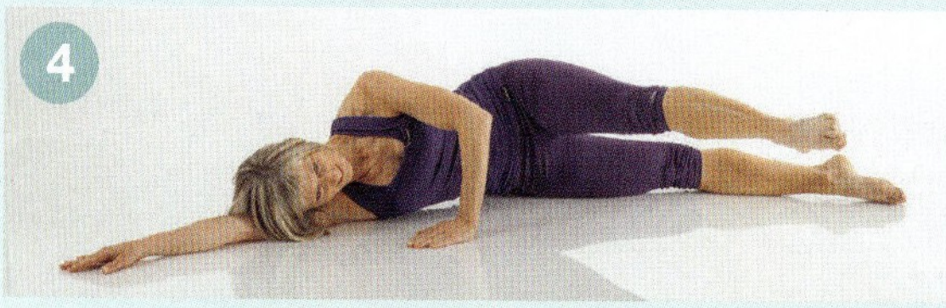

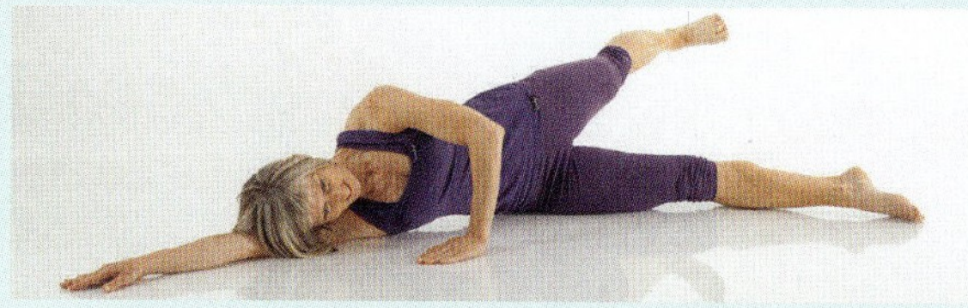

Seitkick

Seitlage. Das untere Bein circa 30 Grad nach vorne ablegen. Unter der Taille ein sogenanntes »Taillendreieck« frei halten. Das obere Bein mit gestrecktem Fuß 2-mal nach vorne kicken und einatmen. Mit dem Ausatmen das Bein mit gebeugtem Fuß zurückführen. Das Knie bleibt die ganze Zeit gestreckt.

- Feste Oberschenkel, bewegliche Hüftgelenke
- 20–30 Wdh. je Seite

5

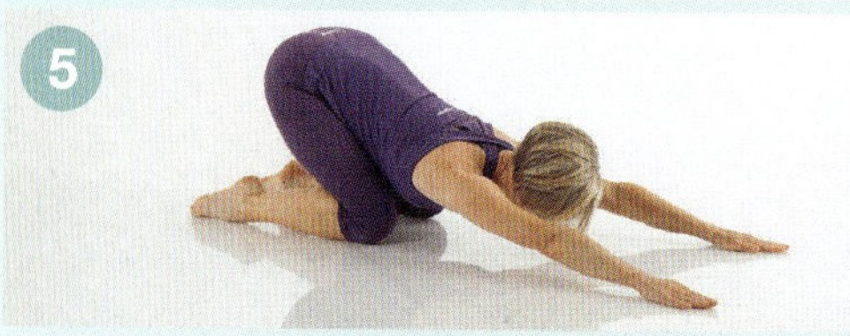

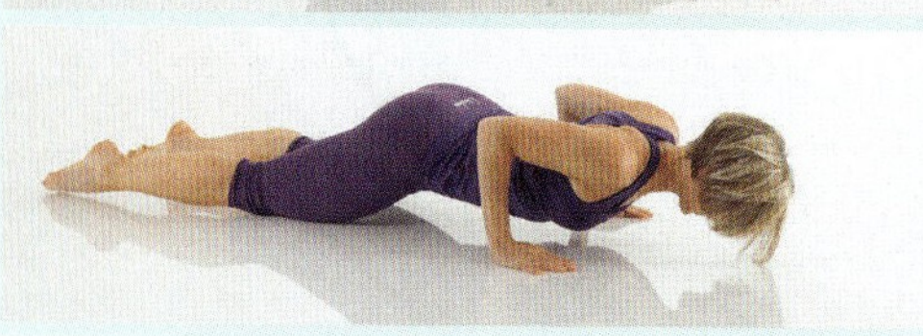

Feder

Fersensitz. Beide Arme schulterbreit in Verlängerung des Oberkörpers nach vorne strecken. Nun mit dem Gesäß 2-mal in Richtung Fersen wippen und einatmen. Dann den Oberkörper nach vorne bewegen und das Brustbein in Richtung Boden absenken. Die Ellbogen nah am Körper behalten. Mit dem Ausatmen den Oberkörper wieder nach oben drücken.

- Feste Oberarme
- 15–20 Wdh.

6

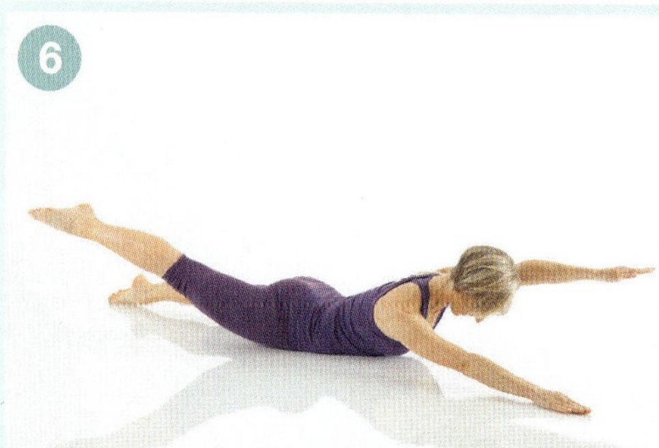

Swimming

Bauchlage. Beide Arme in Verlängerung des Oberkörpers ausstrecken. Die Handflächen zeigen in Richtung Boden. Nun beide Beine und Arme vom Boden abheben. Den rechten Arm und das linke Bein in Richtung Decke bewegen, dann den linken Arm und das rechte Bein. Diese Bewegung in zügigem Tempo ausführen. Dabei bleiben die Knie gestreckt. Den Atem fließen lassen!

- Stabiler Rücken, fester Po
- 20–30 Sek.

7

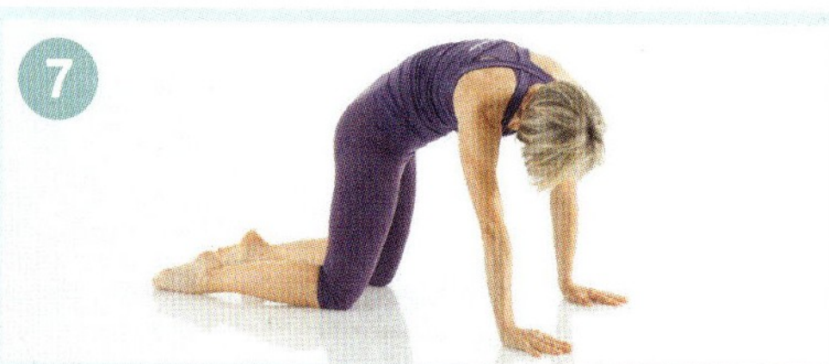

Cat Stretch

Vierfüßlerstand. Den Rücken in alle möglichen Richtungen bewegen – ganz nach Lust und Laune!

- Mobilisation, Entspannung der Wirbelsäule
- Mindestens 30 Sek. lang ausführen

3 INTENSIVTRAINING

Diese Woche heizen wir unserem Körper etwas ein! Mit den intensiven Übungen verbrennen Sie effektiv hartnäckige Fettreserven. Sie kurbeln Ihren Stoffwechsel an, verbrennen Kalorien nicht nur während des Trainings, sondern auch danach – der sogenannte Nachbrenneffekt. Jede der ersten fünf Übungen führen Sie im ersten Durchgang 60 Sekunden lang aus. Machen Sie den ganzen Durchgang ohne Pause zwischen den einzelnen Übungen. Dann 60 Sekunden Pause. Nun folgt der zweite Durchgang mit 50 Sekunden Belastung je Übung, Pause 60 Sekunden, der dritte Durchgang mit je Übung 40 Sekunden, Pause 60 Sekunden, und der vierte Durchgang mit 30 Sekunden je Übung, Pause 60 Sekunden, sowie der fünfte Durchgang mit 20 Sekunden je Übung.

Versuchen Sie, das Tempo der Übungsausführung zu erhöhen, wenn Sie schon geübter sind. Aber achten Sie dabei immer auf eine korrekte Übungsausführung! Fordern Sie sich, aber überfordern Sie sich nicht.

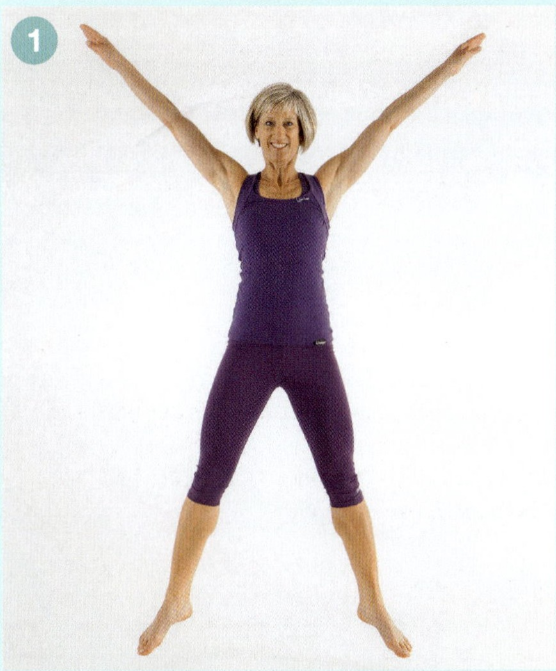

Jumping Jack

Aufrechter Stand. Mit beiden Beinen auseinanderspringen, dabei die Arme zur Decke bewegen. Dann wieder zusammenspringen, die Arme zu den Oberschenkeln bewegen. Die Knie zeigen in Richtung Fußspitzen! Leise über die Fußspitzen auf die Fersen abrollen! An die Bauchspannung denken.

- Fettverbrennung, Herz-Kreislauf-Training
- 60 Sek./50 Sek./40 Sek./30 Sek./20 Sek.

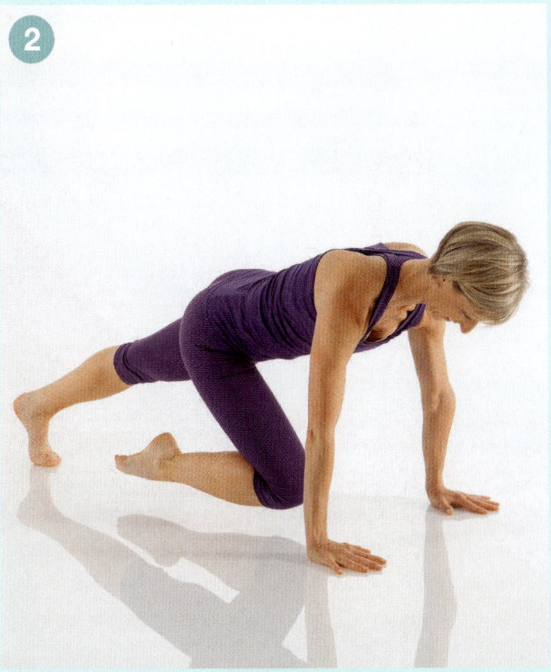

Bergsteiger

Liegestützposition. Die Hände befinden sich senkrecht unter den Schultergelenken. Oberkörper und Beine bilden eine Linie. Nun die Knie im Wechsel unter das Brustbein ziehen.

- Flacher Bauch
- 60 Sek./50 Sek./40 Sek./30 Sek./20 Sek.

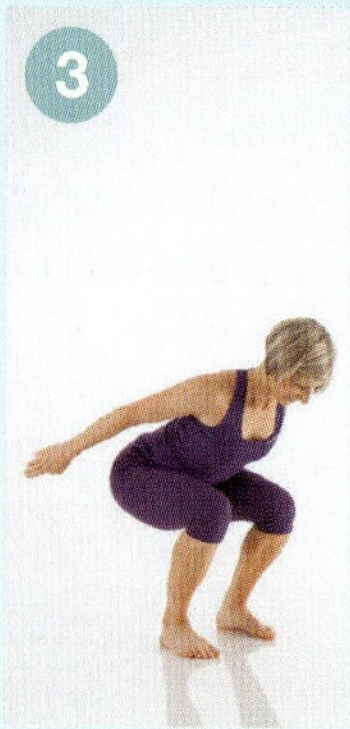
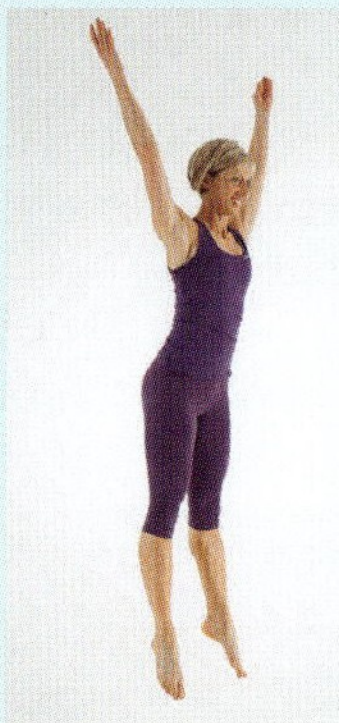

3 Jumping Squat

Aufrechter Stand. Aus dem hüftbreiten Stand das Gesäß weit in Richtung Fersen absenken, bis die Oberschenkel sich waagrecht über dem Boden befinden. Explosiv aufrichten und mit beiden Beinen abspringen. Wieder tief in der Hocke landen.

- Knackige Beine und Po, Fettverbrennung
- 60 Sek./50 Sek./40 Sek./30 Sek./20 Sek.

»Luftsprünge macht man vor Freude! Mit Sprüngen verbinden wir positive Gefühle.«

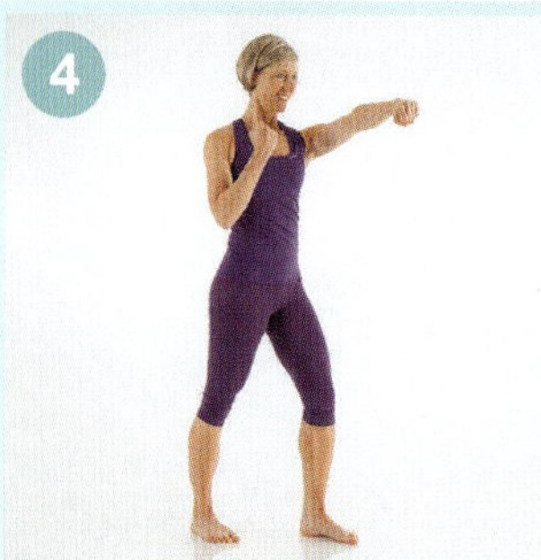

4 Schattenboxen

Schulterbreiter Ausfallschritt. Nun die Hände im Wechsel auf Schulterhöhe explosiv nach vorne stoßen. Bei jedem Durchgang die Beinstellung wechseln und das andere Bein nach vorne stellen.

- Schöne Schultern, aufrechte Haltung
- 60 Sek./50 Sek./40 Sek./30 Sek./20 Sek.

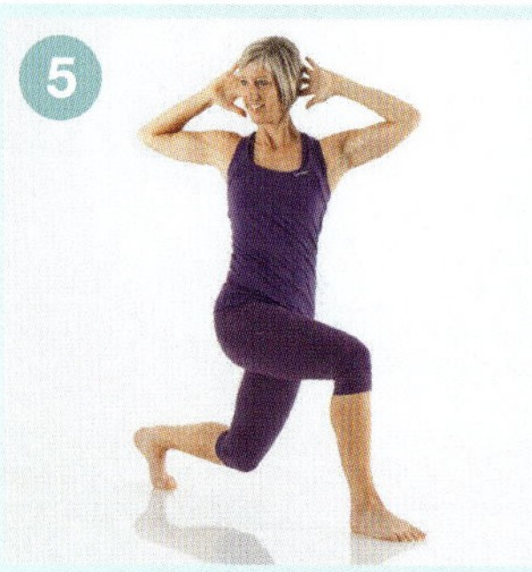

5 Lunge mit Twist

Aufrechter Stand. Im Wechsel mit dem rechten und linken Bein in einem großen Schritt zurücksteigen. Das hintere Knie in Richtung Boden absenken. Das vordere Knie bleibt senkrecht über der Ferse. Beide Hände dabei an den Kopf legen und beim Beugen des Knies den Oberkörper zum vorderen Bein drehen.

- Straffe Beine
- 60 Sek./50 Sek./40 Sek./30 Sek./20 Sek.

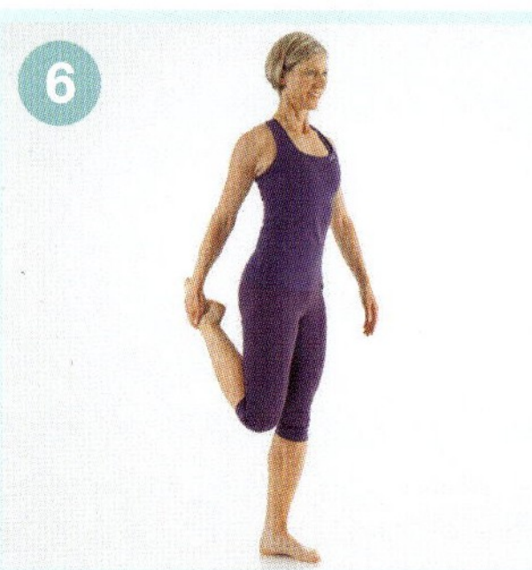

6 Flamingo

Einbeinstand. Das angehobene Bein am Fußgelenk zurückziehen, bis sich beide Knie auf einer Linie befinden. Das Gesäß anspannen, den Fuß sanft in die Hand drücken.

- Dehnung der Oberschenkelvorderseite
- 20 Sek. je Seite halten

4 PHYSIO-FITNESS

Diese Woche widmen wir uns voll und ganz unserer Wirbelsäule. Mit ihrer doppelten S-Krümmung fungiert sie als Stoßdämpfer für unser Gehirn, macht uns beweglich in alle Richtungen und hält uns aufrecht. Oft fehlt jedoch die Kraft der Muskulatur rund um die Wirbelsäule oder die Beweglichkeit der einzelnen Wirbelgelenke. Genau das wollen wir jetzt trainieren. Los geht's!

1

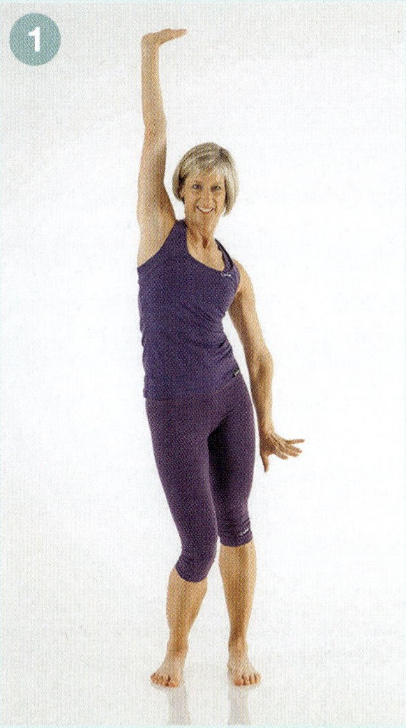

Rekeln

Aufrechter Stand. In verschiedene Richtungen rekeln und strecken, mal Handflächen, mal Handrücken in Richtung Decke. Auch die Knie beugen und strecken. Tipp: Diese Übung für einen gesunden und schmerzfreien Rücken können Sie immer mal wieder zwischendurch ausführen.

- Ganzkörpermobilisation
- So lange halten, wie es Ihnen guttut

2

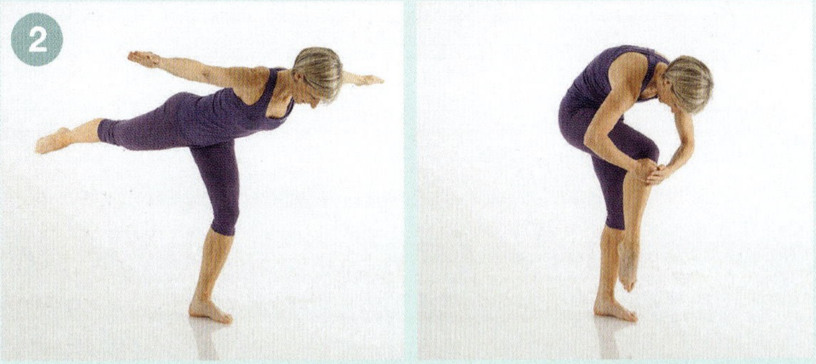

Flieger

Einbeinstand. Beide Arme wie ein Flieger zur Seite ausbreiten. Ein Bein in Verlängerung des Rumpfes nach hinten ausstrecken. Die Schulterblätter zueinanderziehen. Nun den Rücken runden, das Knie des angehobenen Beins unter das Brustbein bewegen und die Hände zum Knie führen. Dann wieder ausstrecken.

- Stabiler Rücken
- 10–15 Wdh. je Seite/2–3 Sätze

3

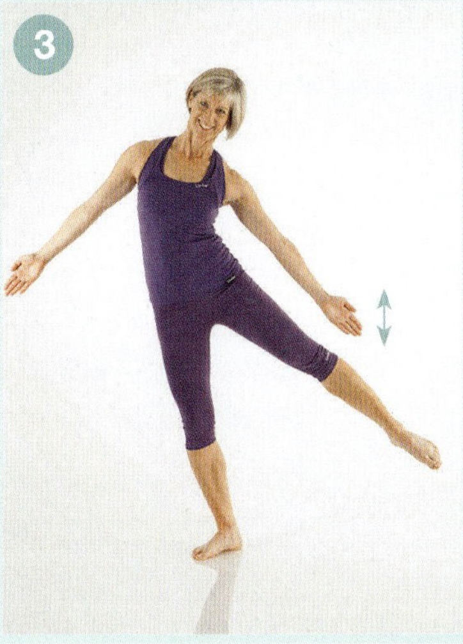

Scheibenwischer

Einbeinstand. Beide Arme seitlich des Rumpfes ausstrecken, die Handflächen zeigen nach vorne. Das abgehobene Bein etwas zur Seite abspreizen. Nun das Bein und die Hand zu- und auseinanderführen. Dabei das Becken stabil halten.

- Stabile Seite, schmale Taille
- 10–15 Wdh. je Seite/2–3 Sätze

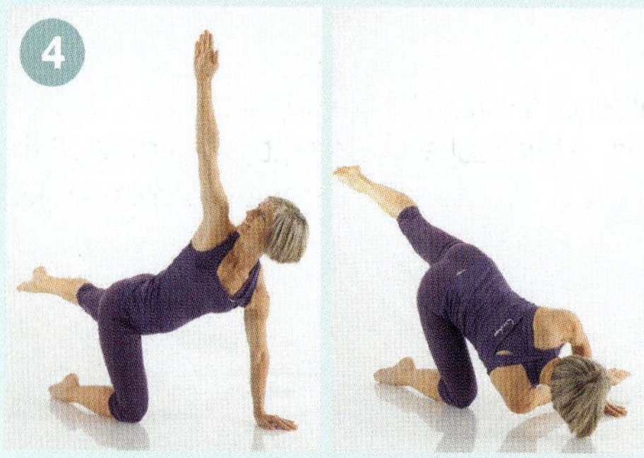

Korkenzieher

Vierfüßlerstand. Einen Arm in Richtung Decke aufdrehen und das gegenüberliegende Bein nach hinten ausstrecken. Mit dem Ausatmen den Arm unter der Schulter hindurchbewegen, bis die Schulter fast den Boden berührt. Einatmen und wieder zur Decke strecken. Der Blick folgt der Hand.

- Schmale Taille, bewegliche Brustwirbelsäule
- 8–10 Wdh. je Seite/2–3 Sätze

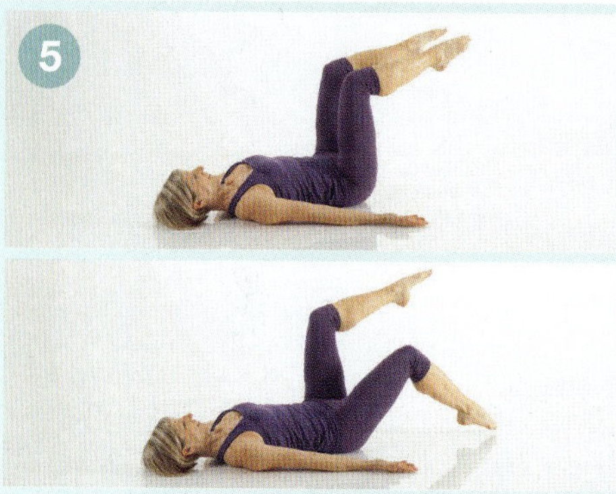

Tap down

Rückenlage. Beide Beine sind in einer Tischposition vom Boden abgehoben. Die Oberschenkel zeigen senkrecht in Richtung Decke. Die Wirbelsäule liegt in ihrer neutralen Position am Boden auf. Nun mit dem Ausatmen ein Bein in Richtung Boden sinken lassen. Einatmen und wieder heben. Mit dem Ausatmen das andere Bein sinken lassen.

- Flacher Bauch
- 10–15 Wdh. je Seite/2–3 Sätze

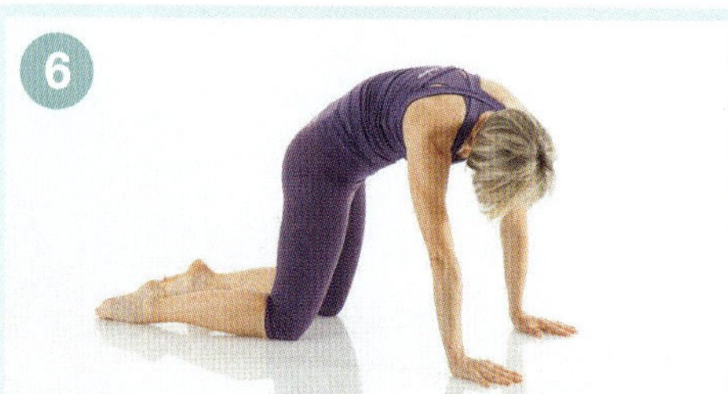

Cat Stretch

Vierfüßlerstand. Den Rücken in alle möglichen Richtungen bewegen – ganz nach Lust und Laune. Tipp: Diese Übung sorgt für einen entspannten und gesunden Rücken.

- Mobilisation, Entspannung der Wirbelsäule
- Mindestens 30 Sek. lang ausführen

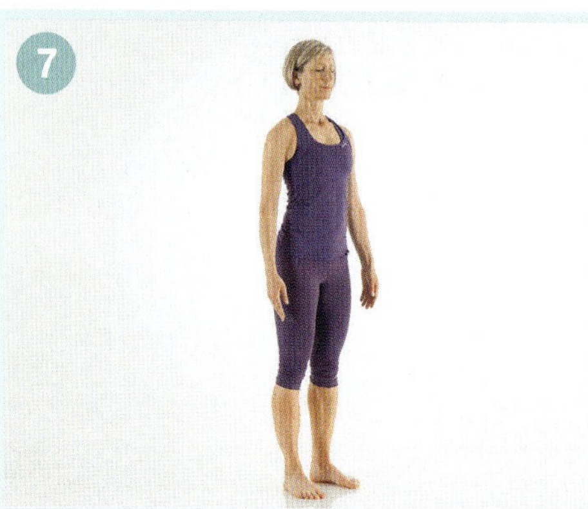

Spür dich

Aufrechter Stand. Die Augen schließen und den aufrechten Stand spüren, die aufgerichtete Wirbelsäule. Fühlt sich die Position stabiler, aufrechter, größer gewachsen an verglichen zu vor dem Workout?

- Körperwahrnehmung
- So lange halten, wie es Ihnen guttut

5 FIGURTRAINING

Diese Woche konzentrieren wir uns auf typische »Problemzonen« wie Bauch, Beine, Po und Arme – ein Rundumprogramm für einen straffen und wohlgeformten Körper. Denken Sie daran, genug zu trinken – mindestens 2 Liter pro Tag –, das strafft Ihr Bindegewebe!

1

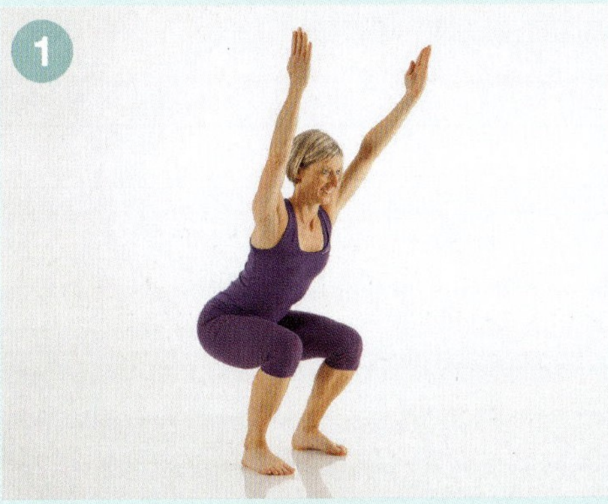

Tiefe Kniebeuge

Aufrechter Stand. Beide Arme in Richtung Decke strecken. Mit dem Gesäß weit nach hinten in Richtung Fersen absetzen und wieder aufrichten. Beim Aufrichten das Gesäß anspannen. Auf einen aufrechten Oberkörper achten. Die Knie bleiben hinter den Fußspitzen.

- Straffe Beine, knackiger Po
- 20–30 Wdh./2–3 Sätze

2

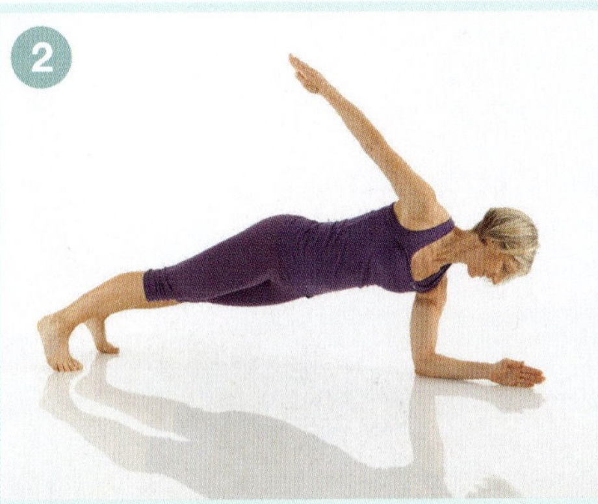

Kraulen

Unterarmstütz. Der Oberkörper und die Beine bilden eine Linie. An die Bauchspannung denken. Nun im Wechsel die Arme wie beim Durchs-Wasser-Kraulen von hinten nach vorne bewegen.

- Ganzkörperkräftigung
- 10–15 Wdh. je Seite/2–3 Sätze

3

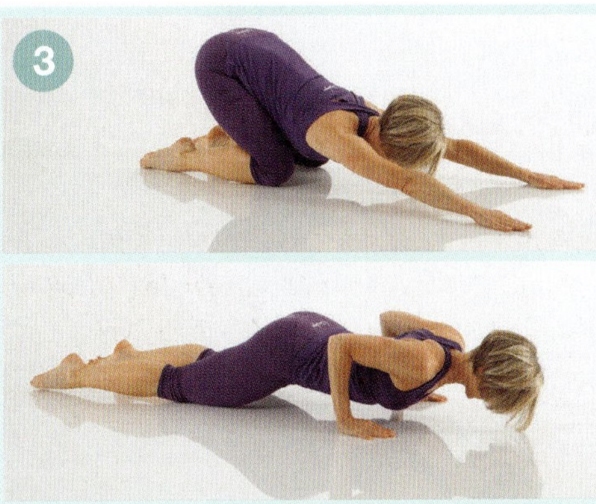

Feder

Fersensitz. Beide Arme schulterbreit in Verlängerung des Oberkörpers nach vorne strecken. Nun mit dem Gesäß 2-mal in Richtung Fersen wippen und einatmen. Dann den Oberkörper nach vorne bewegen und das Brustbein in Richtung Boden absenken. Die Ellbogen nah am Körper behalten. Mit dem Ausatmen den Oberkörper wieder nach oben drücken.

- Feste Oberarme
- 15–20 Wdh.

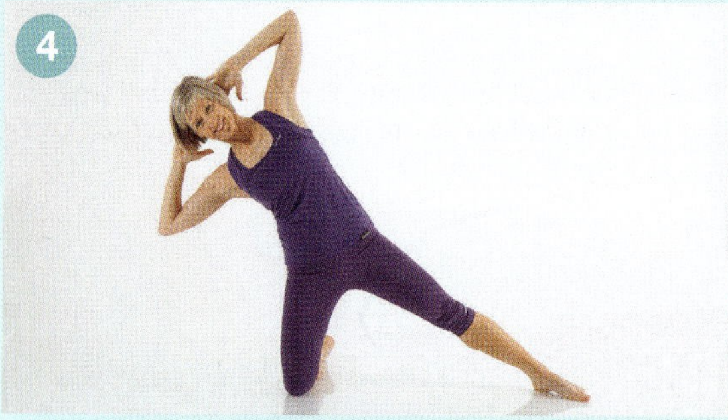

4

Seitbeuge aus dem halben Kniestand

Kniestand. Ein Bein zur Seite ausstrecken und auf dem Boden abstellen. Die Hände hinter dem Kopf anlegen. Nun den Oberkörper zur anderen Seite beugen – Oberkörper und Bein bilden eine Linie. Wieder aufrichten.

- Schmale Taille
- 15–20 Wdh. je Seite/2–3 Sätze

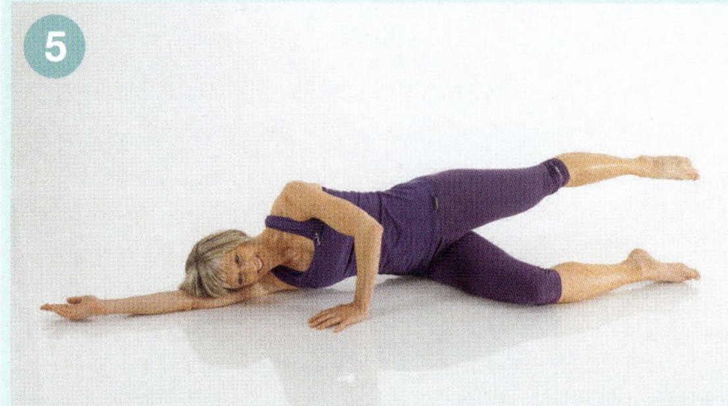

5

Beinheben in Seitlage

Seitlage. Das untere Bein beugen. Das obere Bein in einer Linie mit dem Oberkörper ausstrecken. Nun das gestreckte Bein heben und senken. Darauf achten, unter der Taille etwas Platz zu lassen.

- Straffe Oberschenkelaußenseite
- 20–30 Wdh. je Seite/2–3 Sätze

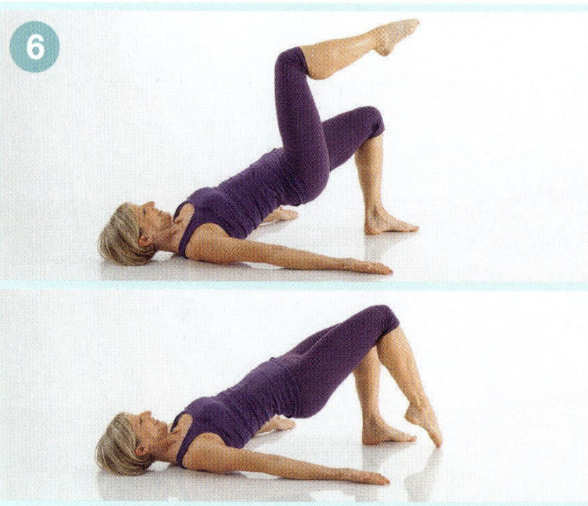

6

Einbeinige Schulterbrücke

Rückenlage mit aufgestellten Beinen. Das Becken vom Boden abheben, bis die Schulterblattspitzen gerade noch am Boden liegen. Nun ein Bein rechtwinklig vom Boden abheben. Mit dem Ausatmen mit der Fußspitze in Richtung Boden tippen, mit dem Einatmen das Bein wieder heben.

- Straffer Po, feste Oberschenkelrückseite
- 15–20 Wdh. je Seite/2–3 Sätze

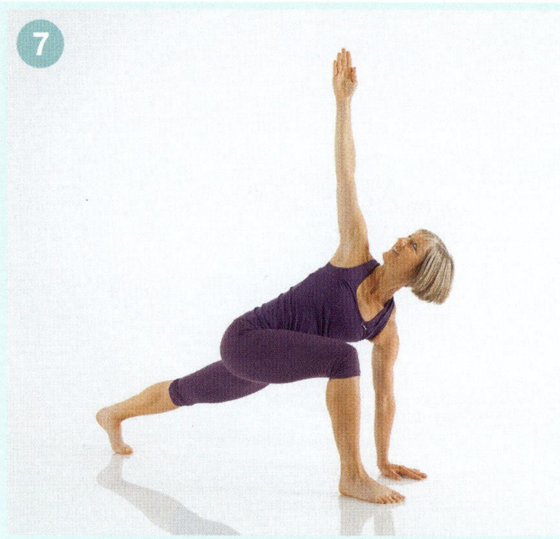

7

Gedrehter tiefer Ausfallschritt

Ausfallschritt. Im tiefen Ausfallschritt einen Arm in Richtung Decke strecken. Der Blick folgt der Hand. Das vordere Knie senkrecht über der Ferse positionieren.

- Dehnung der Oberschenkelvorderseite, des Bauchs und Rückens
- 20–30 Sek. je Seite halten

6 PILATES UND YOGA

Folgende Übungen stimulieren die Entgiftungsorgane Darm, Leber und Nieren. Ganz nebenbei werden Glückshormone ausgeschüttet, das Immunsystem gestärkt, unser Energielevel steigt und die Figur wird geformt. Wir stimulieren durch die Positionen auch die Zellerneuerung. Denken Sie diese Woche ganz besonders an eine bewusste und ausgewogene Ernährung mit viel Gemüse. Trinken Sie ausreichend Wasser (2 bis 2,5 Liter; wenn Sie Sport machen, darf es auch etwas mehr sein).

1

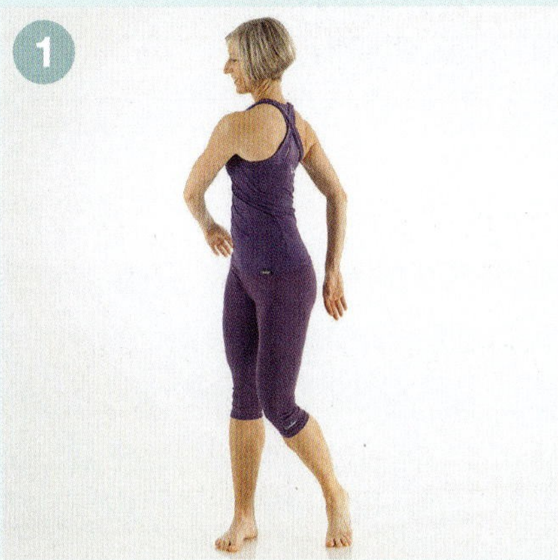

Pendeln

Aufrechter Stand. Beide Arme locker neben dem Körper hängen lassen. Beginnen, den Oberkörper zu rotieren. Dabei schwingen die Arme entspannt mit der Bewegung mit. Erlaubt ist auch ein leichtes Mitrotieren des Beckens.

- Energie sammeln
- 1 Min.

2

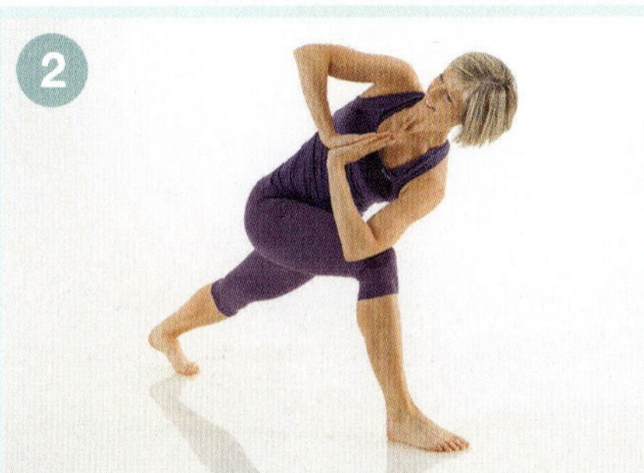

Der Held

Ausfallschritt. Das vordere Knie 90 Grad beugen, das hintere Bein lang strecken. Beide Fußspitzen zeigen nach vorne. Den Oberkörper zum gebeugten Bein drehen. Die Hände schließen, die Ellbogen zeigen nach außen. Mit dem Ellbogen sanft gegen die Oberschenkelaußenseite drücken. Die Hände vor dem Brustbein halten.

- Kraft und Durchhaltevermögen
- 5–8 Atemzüge in der Position verharren, dann die Seite wechseln

3

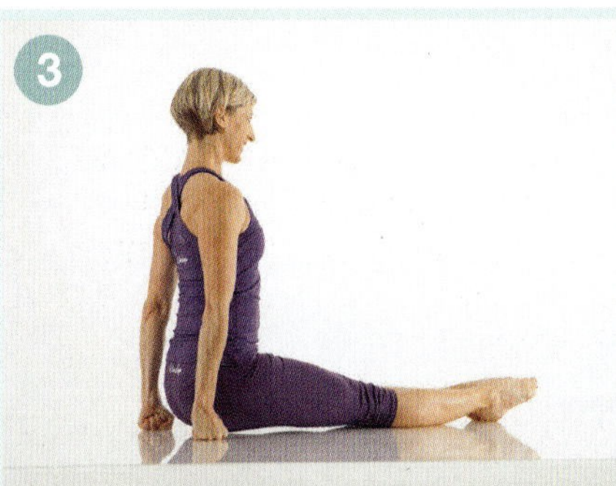

Halb schwebender Langsitz

Aufrechter Sitz. Beide Beine geschlossen am Boden ausstrecken. Nun die Hände zu Fäusten ballen und auf dem Boden abstützen. Die Schultern weit von den Ohren weg nach unten ziehen! Mit dem Ausatmen mit den Fäusten Druck auf den Boden ausüben, dadurch den Körper anheben. Das Gesäß schwebt circa 2 Zentimeter über dem Boden. Mit dem Einatmen wieder lösen.

- Straffe Arme
- 1 Min.

4

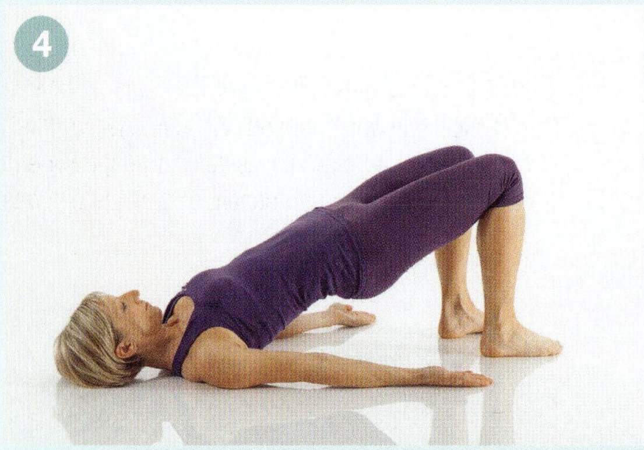

Schulterbrücke

Rückenlage. Beide Beine stehen hüftbreit geöffnet. Das Becken anheben, bis die Schulterblattspitzen gerade noch den Boden berühren. Beide Arme liegen entspannt neben dem Körper.

- Knackiger Po
- 5–8 Atemzüge in der Position verharren

5

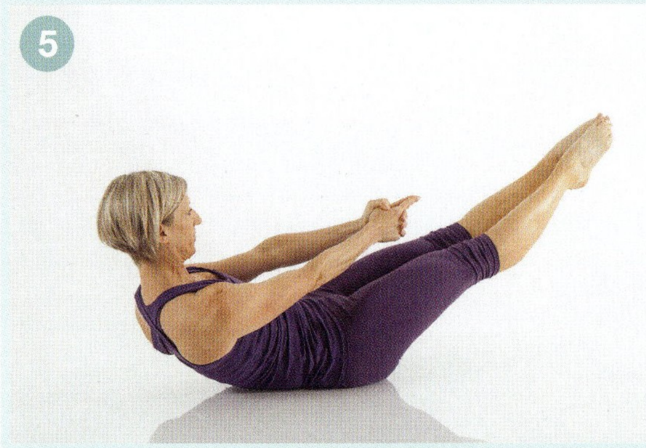

Halbes Boot

Rückenlage. Beide Beine gestreckt auf etwa 45 Grad anheben, die Fußspitzen strecken. Nun den Oberkörper anheben, die Hände zur Faust schließen, nur die beiden Zeigefinger aneinanderlegen und zu den Füßen zeigen lassen.

- Flacher Bauch
- 5–8 Atemzüge halten, dann entspannen

6

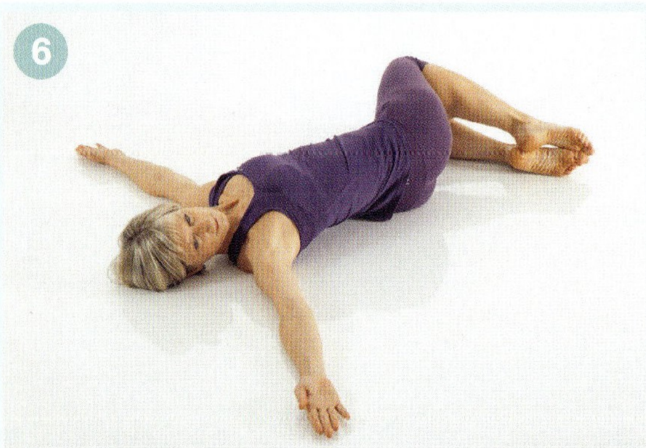

Drehung im Liegen

Rückenlage. Beide Beine aufstellen und auf eine Seite kippen lassen, die Arme liegen vom Körper abgespreizt. Den Kopf zur Gegenseite drehen.

- Energiefluss wird erhöht, Gifte werden ausgeschwemmt
- 5–8 Atemzüge in der Position verharren, dann die Seite wechseln

7

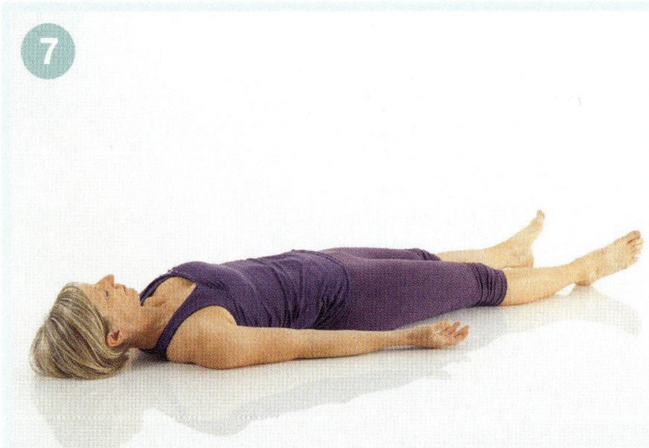

Endentspannung

Rückenlage. Die Augen schließen und völlig entspannt am Boden liegen bleiben. Auf die Atmung konzentrieren. Wenn möglich, dabei etwas länger ausatmen als einatmen, um Kohlenstoffdioxid auszuscheiden und Sauerstoff aufzunehmen.

- Loslassen
- 5–10 Min.

7 INTENSIVTRAINING

Unser Thema in dieser Woche ist intensives Intervalltraining. Die Belastungsphase der Übungen 1 bis 4 dauert jeweils 1 Minute. Zwischen den einzelnen Übungen machen Sie 30 Sekunden Pause. Wenn Sie die Übungen geschafft haben, legen Sie eine Pause von 2 Minuten ein. Dann wiederholen Sie diese Abfolge noch ein- oder zweimal. Das heißt, insgesamt führen Sie zwei bis drei Durchgänge durch. Versuchen Sie, das Tempo der Übungen zu erhöhen, wenn Sie schon geübter sind. Achten Sie jedoch immer auf eine korrekte Übungsausführung. Mit diesem Training verbessern Sie die maximale Sauerstoffaufnahmekapazität und erhöhen Ihre anaerobe Schwelle. Also Fatburning pur!

1

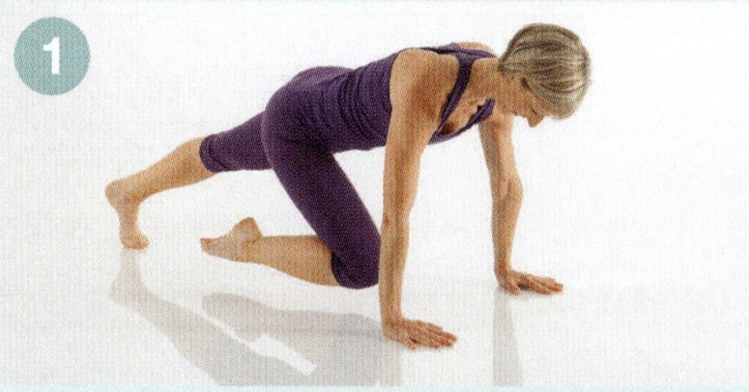

Bergsteiger

Liegestützposition. Die Hände befinden sich senkrecht unter den Schultergelenken. Oberkörper und Beine bilden eine Linie. Nun die Knie im Wechsel unter das Brustbein ziehen.

- Flacher Bauch
- 1 Min.

2

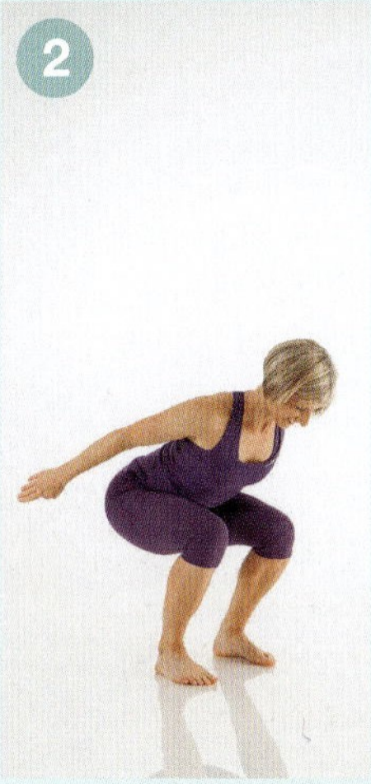

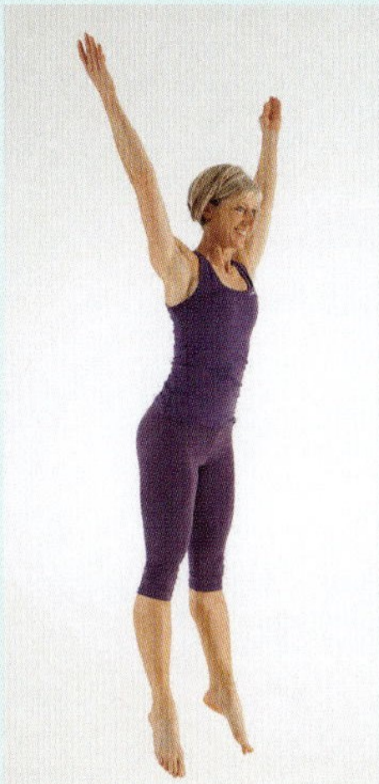

Jumping Squat

Aufrechter Stand. Aus dem hüftbreiten Stand das Gesäß weit in Richtung Fersen absenken, bis die Oberschenkel sich waagrecht über dem Boden befinden. Explosiv aufrichten und mit beiden Beinen abspringen. Wieder tief in der Hocke landen.

- Straffe Beine und knackiger Po, Fettverbrennung
- 1 Min.

3

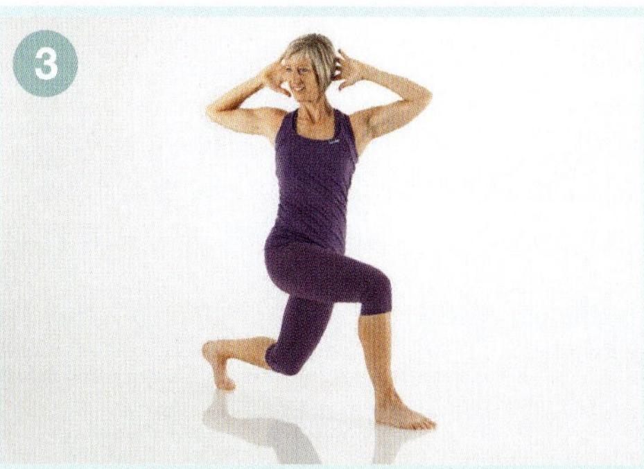

Lunge mit Twist

Aufrechter Stand. Im Wechsel mit dem rechten und linken Bein in einem großen Schritt zurücksteigen. Das hintere Knie in Richtung Boden absenken. Das vordere Knie bleibt senkrecht über der Ferse. Beide Hände dabei an den Kopf legen und beim Beugen des Knies den Oberkörper zum vorderen Bein drehen.

- Straffe Beine
- 1 Min.

4

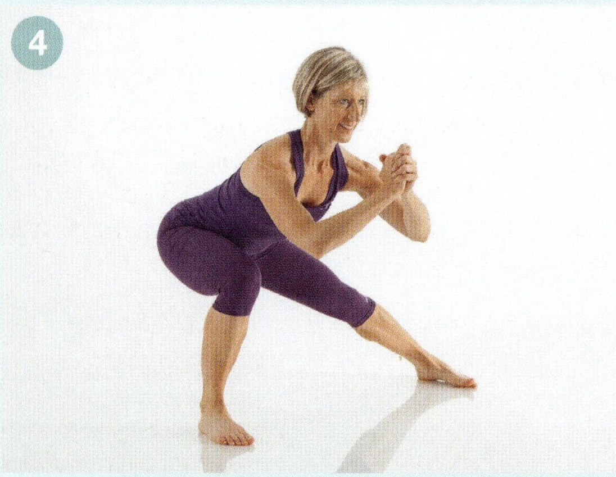

Side Lunge

Aufrechter Stand. Im Wechsel das rechte und linke Bein in einem großen Schritt zur Seite stellen. Das Knie des Standbeins rechtwinklig anbeugen und senkrecht über der Ferse halten.

- Straffe Beine, fester Po
- 1 Min.

5

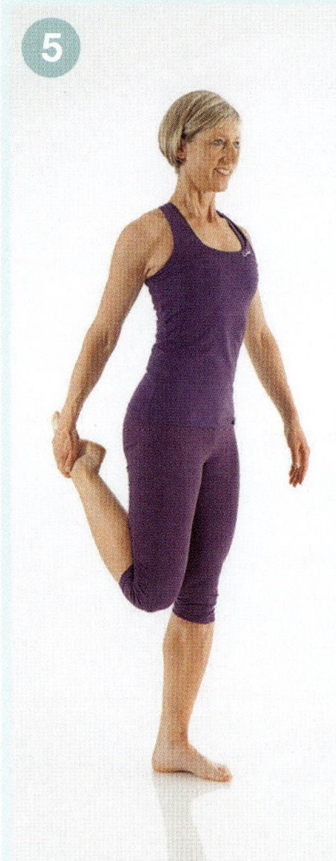

Flamingo

Einbeinstand. Das angehobene Bein am Fußgelenk zurückziehen, bis sich beide Knie auf einer Linie befinden. Das Gesäß anspannen, den Fuß sanft in die Hand drücken.

- Dehnung der Oberschenkelvorderseite
- Je Seite 20 Sek. halten

6

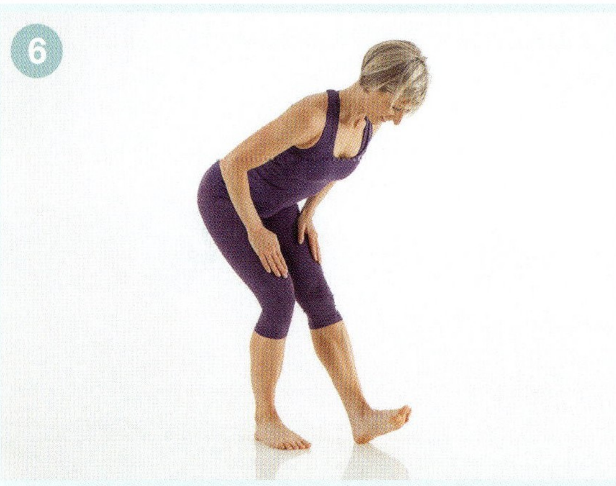

Hamstring Stretch

Aufrechter Stand. Ein Bein nach vorne stellen, dabei die Fußspitze in Richtung Schienbein ziehen. Das Gesäß weit nach hinten schieben. Nun mit geradem Oberkörper nach vorne beugen.

- Dehnung der Oberschenkelrückseite
- Je Seite 20 Sek. halten

7

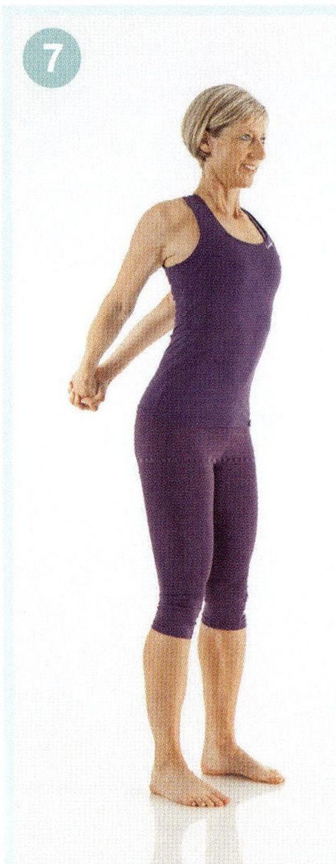

Brustöffner

Aufrechter Stand. Beide Hände hinter dem Körper fassen und etwas in Richtung Decke bewegen. Dabei den Oberkörper aufgerichtet halten. Tipp: Führen Sie diese Übung immer mal zwischendurch aus, sie sorgt für eine schönc aufrcchtc Haltung.

- Dehnung der Brustmuskulatur
- Circa 20 Sek. halten

8 PHYSIO-FITNESS

Ein faszinierendes Thema, unsere Faszien! Diese Woche bewegen wir uns elastisch, leise und sanft. Faszien halten uns jung und beweglich, sie straffen unseren Körper.

1

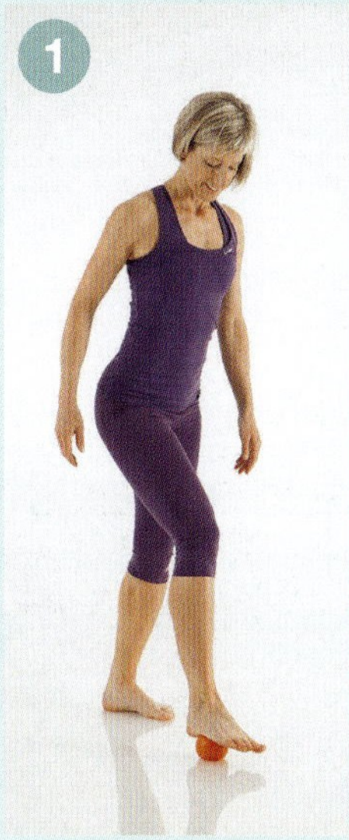

Fußsohlen ausrollen

Aufrechter Stand. In leichter Schrittstellung einen Fuß auf einen kleinen (Tennis-)Ball setzen. Das Körpergewicht auf den Ball verlagern. Die Fußsohle ganz langsam ausrollen (1 Zentimeter pro Atemzug).

- Vorbereiten der myofaszialen Rückenlinie, Fußreflexzonenmassage
- Circa 1 Min. je Seite

2

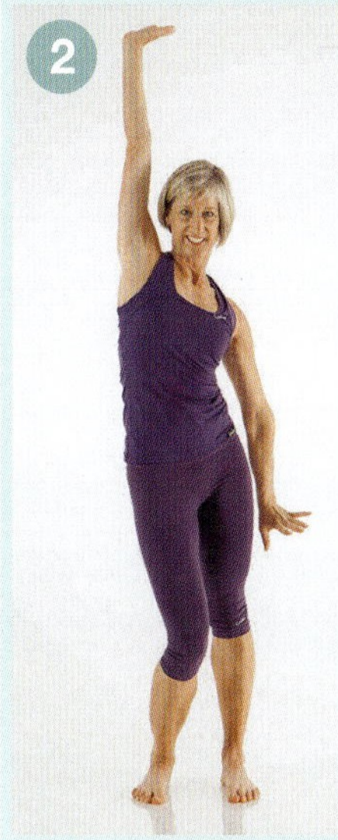

Rekeln

Aufrechter Stand. In verschiedene Richtungen rekeln und strecken, mal Handflächen, mal Handrücken in Richtung Decke. Auch die Knie beugen und strecken. Tipp: Diese Übung für einen gesunden und schmerzfreien Rücken können Sie immer mal wieder zwischendurch ausführen.

- Ganzkörpermobilisation
- So lange halten, wie es Ihnen guttut

3

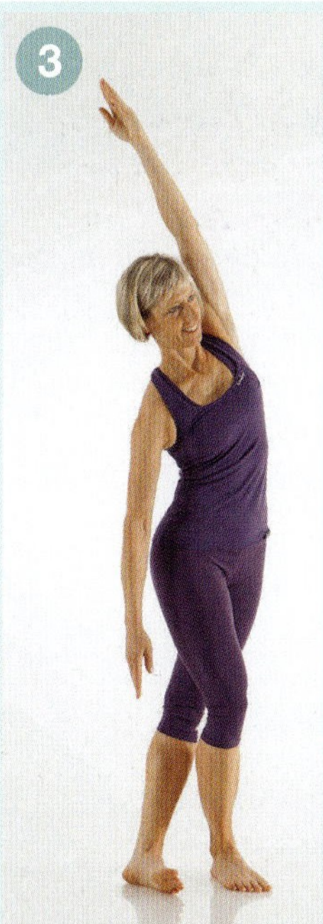

Seitneige

Aufrechter Stand. Ein Bein hinter das andere Bein kreuzen, Fußaußenkante aufsetzen. Den gleichseitigen Arm über den Kopf zur Seite bewegen und kleine, sanfte Wippbewegungen ausführen.

- Dehnung der Körperseite
- 30 Sek. je Seite

4

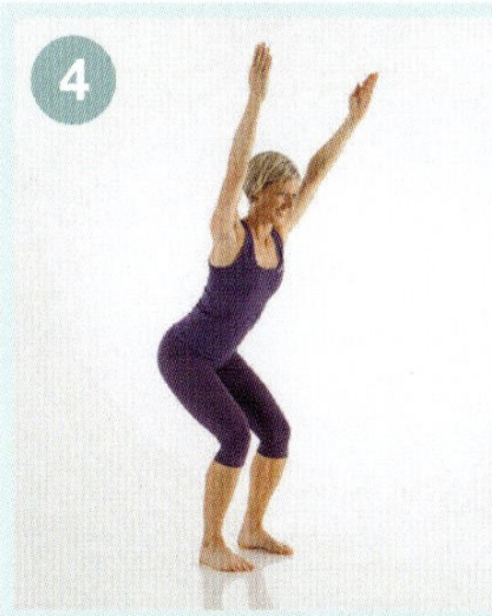

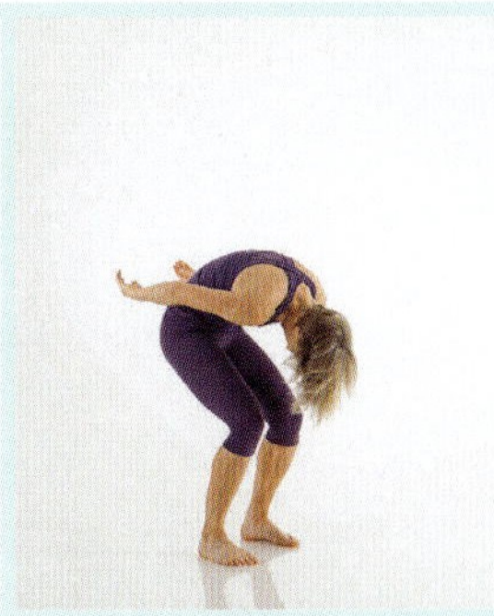

Katapult

Aufrechter Stand. Körpergewicht auf den Fersen, Knie beugen. Den Oberkörper nach vorne neigen, Arme in Verlängerung des Oberkörpers neben den Ohren ausstrecken. Ausatmend den Oberkörper fallen lassen, mit dem Einatmen wieder aufrichten. Dabei Bauchspannung halten.

- Starker Rücken
- 15–20 Wdh.

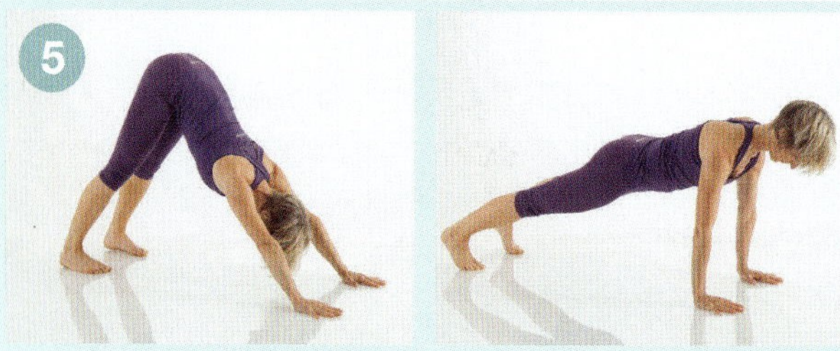

5

Herabschauender Hund – Liegestützposition

Vierfüßlerstand. Knie vom Boden lösen, das Steißbein in Richtung Decke schieben in den Herabschauenden Hund. 2–3-mal mit dem Brustbein in Richtung Oberschenkel wippen und einatmen. Ausatmen und die Schultern senkrecht über die Hände schieben, bis der ganze Körper sich in einer Brettposition befindet.

- Stabiler Rücken, flacher Bauch
- 15–20 Wdh.

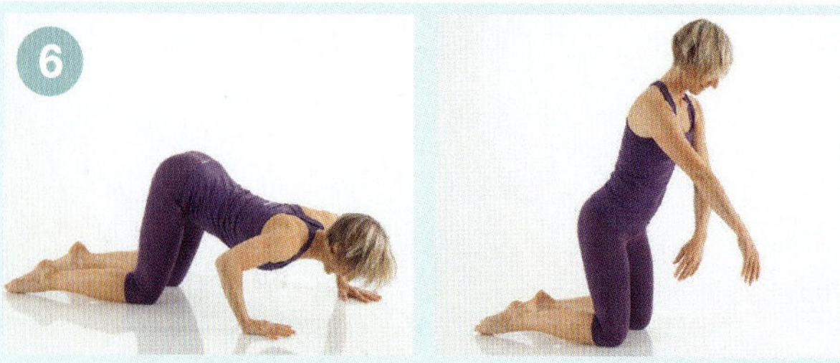

6

Abstoßen aus dem Vierfüßlerstand

Vierfüßlerstand. Ellbogen beugen. Das Brustbein zum Boden absenken, nun den Oberkörper explosiv nach oben drücken. Sanft nach unten abfedern.

- Straffe Brust
- 15–20 Wdh.

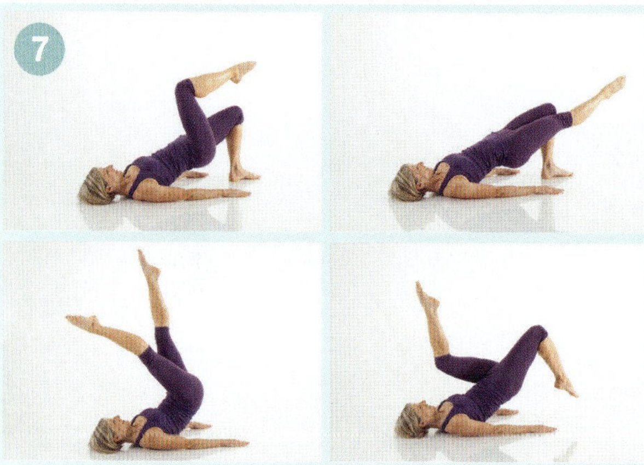

7

Schulterbrücke mit Beinschere in der Luft

Rückenlage. Beine hüftbreit aufstellen, das Becken heben. Ein Bein rechtwinklig zum Körper ziehen, dann knapp über dem Boden ausstrecken und schwungvoll in Richtung Decke bewegen. Dabei das andere Bein abheben und beide Beine über dem Körper scheren. Leise nacheinander mit den Beinen am Boden landen.

- Knackiger Po
- 8–10 Wdh. je Seite

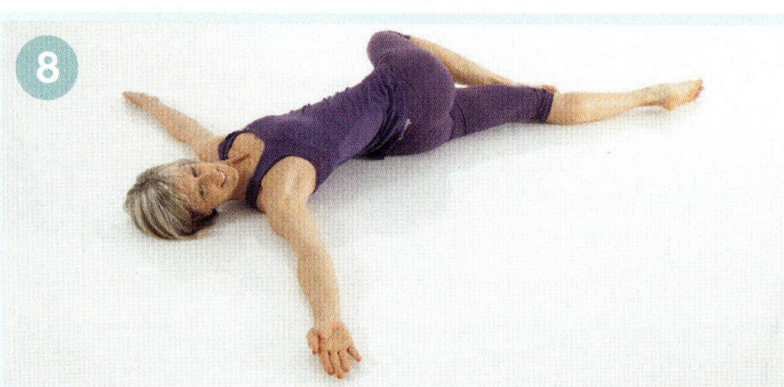

8

Krokodil

Rückenlage. Ein Bein aufstellen, das andere Bein strecken. Die Arme rechtwinklig vom Körper abspreizen. Das angewinkelte Bein über das gestreckte kreuzen. Der Kopf dreht zur Gegenseite.

- Dehnung der Gesäß-, Rücken-, Bauchmuskulatur
- 20–30 Sek. je Seite

9 FIGURTRAINING

In dieser Woche nutzen wir zum Teil Hanteln, um die Übungen zu erschweren. Sie können die Übungen natürlich auch ohne Gewichte ausführen, aber versuchen Sie es ruhig mit Gewicht (alternativ nutzen Sie Wasserflaschen), denn im Alltag oder im Sport tun Sie auch genau das: Sie bewegen, halten und kontrollieren den eigenen Körper und/oder Gegenstände. Nach dieser Woche haben Sie Ihren Körper gestrafft und fühlen sich fit!

1

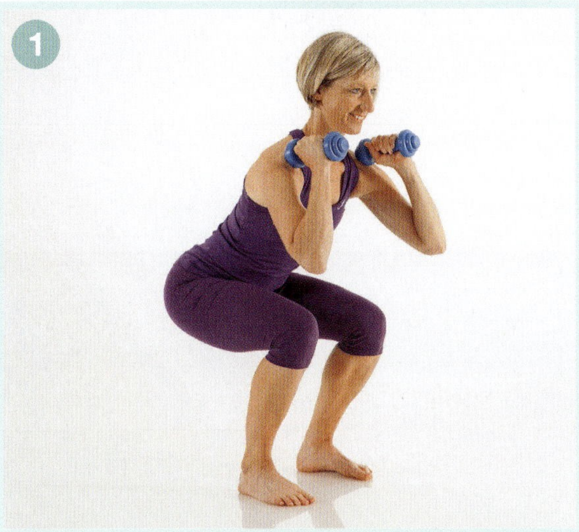

Schulterpresse

Aufrechter Stand. Die Hanteln in Schulterhöhe halten. Tief in die Hocke gehen, vom Boden abdrücken und wieder aufrichten.

- Straffe Beine und knackiger Po, schöne Schultern
- 20–30 Wdh./2–3 Sätze

2

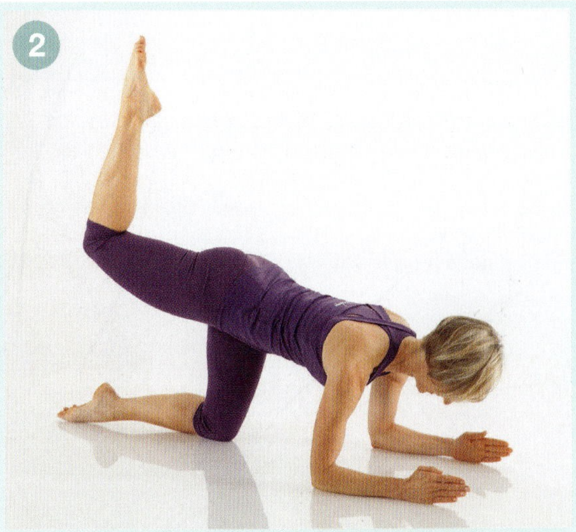

Kick-back

Vierfüßlerstand. Die Unterarme ablegen, die Ellbogen senkrecht unter den Schulter-, die Knie senkrecht unter den Hüftgelenken platzieren. Ein Bein angewinkelt heben und bis kurz vor dem Boden senken. Den Rücken während der Übung stabil halten.

- Runder Po
- 20–30 Wdh. je Seite/2–3 Sätze

3

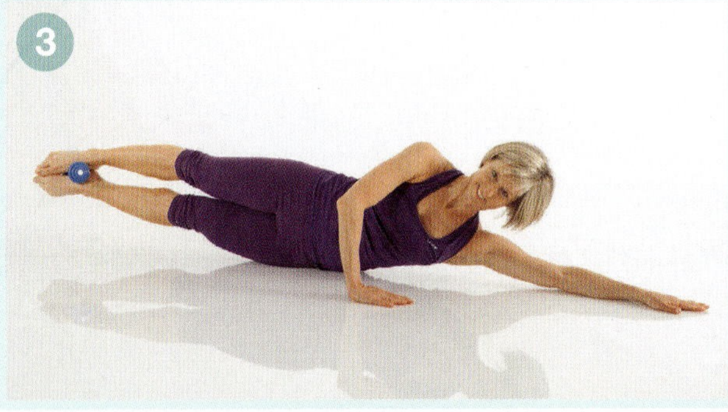

Beinheben in Seitlage mit Hantel

Seitlage. Ausgestreckt auf die Seite legen. Eine Hantel zwischen die Füße klemmen. Beide Beine anheben und wieder senken.

- Schmale Taille, straffe Oberschenkel
- 10–15 Wdh. je Seite/2–3 Sätze

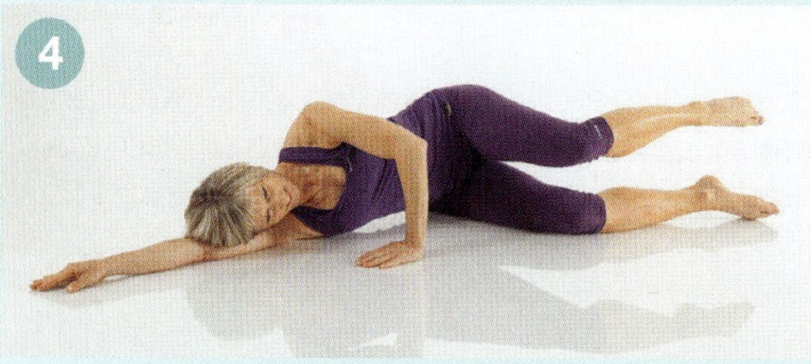

Seitliches Beinheben mit angewinkelten Knien

Seitlage. Beide Beine sind rechtwinklig gebeugt. Das obere Bein heben und senken. Das Becken dabei stabil halten.

- Fester Po
- 20–30 Wdh. je Seite/2–3 Sätze

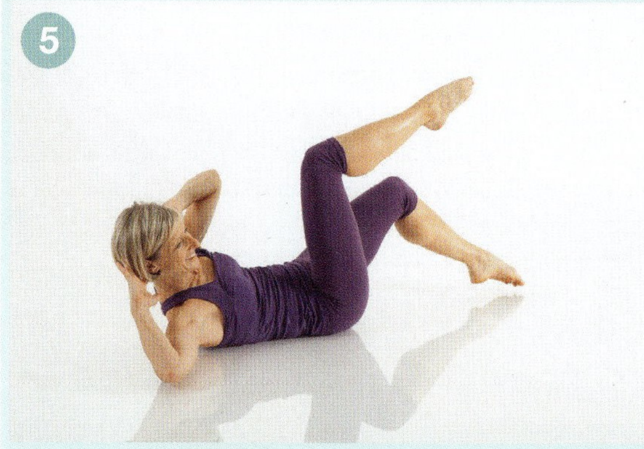

Diagonaler Crunch

Rückenlage. Beide Beine rechtwinklig anheben. Die Hände hinter dem Kopf anlegen. Ein Bein in Richtung Boden absenken, dabei das Brustbein in Richtung Knie des angezogenen Beins führen. Das Becken stabil halten.

- Flacher Bauch
- 10–15 Wdh. je Seite/2–3 Sätze

»Fordern Sie sich, aber überfordern Sie sich nicht.«

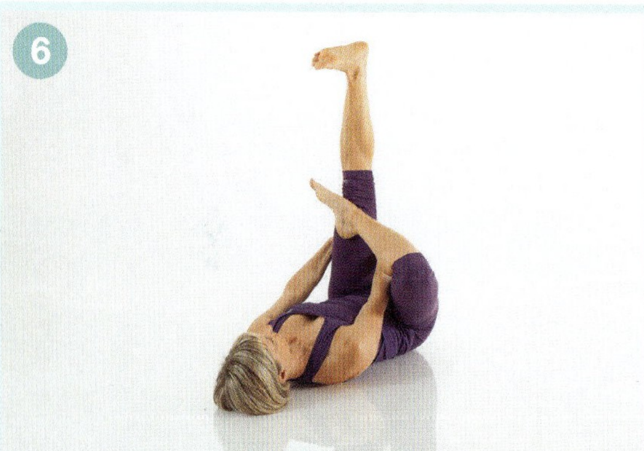

Nadelöhr

Rückenlage. Ein Bein kreuzt mit dem Fußgelenk über den anderen Oberschenkel. Das Bein strecken, die Fußspitze anziehen.

- Dehnung des Gesäßes, der Oberschenkelrückseite und Wade
- 20 Sek. je Seite halten

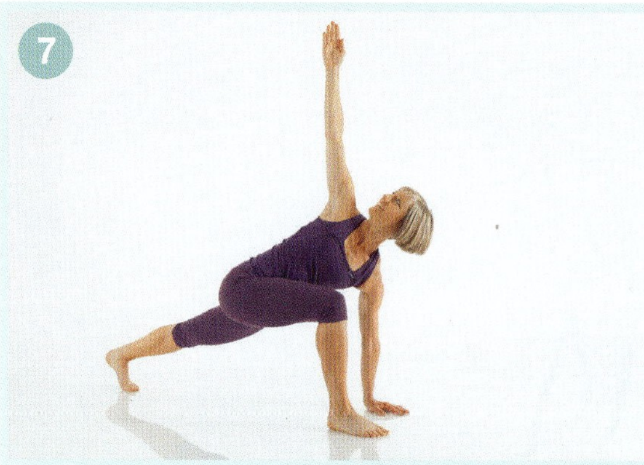

Gedrehter tiefer Ausfallschritt

Ausfallschritt. Im tiefen Ausfallschritt einen Arm in Richtung Decke strecken. Der Blick folgt der Hand. Das vordere Knie senkrecht über der Ferse positionieren.

- Dehnung der Oberschenkelvorderseite, des Bauchs und Rückens
- 20–30 Sek. je Seite halten

10 PILATES UND YOGA

Prinzipien, die der Begründer der Pilates-Methode, Joseph Pilates (1883–1967), seinem Training zugrunde legte, spiegeln die heutigen Prinzipien des Faszientrainings wider: das Training von langen Muskelketten, federnde Elemente, dehnende Bewegungen. Diese Woche verhilft Ihnen zu einem straffen und geschmeidigen Körper! Starten Sie sofort mit den Übungen ohne Warm-up.

1

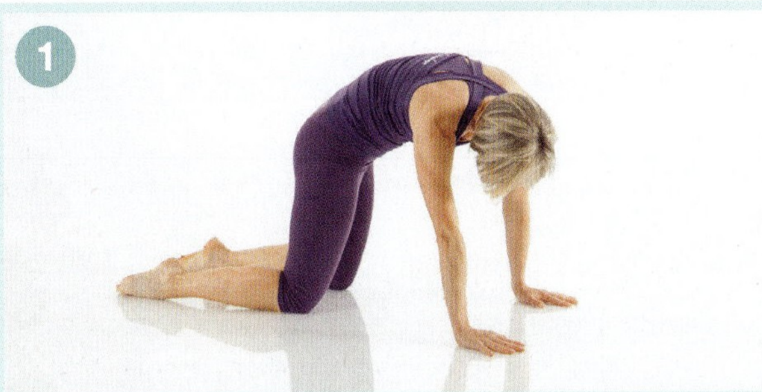

Cat Stretch

Vierfüßlerstand. Den Rücken in alle möglichen Richtungen bewegen – ganz nach Lust und Laune.

- Mobilisation, Entspannung der Wirbelsäule
- Mindestens 30 Sek. lang ausführen

2

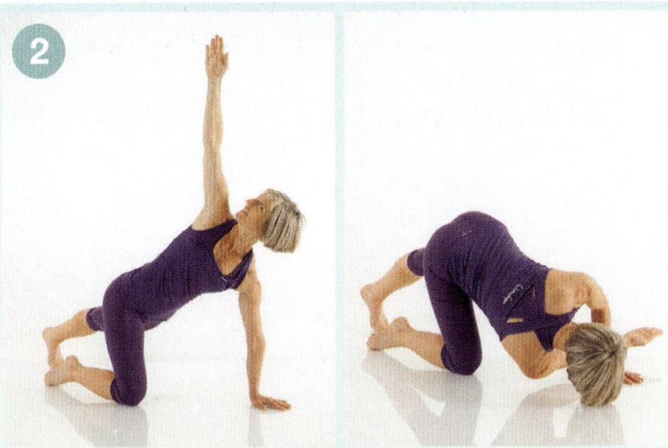

Tauchgang

Vierfüßlerstand. Ein Bein zurückstrecken, die Zehen aufstellen. Den gegenüberliegenden Arm in Richtung Decke strecken. Einatmen und 2–3-mal in die Brustkorböffnung wippen, mit dem Ausatmen unter der anderen Schulter durchtauchen.

- Schmale Taille
- 10–15 Wdh. je Seite

3

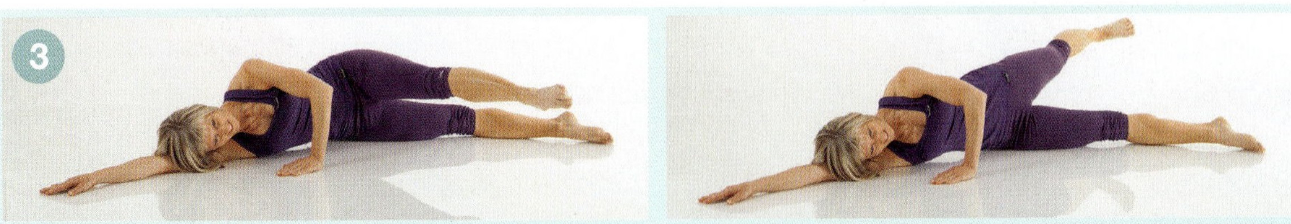

Seitkick

Seitlage. Das untere Bein circa 30 Grad nach vorne ablegen. Unter der Taille ein sogenanntes »Taillendreieck« frei halten. Das obere Bein mit gestrecktem Fuß 2-mal nach vorne kicken und einatmen. Mit dem Ausatmen das Bein mit gebeugtem Fuß zurückführen. Das Knie bleibt die ganze Zeit gestreckt.

- Feste Oberschenkel, bewegliche Hüftgelenke
- 20–30 Wdh. je Seite

4

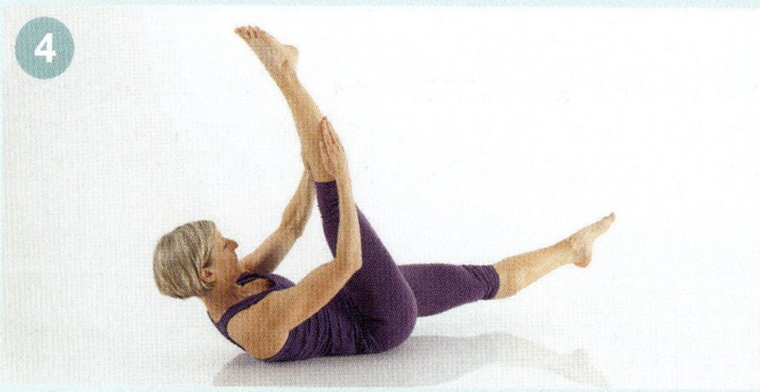

Single Leg Stretch

Rückenlage. Beide Beine gestreckt vom Boden abheben. Ein Bein fassen und 2-mal sanft wippend zum Oberkörper ziehen. Das andere Bein knapp über dem Boden schwebend halten. Dann in einer flüssigen Bewegung die Seite wechseln.

- Flacher Bauch
- 15–20 Wdh. je Seite

5

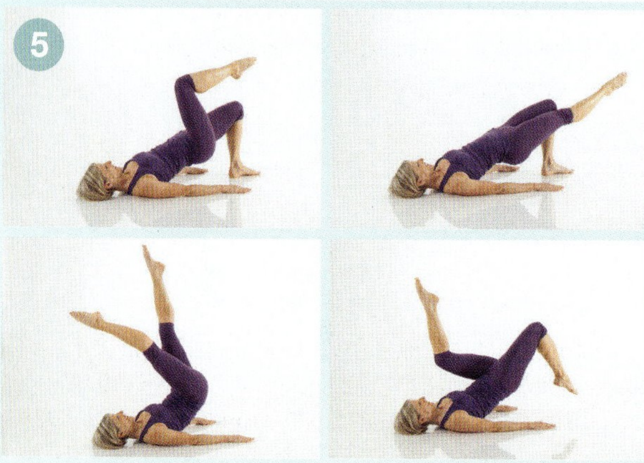

Schulterbrücke mit Beinschere in der Luft

Rückenlage. Beine hüftbreit aufstellen, das Becken heben. Ein Bein rechtwinklig zum Körper ziehen, dann knapp über dem Boden ausstrecken und schwungvoll in Richtung Decke bewegen. Dabei das andere Bein abheben und beide Beine über dem Körper scheren. Leise nacheinander mit den Beinen am Boden landen.

- Knackiger Po
- 8–10 Wdh. je Seite

6

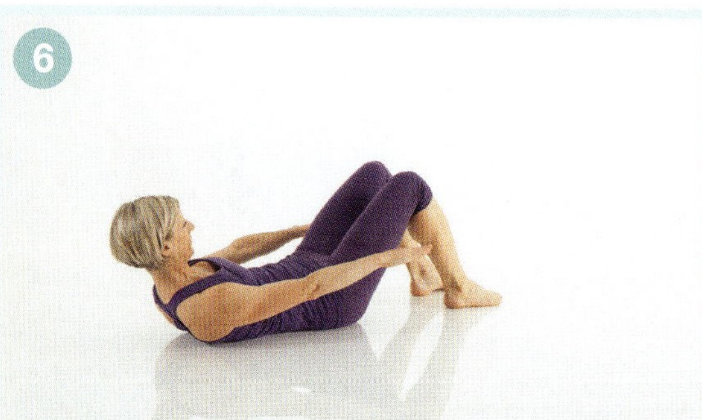

Hundreds

Rückenlage. Beide Beine hüftbreit geöffnet aufstellen. Kopf und Schultergürtel anheben. Arme parallel zum Boden anheben. Kleine Hoch-tief-Bewegungen mit den Armen ausführen. Dabei 3–4-mal staccato ein- und ausatmen.

- Flacher Bauch
- 30 Sek. lang ausführen

7

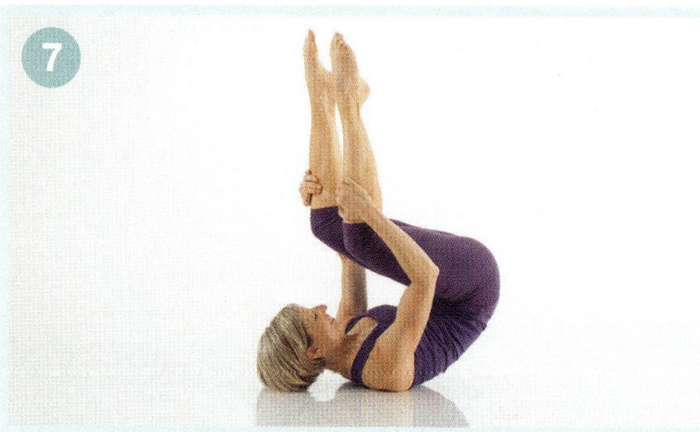

Rolling like a Ball

Rückenlage. Beide Beine anheben und die Unterschenkel mit den Händen fassen. Den Bauchnabel sanft nach innen ziehen. Mit dem Ausatmen vorrollen, mit dem Einatmen wieder zurück. Der Kopf bleibt immer vom Boden abgehoben.

- Mobilisation der Wirbelsäule
- 30 Sek. lang ausführen

11 INTENSIVTRAINING

Ein intensives und forderndes Workout, das Sie aber nicht überfordert. Wenn Sie möchten, holen Sie sich Hanteln zum Training dazu. Viel Spaß!

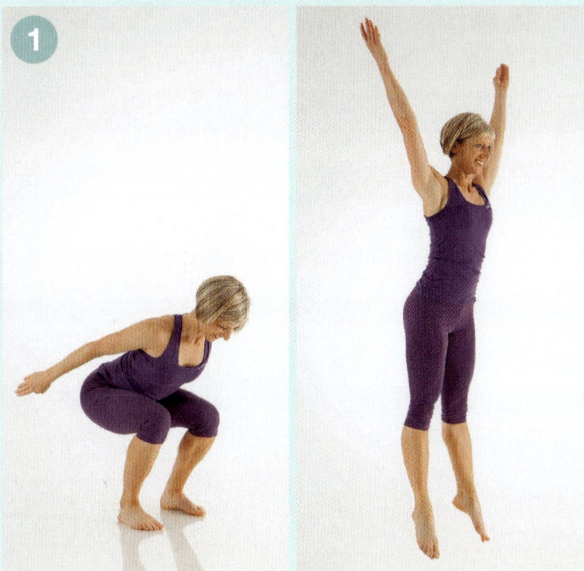

Jumping Squat

Aufrechter Stand. Aus dem hüftbreiten Stand das Gesäß weit in Richtung Fersen absenken, bis die Oberschenkel sich waagrecht über dem Boden befinden. Explosiv aufrichten und mit beiden Beinen abspringen. Wieder tief in der Hocke landen.

- Straffe Beine und knackiger Po, Fettverbrennung
- 10–15 Wdh./2–3 Sätze

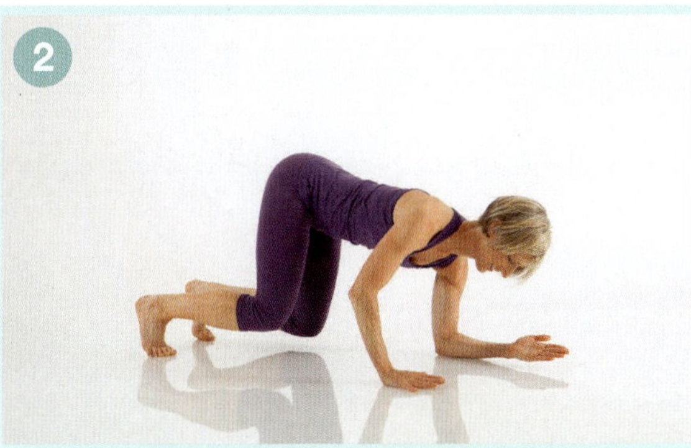

Stütz auf Unterarmen und Händen

Vierfüßlerstand. Beide Knie vom Boden abheben. Nacheinander die Unterarme auf den Boden bewegen, dann wieder auf die Hände hochkommen. Abwechselnd mit rechts und links beginnen.

- Starke Körpermitte
- 8–10 Wdh. je Seite/2–3 Sätze

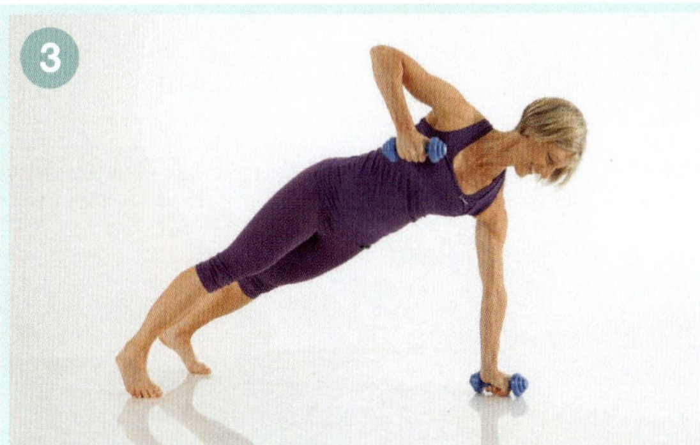

Rudern

Liegestütz. Beide Hände stützen sich auf je eine Hantel, sie befinden sich senkrecht unter den Schultergelenken. Im Wechsel den rechten und linken Ellbogen in Richtung Decke ziehen.

- Schöne Schultern, stabile Mitte
- 10–15 Wdh. je Seite/2–3 Sätze

4

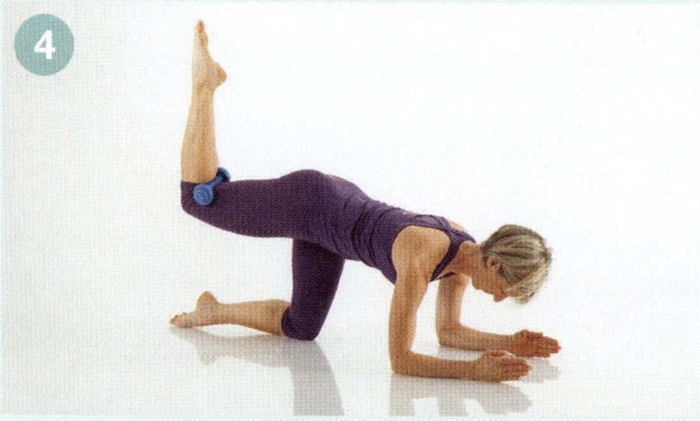

Kick-back mit Hantel

Vierfüßlerstand. Die Unterarme auf den Boden legen. Die Ellbogen sind unter den Schulter-, die Knie senkrecht unter den Hüftgelenken. Ein Bein rechtwinklig anheben, in die Kniekehle eine Hantel einklemmen. Das Bein hoch und tief bewegen. Den Rücken ruhig halten.

- Runder Po
- 20–30 Wdh. je Seite/2–3 Sätze

5

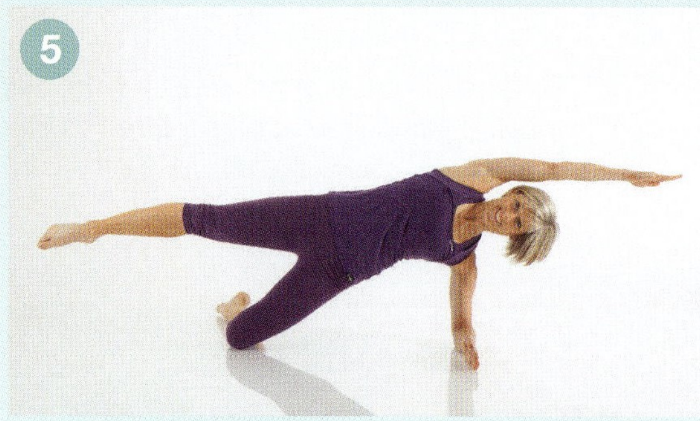

Unterstützter Seitstütz

Seitlicher Unterarmstütz. Oberes Bein und oberen Arm in einer Linie mit dem Rumpf ausstrecken.

- Schmale Taille
- 30, 45 oder 60 Sek. je Seite halten/2–3 Sätze

6

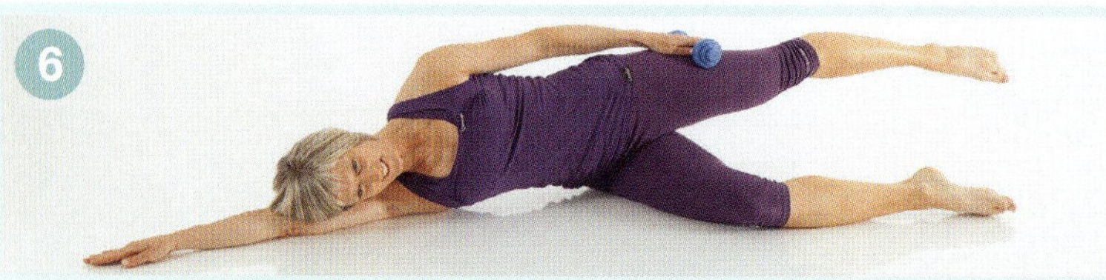

Bein-Lifting

Seitlage. Das untere Bein rechtwinklig anziehen. Das obere gestreckte Bein mit einer Hantel beschweren, heben und senken. Das Becken bleibt dabei stabil.

- Straffe Oberschenkelaußenseite
- 20–30 Wdh. je Seite/2–3 Sätze

7

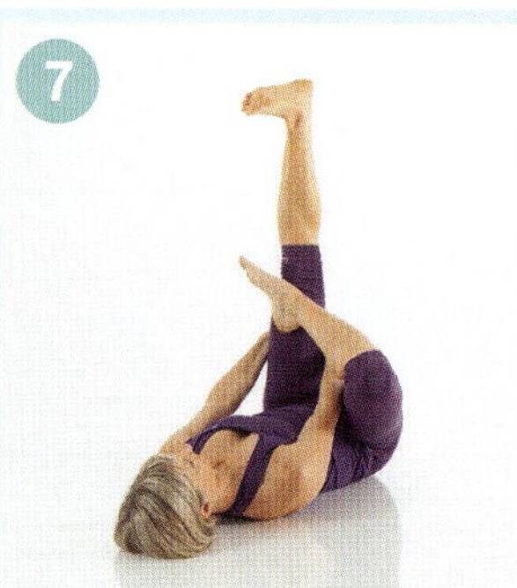

Nadelöhr

Rückenlage. Ein Bein kreuzt mit dem Fußgelenk über den anderen Oberschenkel. Das Bein strecken, die Fußspitze anziehen.

- Dehnung des Gesäßes, Oberschenkelrückseite und Wade
- 20 Sek. je Seite halten

8

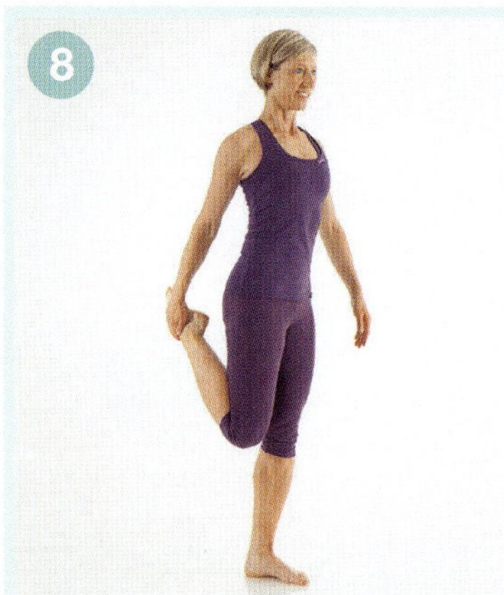

Flamingo

Einbeinstand. Das angehobene Bein am Fußgelenk zurückziehen, bis sich beide Knie auf einer Linie befinden. Das Gesäß anspannen, den Fuß sanft in die Hand drücken.

- Dehnung der Oberschenkelvorderseite
- 20 Sek. je Seite halten

12 FIGURTRAINING

Um unsere Figur zu formen, ist es wichtig, gezielt die Muskelpartien zu kräftigen, die entscheidend sind für eine wohlproportionierte Figur. Dazu gehören vor allem die Schulter-, Bauch-, Rücken-, Gesäß- und Oberschenkelmuskulatur. Für einige Übungen können Sie ein Gymnastikband als Erschwerung nutzen. Fangen wir an!

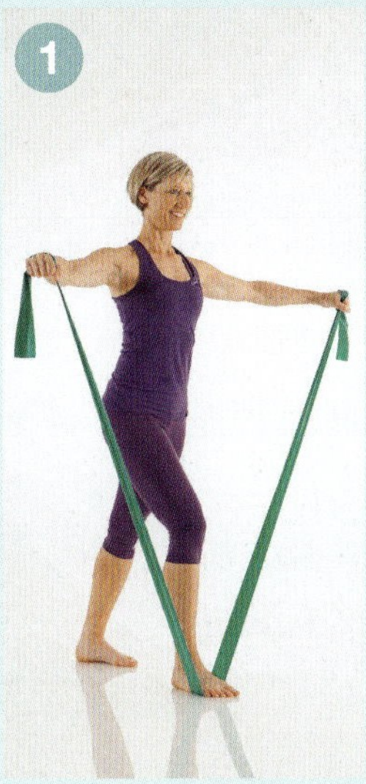

Seitheben mit Gymnastikband

Ausfallschritt. Das vordere Bein gebeugt halten, das hintere gestreckt. Das Gymnastikband unter dem vorderen Fuß fixieren. Die Enden mit den Händen fassen. Die leicht gebeugten Arme in die Waagrechte heben und senken. Die Schultern tief halten.

- Runde Schultern
- 15–20 Wdh. je Seite/ 2–3 Sätze

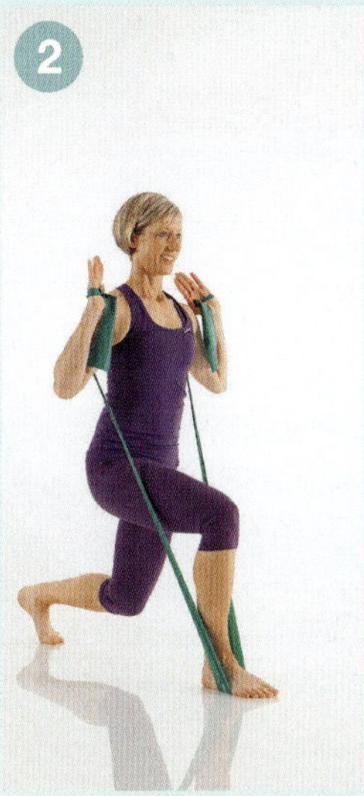

Lunge mit Gymnastikband

Ausfallschritt. Das Gymnastikband unter dem vorderen Fuß fixieren. Die Enden mit den Händen fassen. Die Hände in Schulterhöhe fixieren. Beide Beine beugen und strecken.

- Straffe Beine
- 20–30 Wdh. je Seite/ 2–3 Sätze

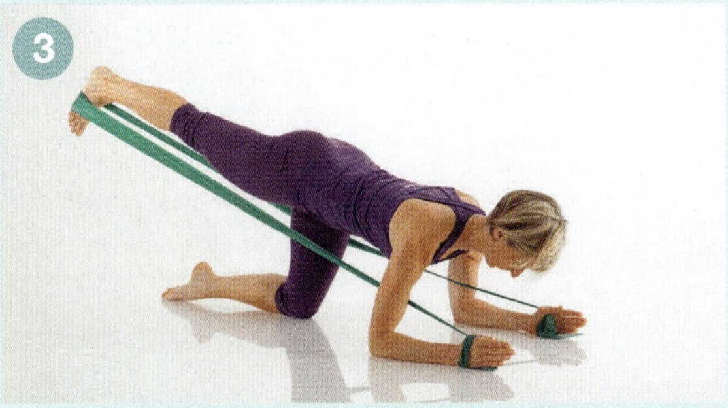

Beinstrecker

Vierfüßlerstand. Auf die Unterarme stützen. Die Knie sind unter den Hüftgelenken platziert. Das Gymnastikband mit beiden Händen halten und 1-mal um einen Fuß wickeln. Dieses Bein nach hinten ausstrecken und wieder beugen. Das Becken parallel über dem Boden halten. Der Rücken bleibt stabil.

- Knackiger Po
- 20–30 Wdh. je Seite/2–3 Sätze

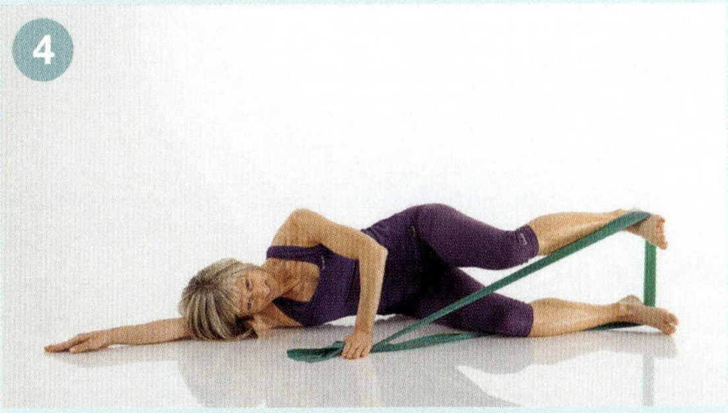

Bein-Lifting mit Gymnastikband

Seitlage. Beide Beine rechtwinklig anziehen. Das Gymnastikband um beide Füße wickeln, mit der oberen Hand am Boden fixieren. Das obere Bein heben und senken.

- Fester Po
- 20–30 Wdh. je Seite/2–3 Sätze

5

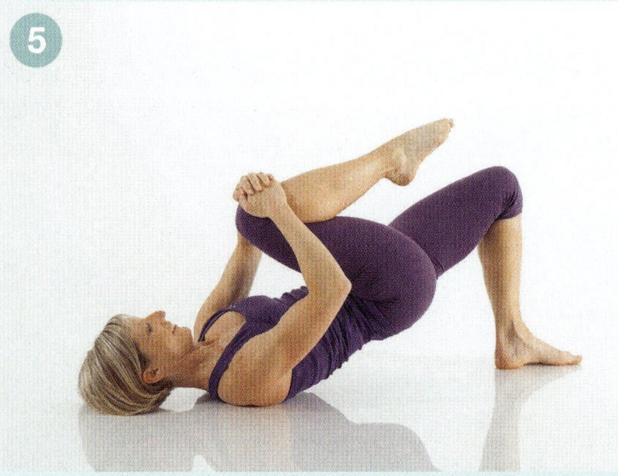

Einbeiniges Beckenheben

Rückenlage. Beide Beine hüftbreit aufstellen. Ein Bein abheben und mit den Händen fest in Richtung Brustbein ziehen. Nun das Becken heben und senken.

- Runder Po
- 20–30 Wdh. je Seite/2–3 Sätze

6

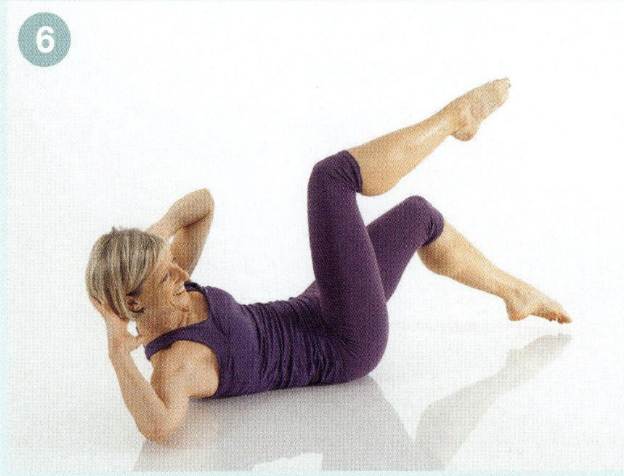

Diagonaler Crunch

Rückenlage. Beide Beine rechtwinklig anheben. Die Hände hinter dem Kopf anlegen. Ein Bein in Richtung Boden absenken, dabei das Brustbein in Richtung Knie des angezogenen Beins führen. Das Becken stabil halten.

- Flacher Bauch
- 10–15 Wdh. je Seite/2–3 Sätze

7

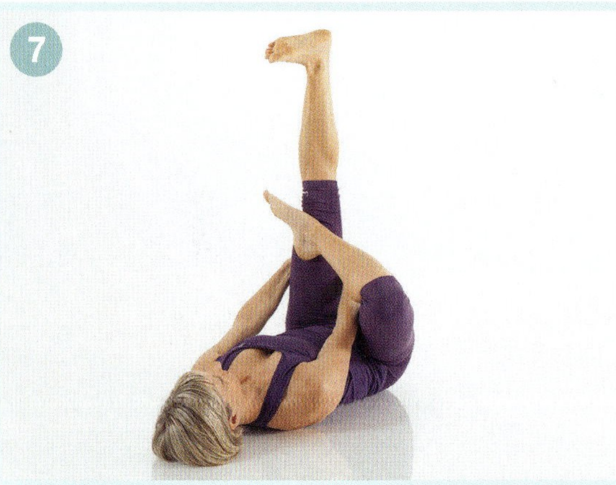

Nadelöhr

Rückenlage. Ein Bein kreuzt mit dem Fußgelenk über den anderen Oberschenkel. Das Bein strecken, die Fußspitze anziehen.

- Dehnung des Gesäßes, der Oberschenkelrückseite und Wade
- 20 Sek. je Seite halten

8

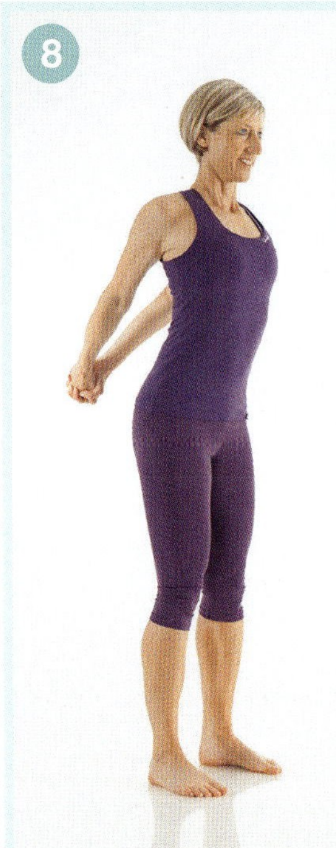

Brustöffner

Aufrechter Stand. Beide Hände hinter dem Körper fassen und etwas in Richtung Decke bewegen. Dabei den Oberkörper aufgerichtet halten.
Tipp: Führen Sie diese Übung immer mal zwischendurch aus, sie sorgt für eine schöne, aufrechte Haltung.

- Dehnung der Brustmuskulatur
- Circa 20 Sek. halten

13 PHYSIO-FITNESS

Eine aufrechte Haltung tut nicht nur unserem Rücken gut und erzeugt ein selbstbewusstes, attraktives äußeres Erscheinungsbild, sondern beeinflusst auch unsere Stimmung. Gehen wir gebückt, verschlechtert sich auch unsere Laune, heben wir das Brustbein und richten den Blick nach vorne, dann hebt sich unsere Stimmung. Probieren Sie es aus!

1

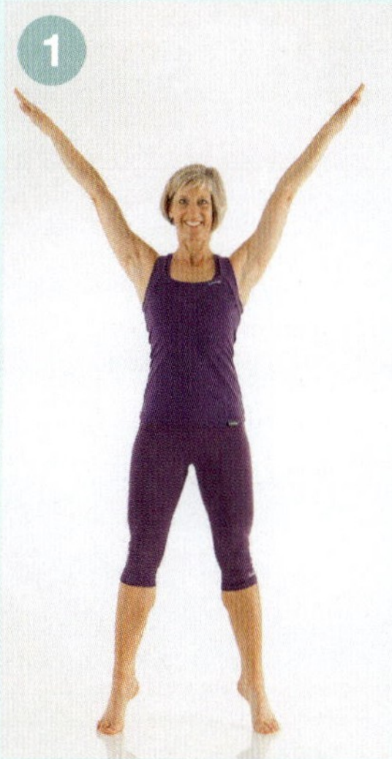

Andreaskreuz

Aufrechter Stand. Beide Beine mit einem großen Schritt zur Seite öffnen. Die Arme seitlich und diagonal nach oben anheben, die Handflächen zeigen nach außen. Den Körper auf die Zehenspitzen nach oben ziehen.

- Balance, Energie sammeln
- 5–6 Atemzüge halten

2

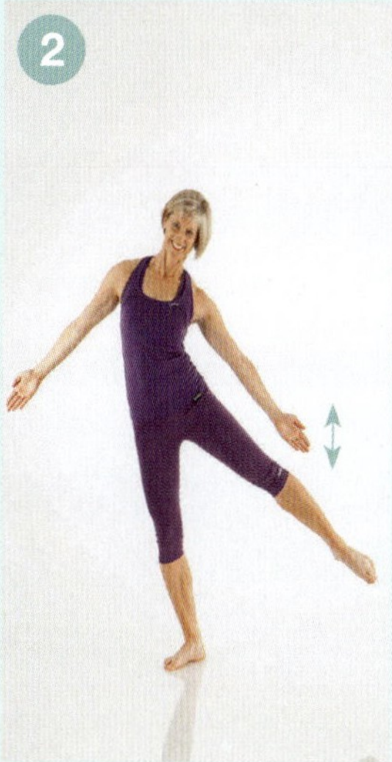

Scheibenwischer

Einbeinstand. Beide Arme seitlich des Rumpfes ausstrecken, die Handflächen zeigen nach vorne. Das abgehobene Bein etwas zur Seite abspreizen. Nun das Bein und die Hand zu- und auseinanderführen. Dabei das Becken stabil halten.

- Stabile Seite, schmale Taille
- 10–15 Wdh. je Seite/2–3 Sätze

3

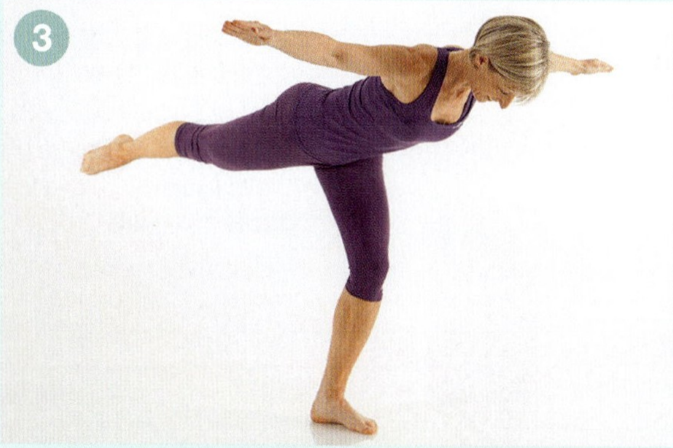

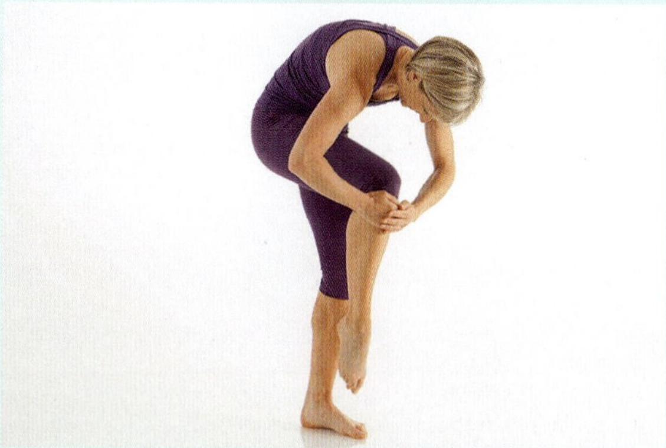

Flieger

Einbeinstand. Beide Arme wie ein Flieger zur Seite ausbreiten. Ein Bein in Verlängerung des Rumpfes nach hinten ausstrecken. Die Schulterblätter zueinanderziehen. Nun den Rücken runden, das Knie des angehobenen Beins unter das Brustbein bewegen und die Hände zum Knie führen. Dann wieder ausstrecken.

- Stabiler Rücken
- 10–15 Wdh. je Seite/2–3 Sätze

4

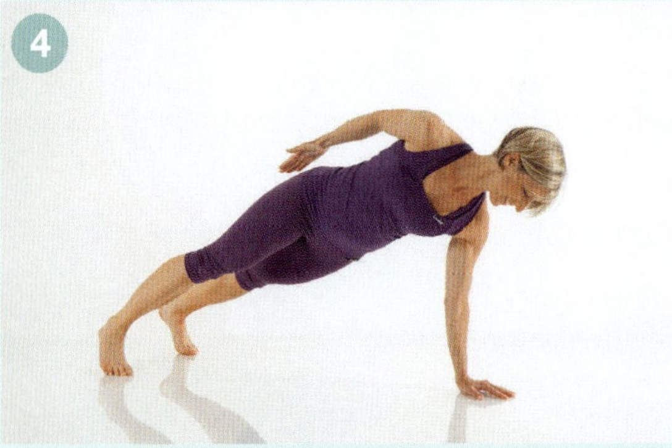

Abklatschen im Brett

Liegestützposition. Im Wechsel mit der rechten und linken Hand auf das Gesäß klatschen.

- Core-Stabilität
- 10–15 Wdh. je Seite/2–3 Sätze

5

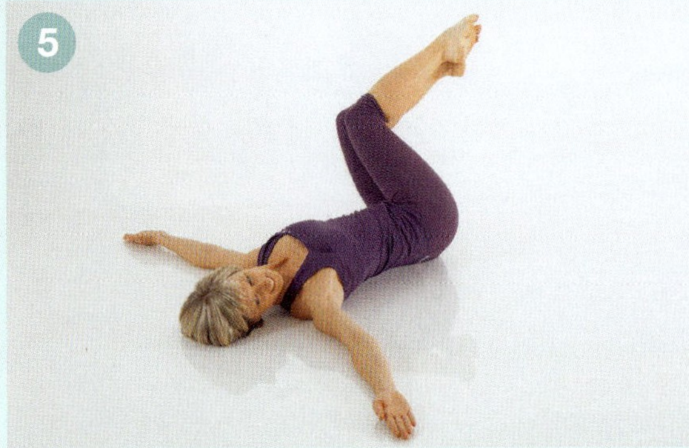

Beinpendel in Rückenlage

Rückenlage. Beide Beine rechtwinklig anheben. Die Arme zur Seite ablegen. Die Knie mit dem Einatmen nach rechts kippen, mit dem Ausatmen zurück zur Mitte, mit dem nächsten Einatmen nach links kippen lassen, ausatmen zur Mitte. Die Schultern bleiben während der gesamten Übung am Boden.

- Schmale Taille
- 10–15 Wdh. je Seite/2–3 Sätze

6

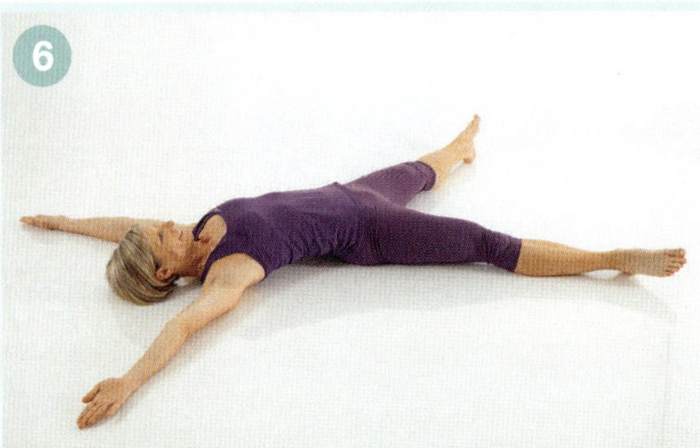

Großes X

Rückenlage. Beide Arme und Beine in einem großen X öffnen und auseinanderziehen. Mal gleichseitig, mal diagonal auseinanderziehen.

- Dehnung der Bauchmuskulatur
- 30 Sek.

7

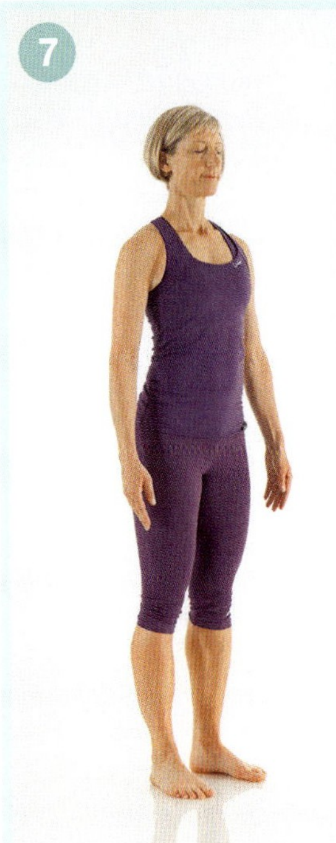

Spür dich

Aufrechter Stand. Die Augen schließen und den aufrechten Stand spüren. Fühlt sich die Position stabiler, aufrechter, gewachsen an verglichen zu vor dem Workout?

- Körperwahrnehmung
- So lange es Ihnen guttut

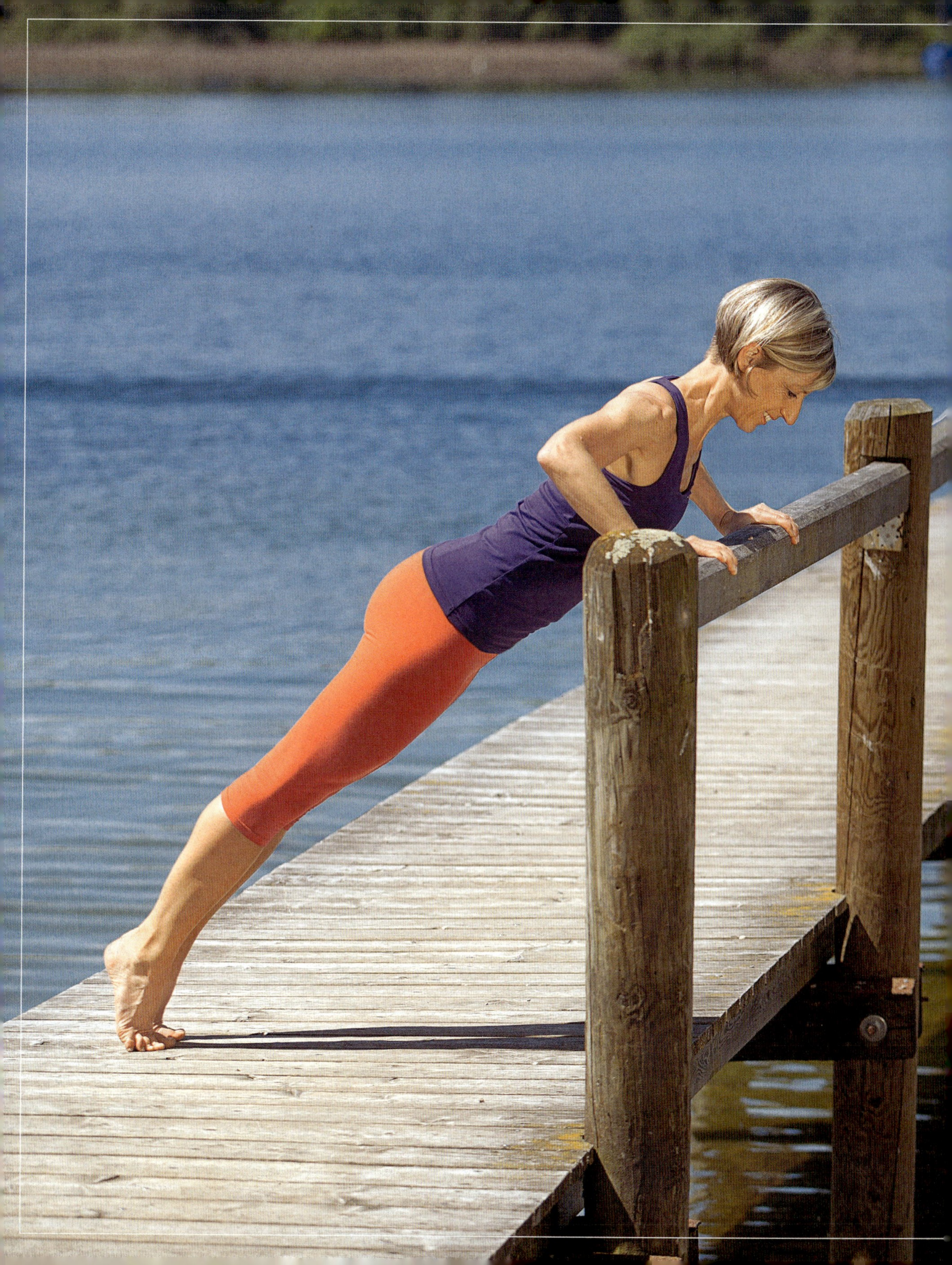

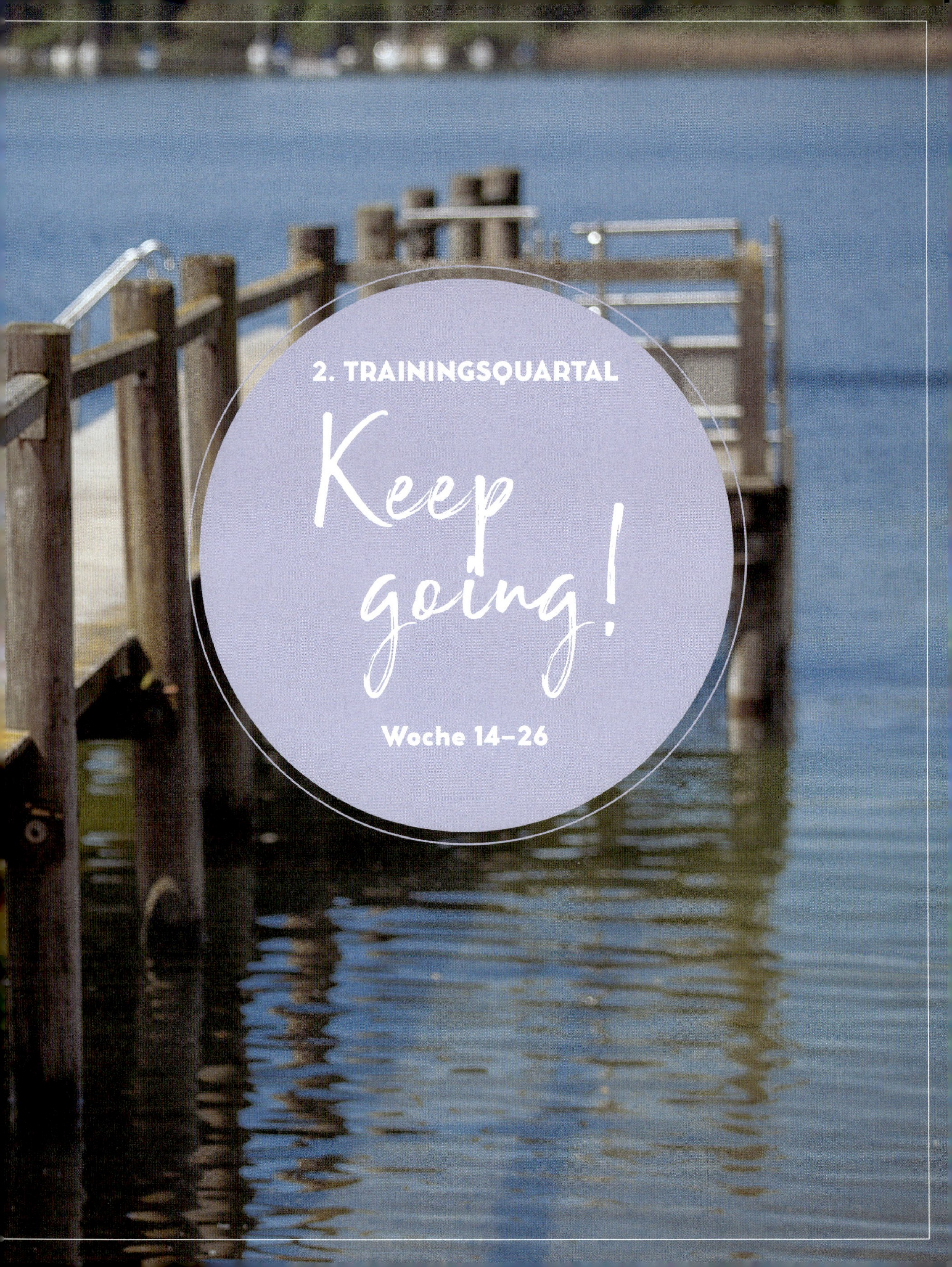

2. TRAININGSQUARTAL

Keep going!

Woche 14–26

14 FIGURTRAINING

Wir konzentrieren uns diese Woche auf die Muskulatur rund um unsere Körpermitte. Jede Bewegung im Alltag oder beim Sport hat ihren Ursprung in einer aktiven sogenannten Core-Muskulatur. Beobachten Sie Menschen in der Bewegung, und Sie werden sofort erkennen können, ob sich jemand jugendlich, dynamisch, eben aus der Mitte, oder ungelenk und unsicher bewegt. Los geht's, stabilisieren und formen wir die Mitte!

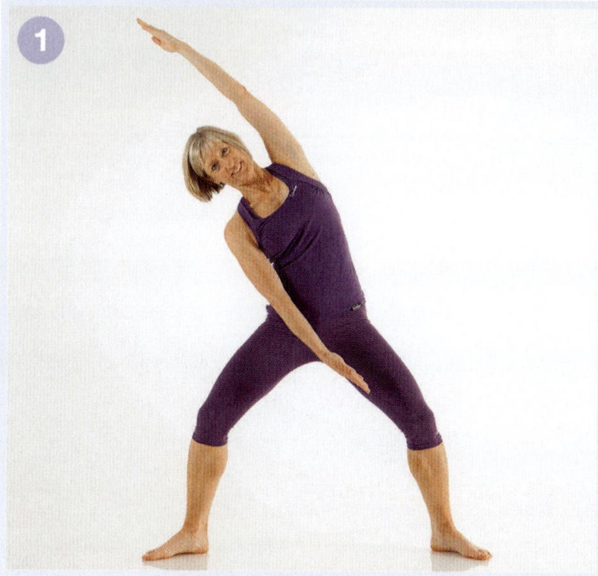

Seitbeuge

Grätschstand. Einen Arm zur Decke strecken und kleine wippende Bewegungen mit dem Rumpf zur Seite ausführen. Dabei das Becken stabil halten.

- Schmale Taille
- 30 Sek./2–3 Sätze

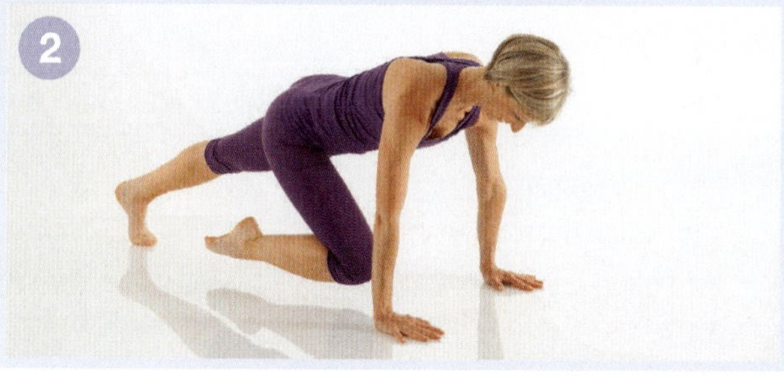

Bergsteiger

Liegestützposition. Die Hände befinden sich senkrecht unter den Schultergelenken. Oberkörper und Beine bilden eine Linie. Nun die Knie im Wechsel unter das Brustbein ziehen.

- Flacher Bauch
- 15–20 Wdh. je Seite/2–3 Sätze

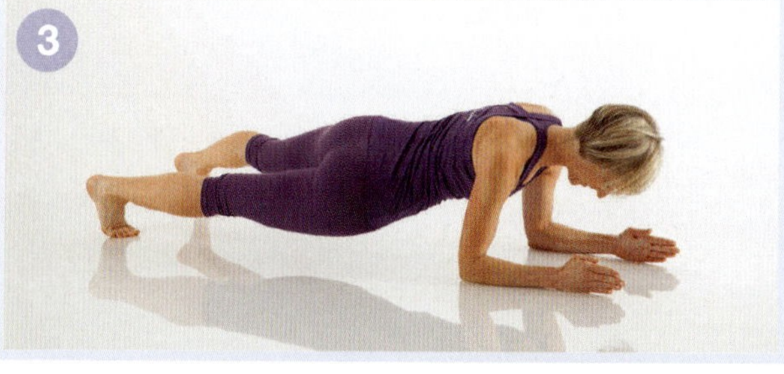

Hüftrotation im Unterarmstütz

Unterarmstütz. Das Becken im Wechsel nach rechts und links in Richtung Boden kippen. Die Körperspannung beibehalten.

- Schmale Taille
- 10–15 Wdh. je Seite/2–3 Sätze

4

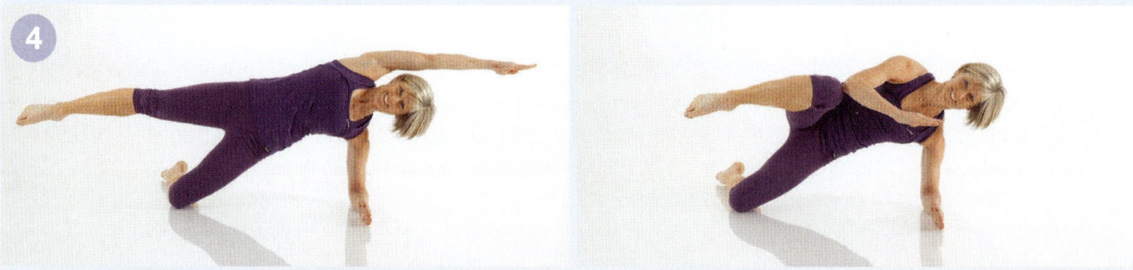

Ellbogen zu Knie im Seitstütz

Seitlicher Unterarmstütz. Das untere Bein angewinkelt ablegen. Das obere Bein in Verlängerung des Oberkörpers ausstrecken. Nun den Ellbogen und das Knie zueinander- und auseinanderführen.

- Schmale Taille
- 10–15 Wdh. je Seite/2–3 Sätze

5

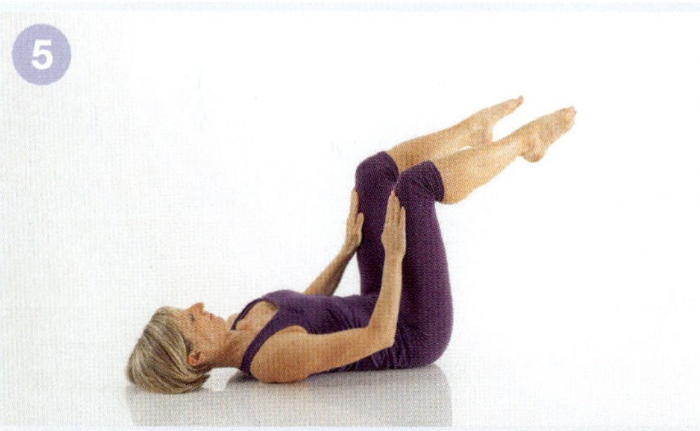

Druck

Rückenlage mit angehobenen und angewinkelten Beinen. Beide Hände drücken gegen die Oberschenkel. Mit dem Ausatmen Druck aufbauen, mit dem Einatmen wieder etwas lösen.

- Flacher Bauch
- 8–10 Wdh./2–3 Sätze

6

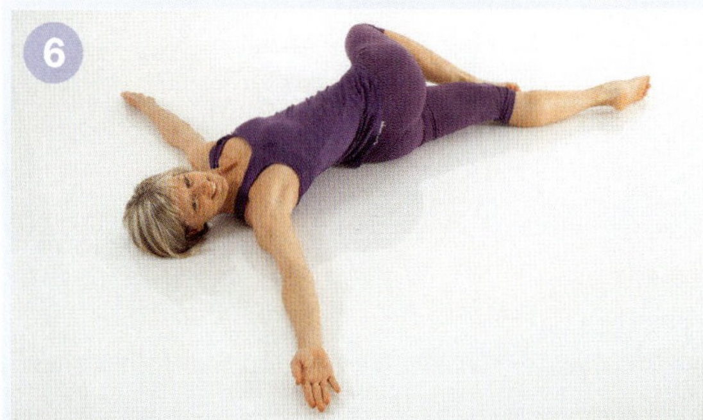

Krokodil

Rückenlage. Ein Bein aufstellen, das andere Bein strecken. Die Arme rechtwinklig vom Körper abspreizen. Das angewinkelte Bein über das gestreckte kreuzen. Der Kopf dreht zur Gegenseite.

- Dehnung der Gesäß-, Rücken- und Bauchmuskulatur
- 20–30 Sek. je Seite

7

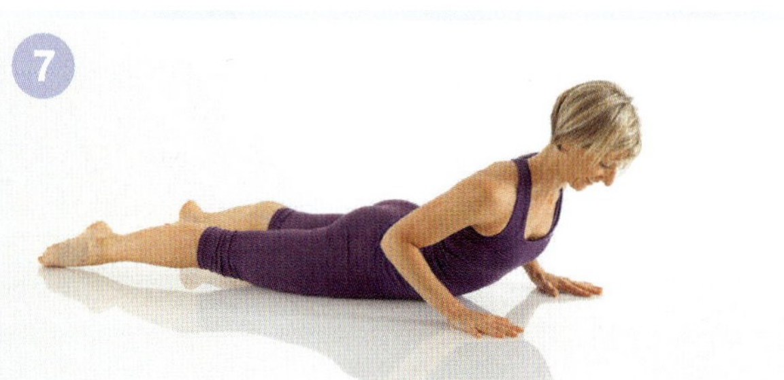

Kobra

Bauchlage. Beide Hände neben den Schultern aufstützen. Den Bauchnabel sanft nach innen oben ziehen. Das Brustbein in Richtung Decke bewegen. Den unteren Rücken möglichst lang lassen.

- Dehnung der Bauchmuskulatur
- 20–30 Sek. halten

15 PILATES UND YOGA

Starten Sie voller Energie in die neue Woche! Denken Sie ganz besonders an Ihr Powerhouse – jede energievolle Bewegung beginnt in der Körpermitte. Ziehen Sie dazu zu Beginn jeder Übung Ihren Bauchnabel sanft nach innen oben. Übrigens, das ist auch eine Übung für eine schmale Taille, die Sie mal zwischendurch im Büro, beim Kochen oder auf der Couch machen können. 10 Sekunden halten und wieder lösen, 6-mal wiederholen. Starten Sie das Wochen-Workout gleich ohne ein extra Warm-up.

1

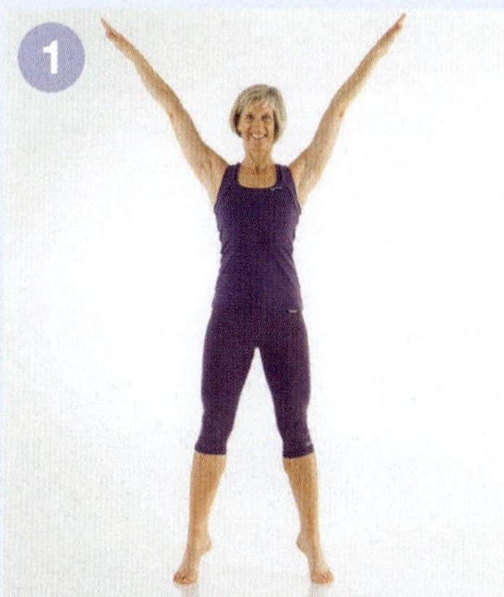

Andreaskreuz

Aufrechter Stand. Beide Beine mit einem großen Schritt zur Seite öffnen. Die Arme seitlich und diagonal nach oben anheben, die Handflächen zeigen nach außen. Den Körper auf die Zehenspitzen nach oben ziehen.

- Balance, Energie sammeln
- 5–6 Atemzüge halten

2

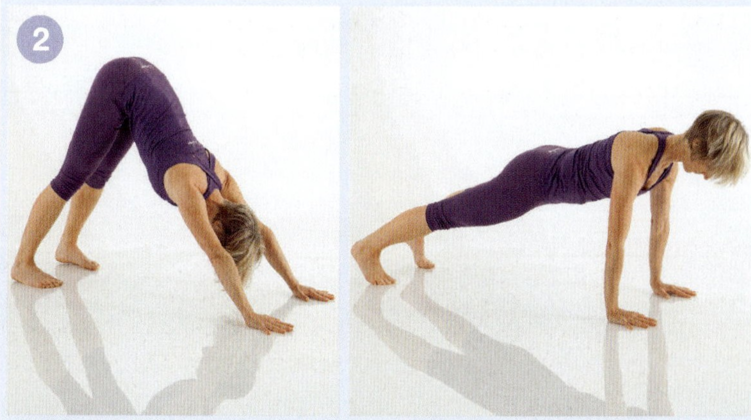

Herabschauender Hund – Liegestützposition

Vierfüßlerstand. Knie vom Boden lösen, das Steißbein in Richtung Decke schieben in den Herabschauenden Hund. 2–3-mal mit dem Brustbein in Richtung Oberschenkel wippen und einatmen. Ausatmen und die Schultern senkrecht über die Hände schieben, bis der ganze Körper sich in einer Brettposition befindet.

- Stabiler Rücken, flacher Bauch
- 15–20 Wdh.

3

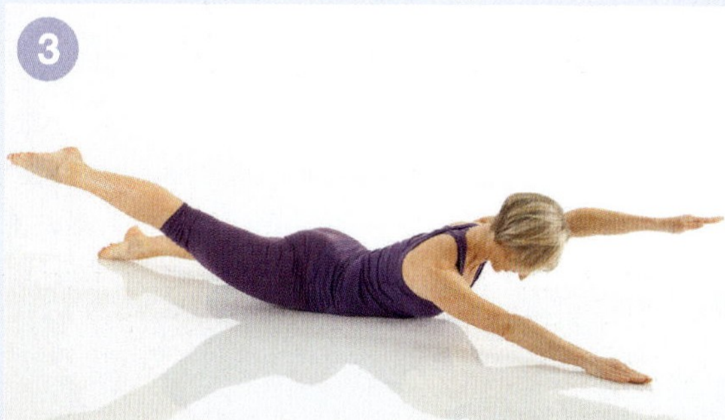

Swimming

Bauchlage. Beide Arme in Verlängerung des Oberkörpers ausstrecken. Die Handflächen zeigen zum Boden. Beide Beine und Arme vom Boden abheben. Rechten Arm und linkes Bein in Richtung Decke bewegen, dann linken Arm und rechtes Bein. Diese Bewegung in zügigem Tempo ausführen. Die Knie bleiben gestreckt. Den Atem fließen lassen.

- Stabiler Rücken, fester Po
- 20–30 Sek.

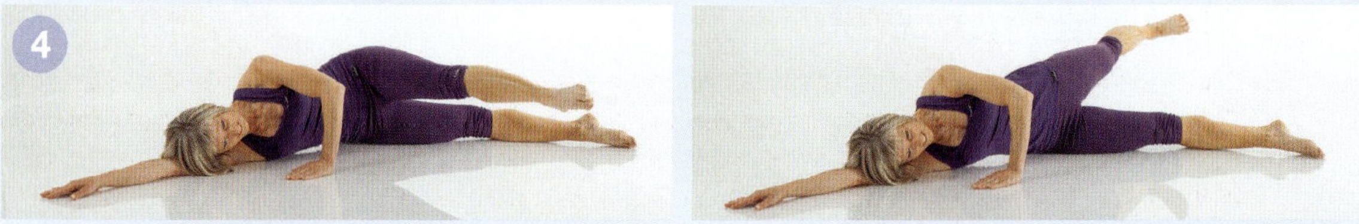

Seitkick

Seitlage. Das untere Bein circa 30 Grad nach vorne ablegen. Unter der Taille ein sogenanntes »Taillendreieck« frei halten. Das obere Bein mit gestrecktem Fuß 2-mal nach vorne kicken und einatmen. Mit dem Ausatmen das Bein mit gebeugtem Fuß zurückführen. Das Knie bleibt die ganze Zeit gestreckt.

- Feste Oberschenkel, bewegliche Hüftgelenke
- 20–30 Wdh. je Seite

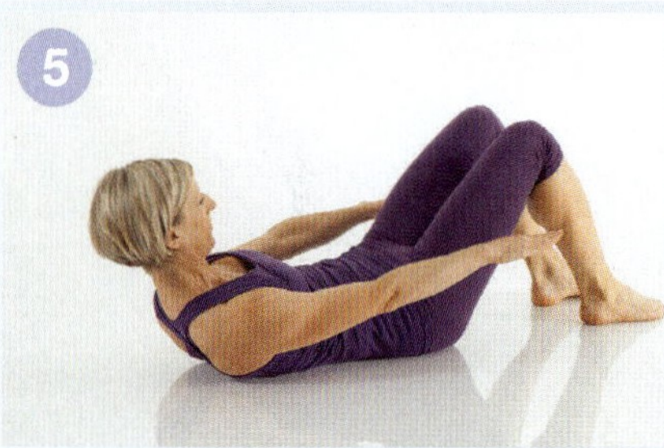

Hundreds

Rückenlage. Beide Beine hüftbreit geöffnet aufstellen. Kopf und Schultergürtel anheben. Beide Arme parallel zum Boden neben den Oberschenkeln anheben. Kleine Hoch-tief-Bewegungen mit den Armen ausführen. Dabei 3–4-mal staccato ein- und ausatmen.

- Flacher Bauch
- 30 Sek. lang ausführen

Schulterbrücke mit Beinschere in der Luft

Rückenlage. Beine hüftbreit aufstellen, das Becken heben. Ein Bein rechtwinklig zum Körper ziehen, dann knapp über dem Boden ausstrecken und schwungvoll in Richtung Decke bewegen. Dabei das andere Bein abheben und beide Beine über dem Körper scheren. Leise nacheinander mit den Beinen am Boden landen.

- Knackiger Po, feste Oberschenkel, elastische Faszien
- 8–10 Wdh. je Seite

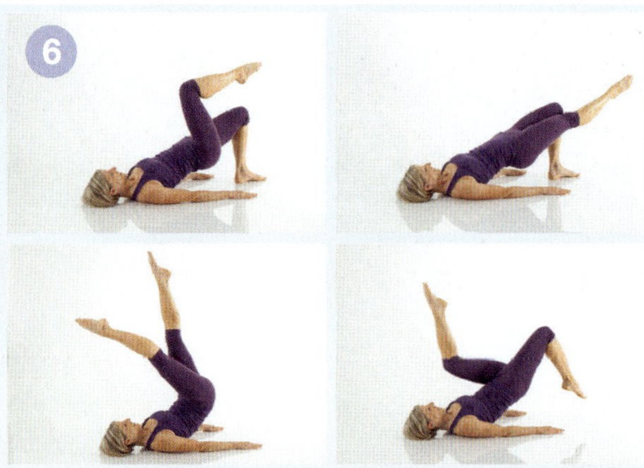

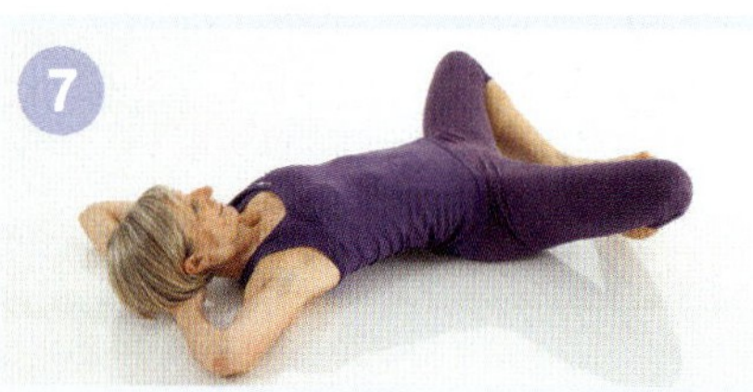

Frosch

Rückenlage. Beide Fußsohlen berühren sich. Die Knie fallen entspannt nach außen. Die Hände hinter dem Oberkörper oder unter dem Kopf ablegen.

- Entspannter Beckenboden
- So lange halten, wie es Ihnen guttut

16 INTENSIVTRAINING

Mit diesem Power-Workout fordern Sie Ihren Körper maximal und setzen Ihre Energiereserven frei. Also legen wir los!

1

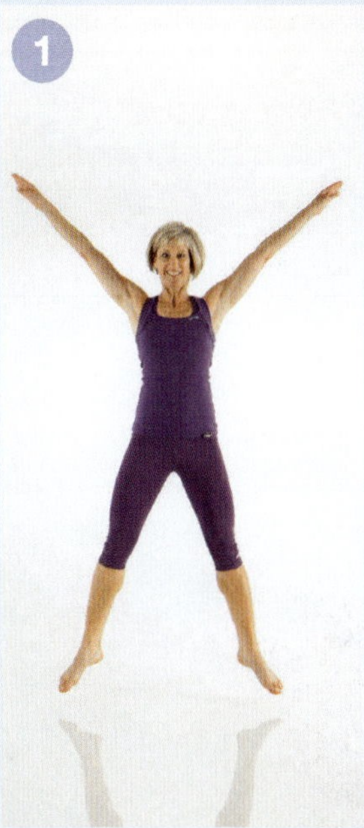

Jumping Jack

Aufrechter Stand. Mit beiden Beinen auseinanderspringen, dabei die Arme zur Decke bewegen. Dann wieder zusammenspringen, die Arme zu den Oberschenkeln bewegen. Die Knie zeigen in Richtung Fußspitzen. Leise über die Fußspitzen auf die Fersen abrollen. An die Bauchspannung denken.

- Fettverbrennung, Herz-Kreislauf-Training
- 20–30 Wdh.

2

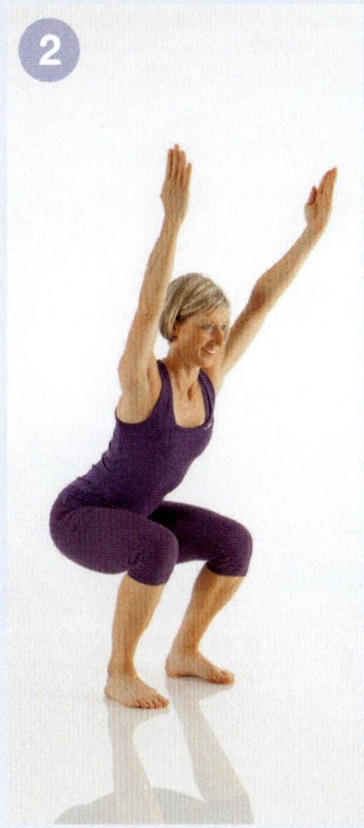

Tiefe Kniebeuge

Aufrechter Stand. Beide Arme in Richtung Decke strecken. Mit dem Gesäß weit nach hinten in Richtung Fersen absetzen und wieder aufrichten. Beim Aufrichten das Gesäß anspannen. Auf einen aufrechten Oberkörper achten. Die Knie bleiben hinter den Fußspitzen.

- Straffe Beine, knackiger Po
- 20–30 Wdh./ 2–3 Sätze

3

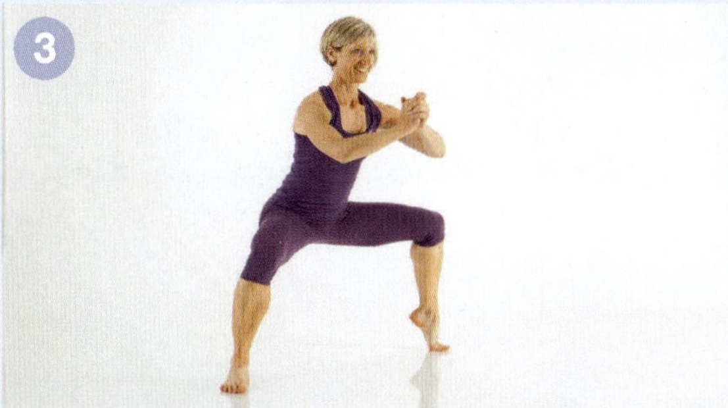

Fersenheben

Grätschstand. Die Beine in eine weite Grätsche öffnen. Die Knie zeigen nach außen in Richtung Fußspitzen. Das Gesäß, wenn möglich, so weit senken, bis die Oberschenkel sich waagrecht über dem Boden befinden. Nun die Fersen im Wechsel heben und senken.

- Feste Beine
- 20–30 Wdh. je Seite/2–3 Sätze

4

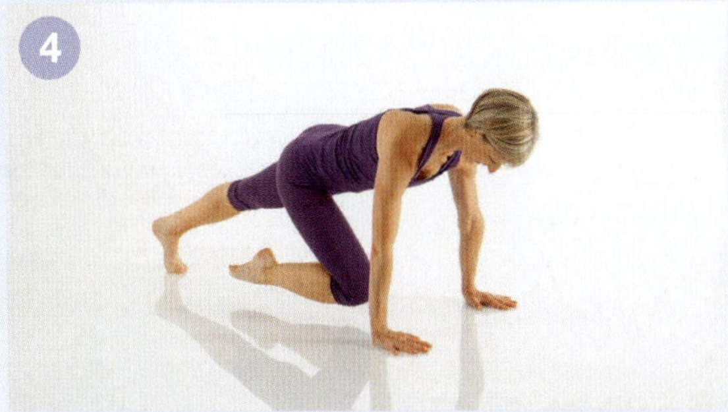

Bergsteiger

Liegestützposition. Die Hände befinden sich senkrecht unter den Schultergelenken. Oberkörper und Beine bilden eine Linie. Nun die Knie im Wechsel unter das Brustbein ziehen.

- Flacher Bauch
- 15–20 Wdh. je Seite/2–3 Sätze

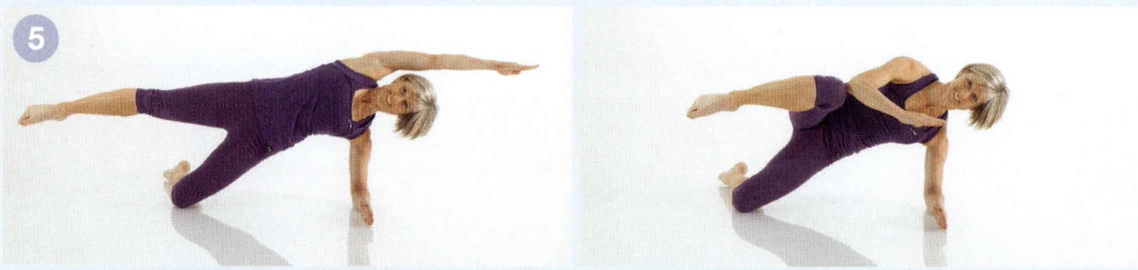

Ellbogen zu Knie im Seitstütz

Seitlicher Unterarmstütz. Das untere Bein angewinkelt ablegen. Das obere Bein in Verlängerung des Oberkörpers ausstrecken. Nun den Ellbogen und das Knie zueinander- und auseinanderführen.

- Schmale Taille
- 10–15 Wdh. je Seite/2–3 Sätze

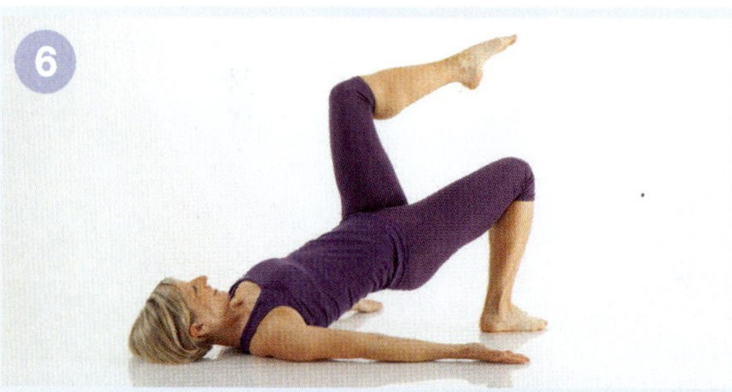

Beinheben aus der Schulterbrücke

Rückenlage. Beide Beine aufstellen und das Becken anheben. Die Position halten und im Wechsel das rechte und linke Bein rechtwinklig vom Boden abheben.

- Starker Rücken, knackiger Po
- 10–15 Wdh. je Seite/2–3 Sätze

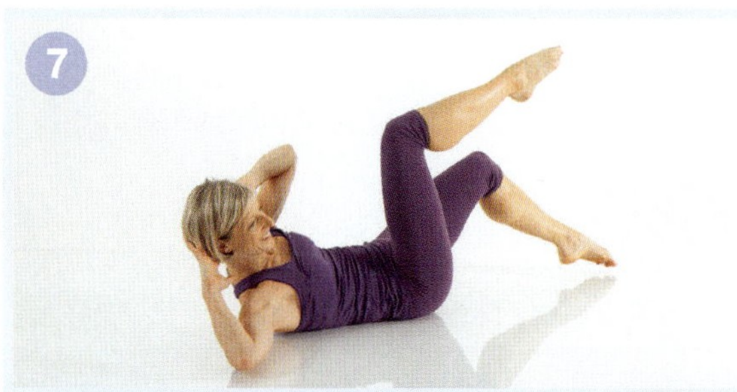

Diagonaler Crunch

Rückenlage. Beide Beine rechtwinklig anheben. Die Hände hinter dem Kopf anlegen. Ein Bein in Richtung Boden absenken, dabei das Brustbein in Richtung Knie des angezogenen Beins führen. Das Becken stabil halten.

- Flacher Bauch
- 10–15 Wdh. je Seite/2–3 Sätze

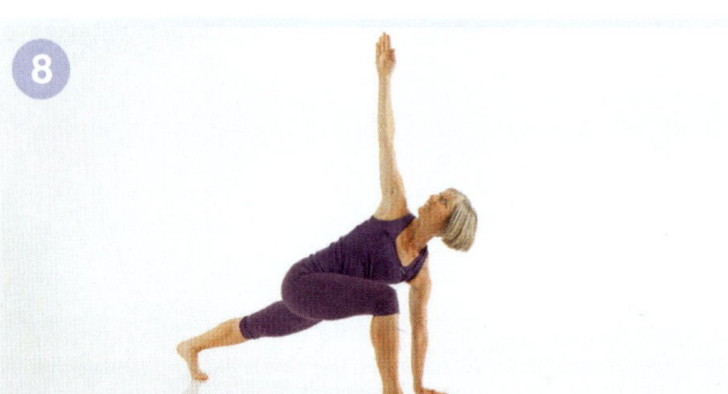

Gedrehter tiefer Ausfallschritt

Ausfallschritt. Im tiefen Ausfallschritt einen Arm in Richtung Decke strecken. Der Blick folgt der Hand. Das vordere Knie senkrecht über der Ferse positionieren.

- Dehnung der Oberschenkelvorderseite, des Bauchs und Rückens
- 20–30 Sek. je Seite halten

17 PHYSIO-FITNESS

Ausdauer merkt sich unser Körper sehr lange, Kraft verliert der Körper schnell. Ab dem 25. Lebensjahr nimmt unsere Muskulatur ab. Um das zu verhindern, trainieren wir diese Woche unsere Muskulatur ganz besonders, und zwar in Zirkelform. Führen Sie 2–3 Durchgänge des Zirkels aus, jede einzelne der ersten sechs Übungen 1 Minute lang. Ist die Ausführung einer Übung einseitig, wie zum Beispiel bei Übung 4, dann wechseln Sie nach 30 Sekunden zur anderen Seite. Zwischen den einzelnen Übungen circa 30 Sekunden Pause machen. Los geht's!

1

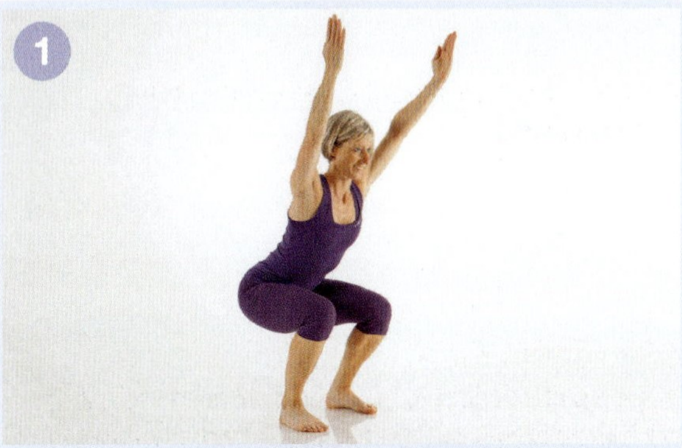

Tiefe Kniebeuge

Aufrechter Stand. Beide Arme in Richtung Decke strecken. Mit dem Gesäß weit nach hinten in Richtung Fersen absetzen und wieder aufrichten. Beim Aufrichten das Gesäß anspannen! Auf einen aufrechten Oberkörper achten. Die Knie bleiben hinter den Fußspitzen.

- Straffe Beine, knackiger Po
- 1 Min./2–3 Sätze

2

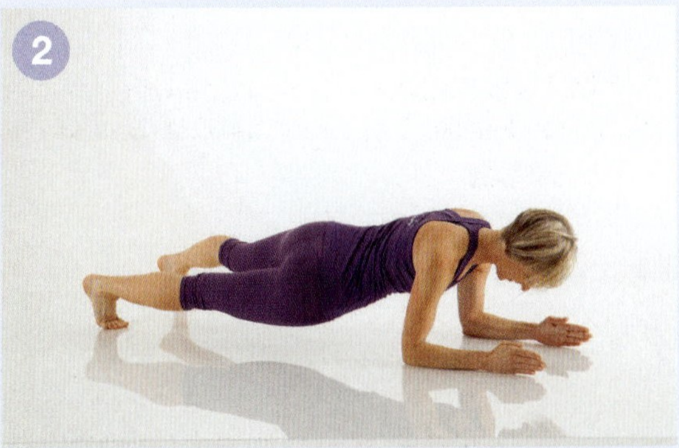

Hüftrotation im Unterarmstütz

Unterarmstütz. Das Becken im Wechsel nach rechts und links in Richtung Boden kippen. Die Körperspannung beibehalten.

- Schmale Taille
- 1 Min./2–3 Sätze

3

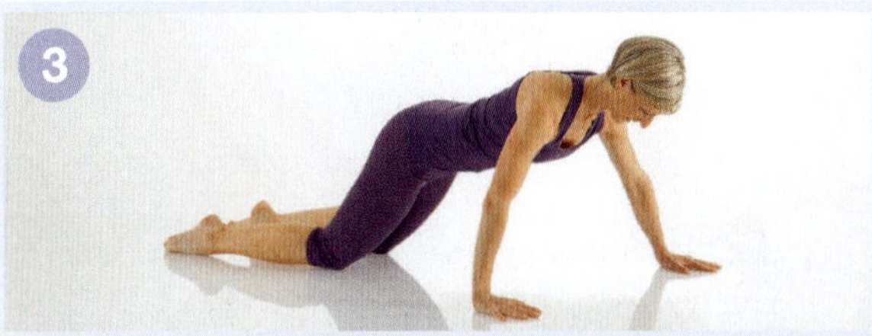

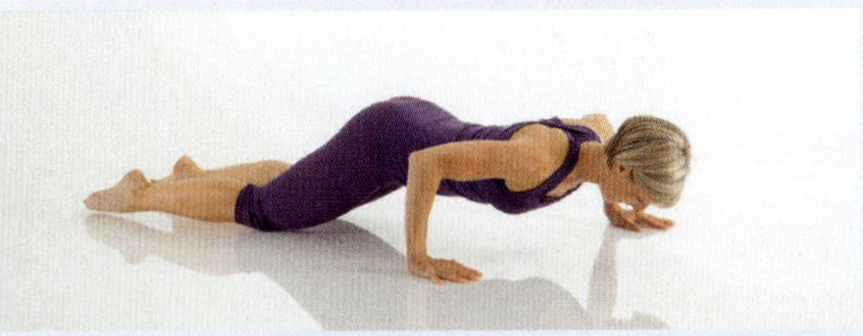

Versetzter Liegestütz

Liegestützposition. Beide Hände etwas breiter als schulterbreit geöffnet am Boden abstützen. Eine Hand eine Handbreit weiter nach vorne setzen als die andere Hand. Nun das Brustbein in Richtung Boden absenken und wieder heben. Als Steigerung beide Knie vom Boden abheben.

- Straffe Arme, straffe Brust
- 1 Min./2–3 Sätze

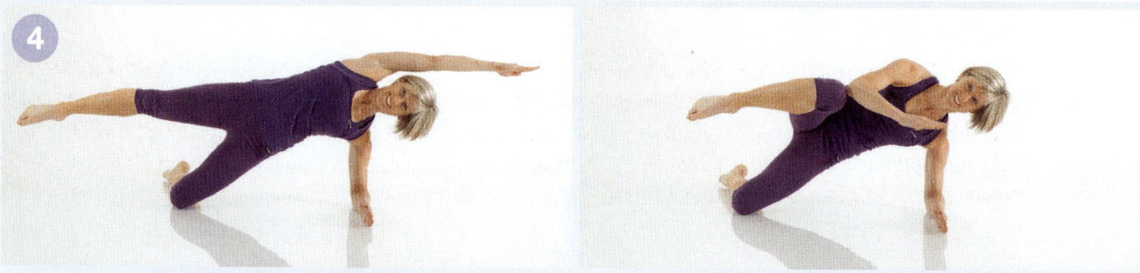

Ellbogen zu Knie im Seitstütz

Seitlicher Unterarmstütz. Das untere Bein angewinkelt ablegen. Das obere Bein in Verlängerung des Oberkörpers ausstrecken. Nun den Ellbogen und das Knie zueinander- und auseinanderführen.

- Schmale Taille
- 30 Sek. pro Seite/2–3 Sätze

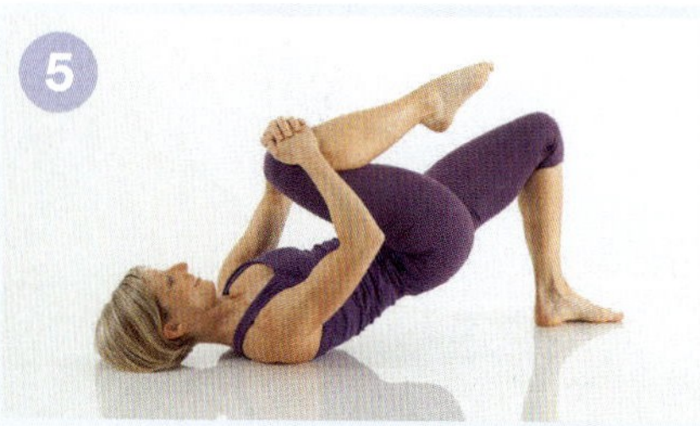

Einbeiniges Beckenheben

Rückenlage. Beide Beine hüftbreit aufstellen. Ein Bein abheben und mit den Händen fest in Richtung Brustbein ziehen. Nun das Becken heben und senken.

- Runder Po
- 30 Sek. pro Seite/2–3 Sätze

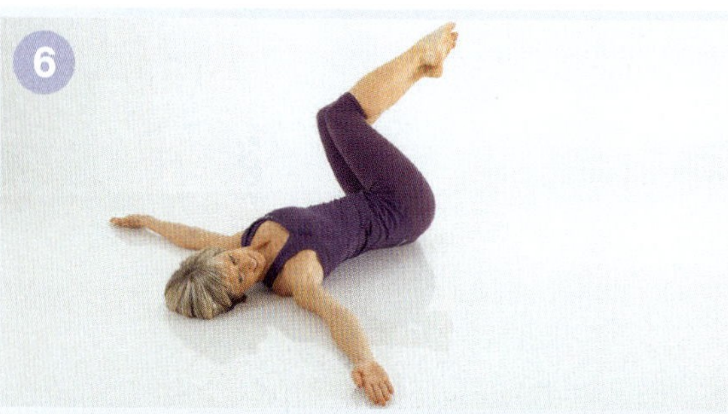

Beinpendel in Rückenlage

Rückenlage. Beide Beine rechtwinklig anheben. Die Arme zur Seite ablegen. Die Knie mit dem Einatmen nach rechts kippen, mit dem Ausatmen zurück zur Mitte, mit dem nächsten Einatmen nach links kippen lassen, ausatmen zur Mitte. Die Schultern bleiben während der gesamten Übung am Boden.

- Schmale Taille
- 1 Min./2–3 Sätze

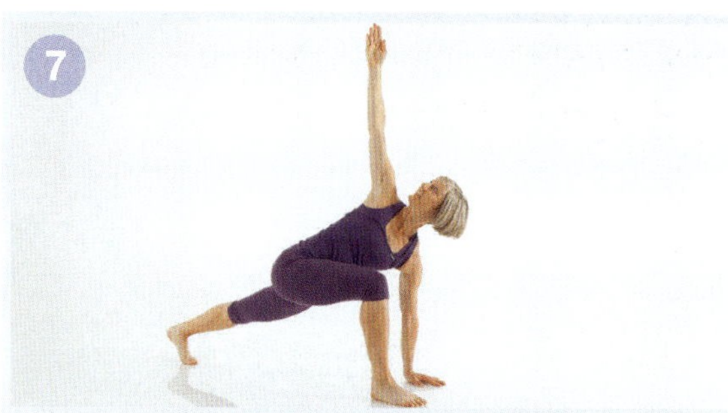

Gedrehter tiefer Ausfallschritt

Ausfallschritt. Im tiefen Ausfallschritt einen Arm in Richtung Decke strecken. Der Blick folgt der Hand. Das vordere Knie senkrecht über der Ferse positionieren.

- Dehnung der Oberschenkelvorderseite, des Bauchs und Rückens
- 20–30 Sek. je Seite halten

18 FIGURTRAINING

Wichtig für eine wohlproportionierte Figur, eine aufrechte Haltung und einen gesunden Rücken, aber oft vernachlässigt, ist das Training der Rumpf- und Armmuskulatur. Diese Woche gehen wir gezielt die Muskulatur unseres Oberkörpers an! Um das Training noch effektiver zu gestalten, benötigen Sie ein Gymnastikband.

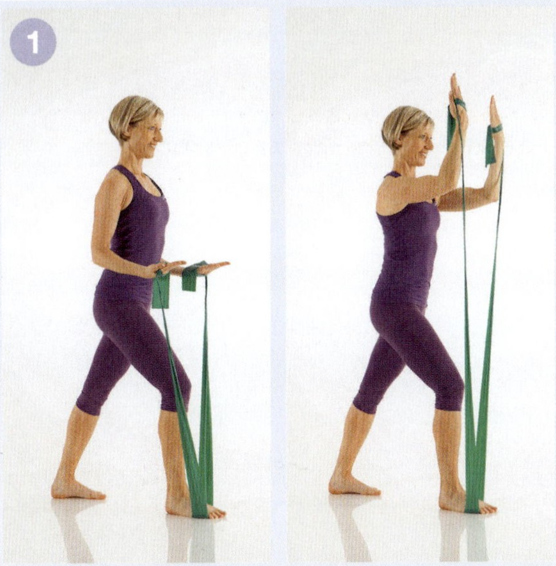

Bizeps-Spannung

Aufrechter Stand. Ein Bein nach vorne stellen. Das Gymnastikband unter dem vorderen Fuß fixieren und mit den Händen fassen. Nun die Arme rechtwinklig auf und ab bewegen.

- Starke Oberarme
- 10–15 Wdh./2–3 Sätze

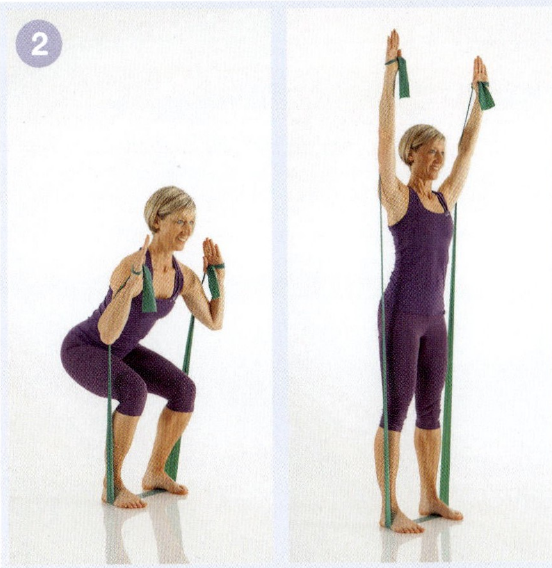

Tiefe Kniebeuge mit Schulterdrücken

Aufrechter Stand. Das Gymnastikband mit beiden Füßen fixieren, mit beiden Händen fassen und diese nach oben strecken. Tief in die Knie gehen, dabei das Band auf Schulterhöhe führen. Aus der tiefen Kniebeuge den Rumpf wieder aufrichten und gleichzeitig die Arme strecken.

- Oberer Rücken, knackiger Po
- 20–30 Wdh./2–3 Sätze

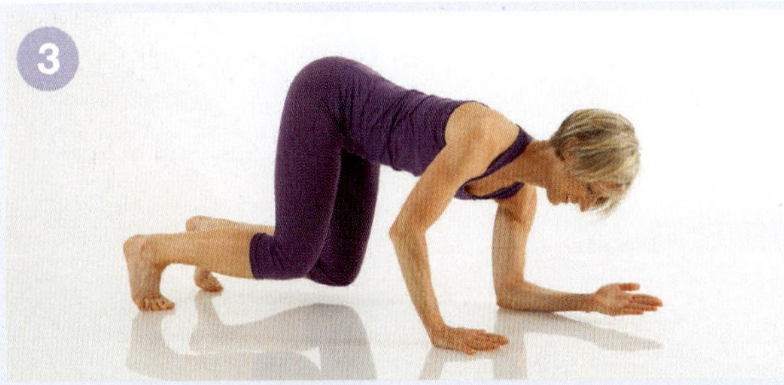

Stütz auf Unterarmen und Händen

Vierfüßlerstand. Beide Knie vom Boden abheben. Nacheinander die Unterarme auf den Boden bewegen, dann wieder auf die Hände hochkommen. Beginnen Sie abwechselnd mit rechts und links.

- Starke Körpermitte
- 8–10 Wdh. je Seite/2–3 Sätze

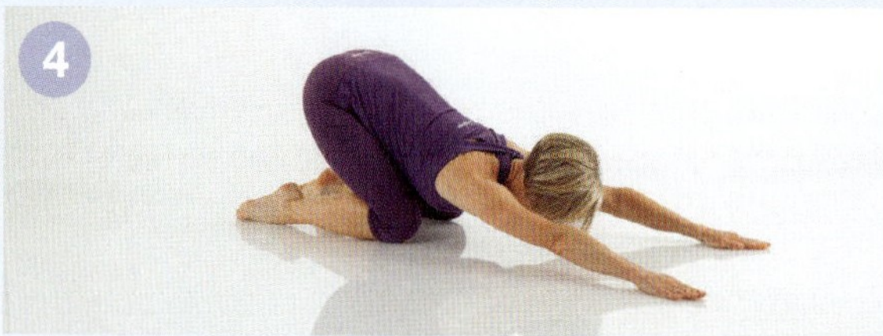

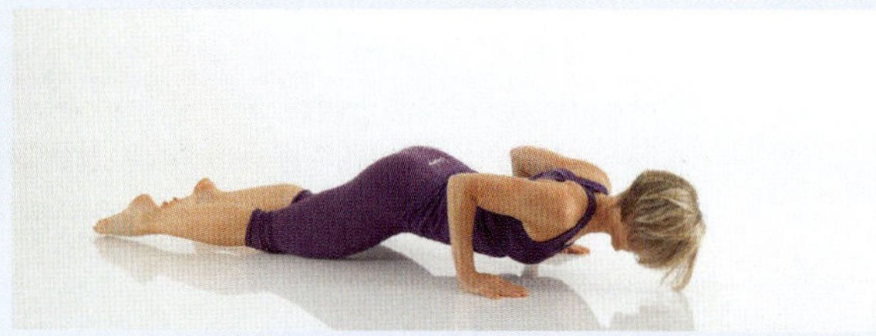

Feder

Fersensitz. Beide Arme schulterbreit in Verlängerung des Oberkörpers nach vorne strecken. Nun mit dem Gesäß 2-mal in Richtung Fersen wippen und einatmen. Dann den Oberkörper nach vorne bewegen und das Brustbein in Richtung Boden absenken. Die Ellbogen nah am Körper behalten. Mit dem Ausatmen den Oberkörper wieder nach oben drücken.

- Feste Oberarme
- 15–20 Wdh.

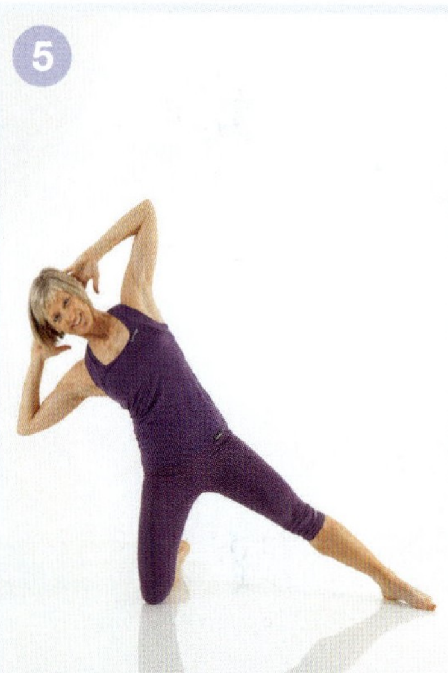

Seitbeuge aus dem halben Kniestand

Kniestand. Ein Bein zur Seite ausstrecken, den Fuß auf dem Boden abstellen. Die Hände hinter dem Kopf anlegen. Nun den Oberkörper zur anderen Seite beugen – Oberkörper und Bein bilden eine Linie. Wieder aufrichten.

- Schmale Taille
- 15–20 Wdh.

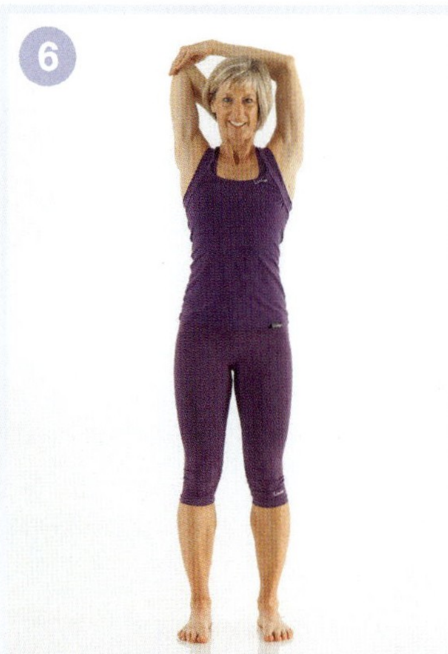

Oberarm-Stretch

Aufrechter Stand. Eine Hand von oben zwischen den beiden Schulterblättern platzieren. Mit der anderen Hand sanft von oben den Arm an den Kopf schieben.

- Dehnung des Trizeps
- 20 Sek. je Seite halten

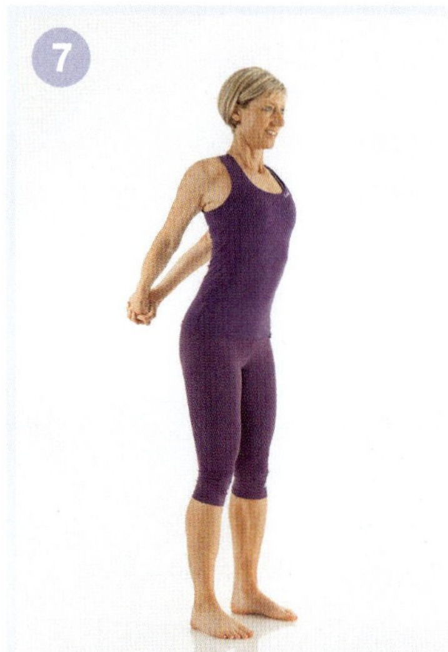

Brustöffner

Aufrechter Stand. Beide Hände hinter dem Körper fassen und etwas in Richtung Decke bewegen. Dabei den Oberkörper aufgerichtet halten.

- Dehnung der Brustmuskulatur und des Bizeps
- 20 Sek. halten

19 PILATES UND YOGA

Der Beckenboden, das Fundament unserer Wirbelsäule, ist diese Woche unser Schwerpunkt im Workout. Er stützt die Organe und ist mitverantwortlich für unsere Beckenstellung und somit für unsere aufrechte Haltung. Nehmen Sie sich einen Ball oder ein Kissen zum Training dazu.

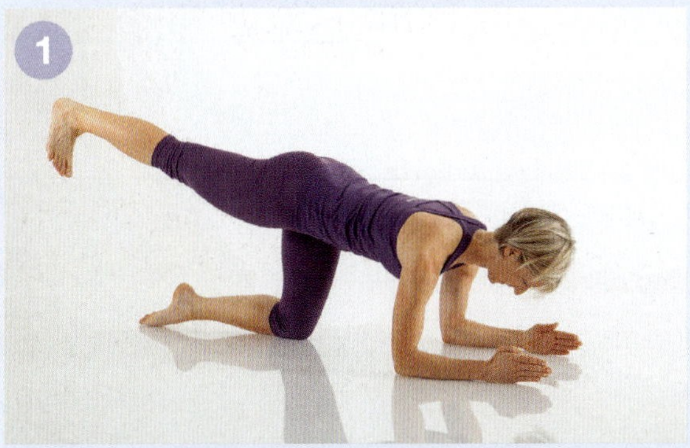

1

Schub

Vierfüßlerstand. Auf die Unterarme stützen. Beide Knie sind direkt unter den Hüftgelenken. Ein Bein vom Boden abheben und mit der Ferse in Verlängerung des Rumpfes nach hinten schieben.

- Feste Beine, straffer Po, starker Beckenboden
- 20–30 Wdh. je Seite/2–3 Sätze

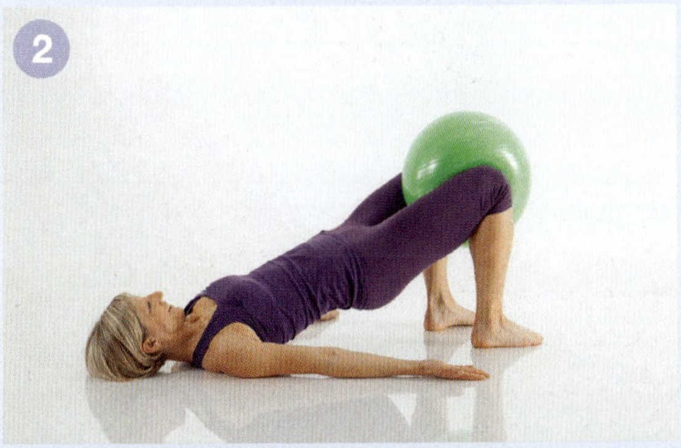

2

Roll-up

Rückenlage. Beide Beine aufstellen. Mit dem Ausatmen das Becken nach oben kippen und Wirbel für Wirbel nach oben aufrollen. Einatmen und halten, mit dem Ausatmen wieder abrollen. Unten angekommen, wieder einatmen und ausatmend hochrollen. Variante: Zusätzliche Aktivierung des Beckenbodens mit Druck auf den Ball zwischen den Knien.

- Runder Po, starker Beckenboden
- 20–30 Wdh.

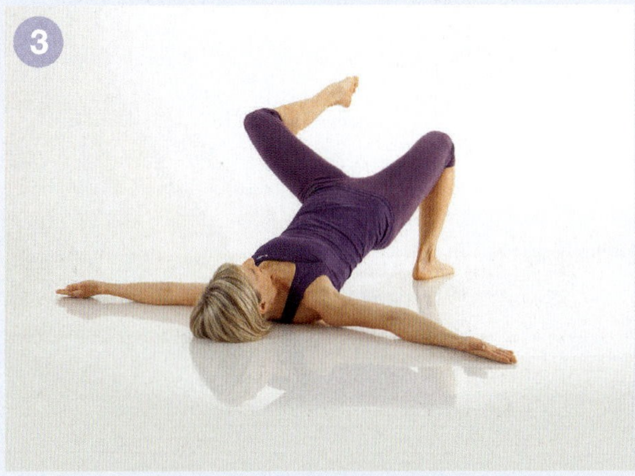

3

Bein-Kippen in der einbeinigen Schulterbrücke

Rückenlage. Beine aufstellen. Die Wirbelsäule bis zu den Schulterblattspitzen aufrollen und oben halten. Nun ein Bein rechtwinklig abheben und mit dem Ausatmen etwas nach außen kippen. Beim Einatmen wieder zurückführen. Das Becken bleibt dabei ruhig.

- Starker Rücken, Hüftbeweglichkeit, starker Beckenboden
- 10–15 Wdh. je Seite/2–3 Sätze

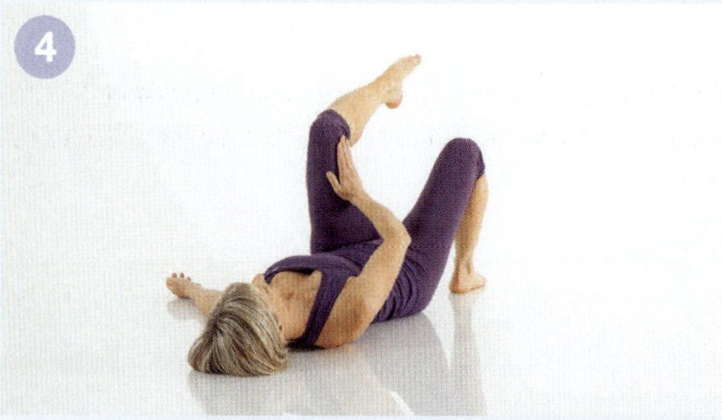

Druck und Gegendruck

Rückenlage. Beide Beine aufstellen. Nun ein Bein rechtwinklig vom Boden abheben und mit der gegenüberliegenden flachen Hand von innen am Oberschenkel Druck aufbauen.

- Feste Oberschenkelinnenseiten, starker Beckenboden
- 5–6 Atemzüge je Seite halten/2–3 Sätze

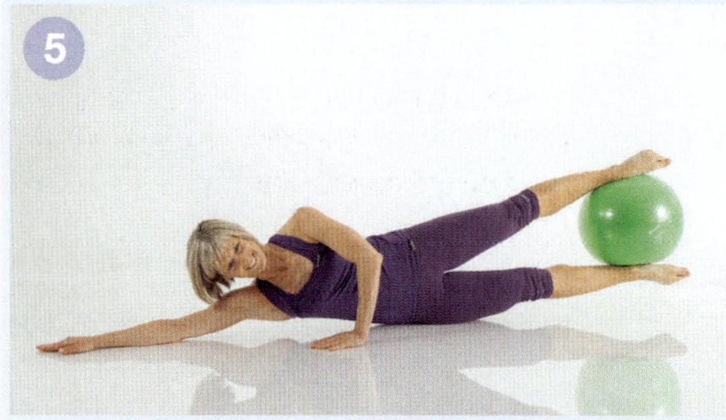

Seitliches Beinheben mit Ball

Seitlage. Einen Ball (oder ein Kissen) zwischen die Fersen klemmen und zusammendrücken. Nun die Beine heben und senken.

- Schmale Taille, starker Beckenboden, Beininnenseiten
- 20–30 Wdh. je Seite/2–3 Sätze

»Bewusst atmen! Durch die Nase ein und durch den Mund aus.«

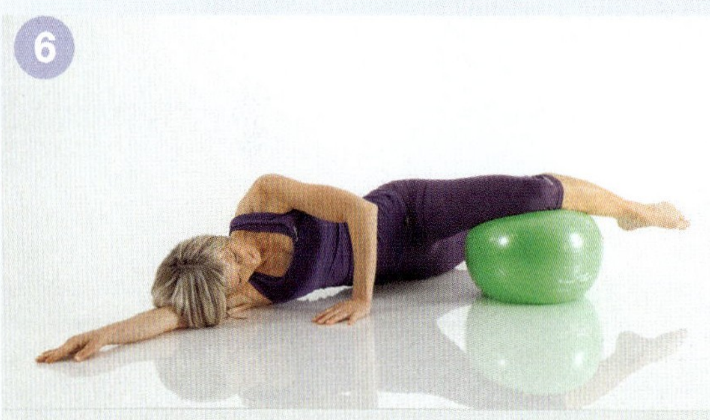

Den Ball rollen

Seitlage. Das obere Bein auf den Ball legen, das untere Bein strecken. Nun den Ball vor- und zurück- oder Richtung Brust und Fuß rollen.

- Hüftmobilisation, Entspannung des Beckenbodens
- So lange, wie es Ihnen guttut

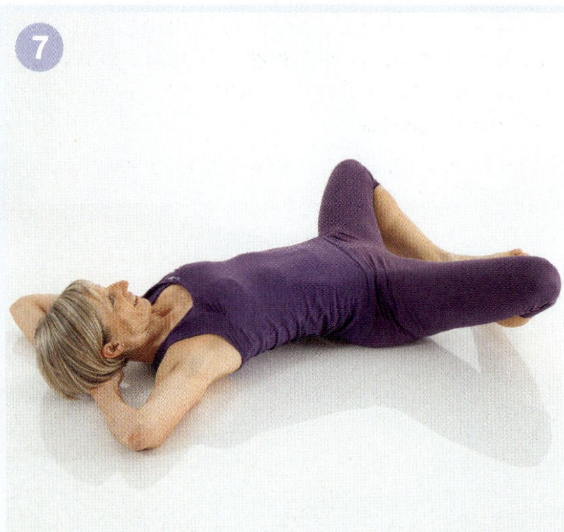

Frosch

Rückenlage. Beide Fußsohlen berühren sich. Die Knie fallen entspannt nach außen. Die Hände hinter dem Oberkörper oder unter dem Kopf ablegen.

- Entspannter Beckenboden
- So lange halten, wie es Ihnen guttut

20 INTENSIVTRAINING

So richtig Lust zum Auspowern? Diese Woche fordern wir unseren Körper mit einem knackigen Power-Intervalltraining nach der Tabata-Methode, benannt nach einem japanischen Wissenschaftler. Seine Studien zeigen, dass ein derartiges Training die Definition der Muskulatur verbessert und stark auf die Fettverbrennung einwirkt. Angst davor? Kein Problem! Machen Sie nur so viel, wie Sie sich tatsächlich zutrauen. Wichtig ist die Qualität der Übungsausführung, nicht die Wiederholungsanzahl.

Unser Workout dauert jeweils nur 4 Minuten (plus Warm-up, siehe Seite 15). Die ersten vier Übungen führen Sie 2-mal hintereinander je 20 Sekunden lang durch. Zwischen den Übungen machen Sie 10 Sekunden Pause. Also 20 Sekunden Burpees, 10 Sekunden Pause, 20 Sekunden Burpees, 10 Sekunden Pause, 20 Sekunden Bergsteiger, 10 Sekunden Pause, 20 Sekunden Bergsteiger …

1

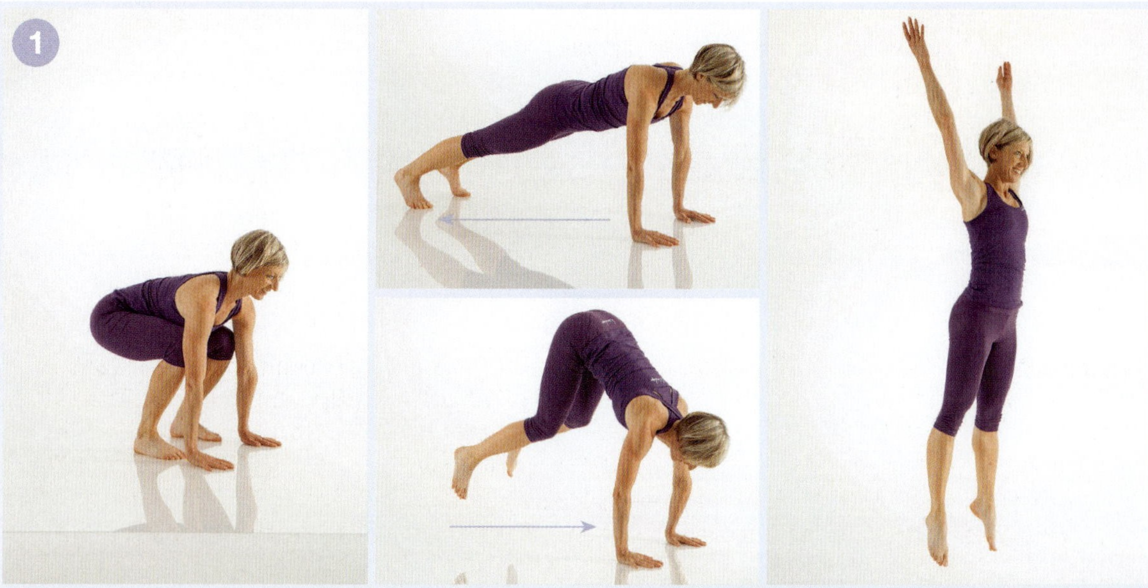

Burpee

Aufrechter Stand. Tief in die Hocke gehen. Beide Hände vor den Füßen auf dem Boden aufstützen. Mit den Beinen in die Liegestützposition springen. Wieder nach vorne springen. Aufrichten (alternativ: nach oben abspringen).

- Straffer Body, Ausdauer
- 20 Sek./2 Sätze

»Power-Übungen, die den Stoffwechsel so richtig ankurbeln und Fettpolster schmelzen lassen!«

2

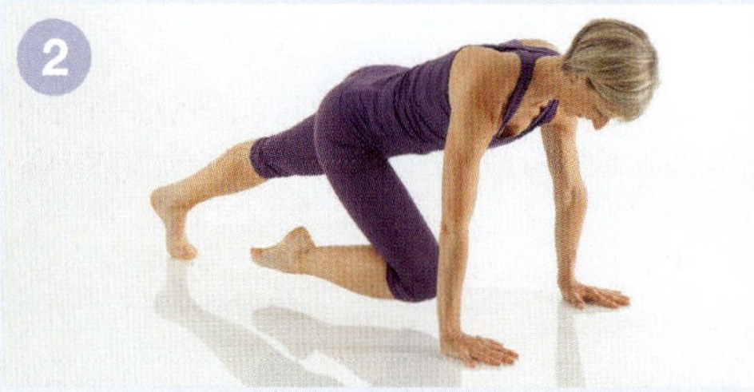

Bergsteiger

Liegestützposition. Die Hände befinden sich senkrecht unter den Schultergelenken. Oberkörper und Beine bilden eine Linie. Nun die Knie im Wechsel unter das Brustbein ziehen.

- Flacher Bauch
- 20 Sek./2 Sätze

3

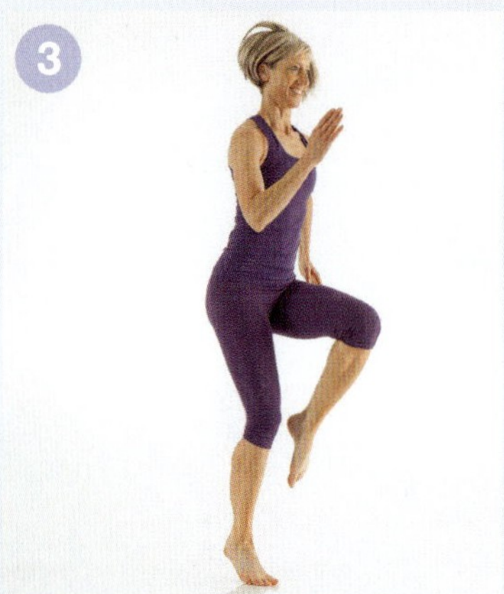

Skippings

Aufrechter Stand. Im Wechsel das rechte und linke Knie schnell in Richtung Brustbein ziehen. Der Rumpf bleibt aufgerichtet.

- Herz-Kreislauf-Training
- 20 Sek./2 Sätze

4

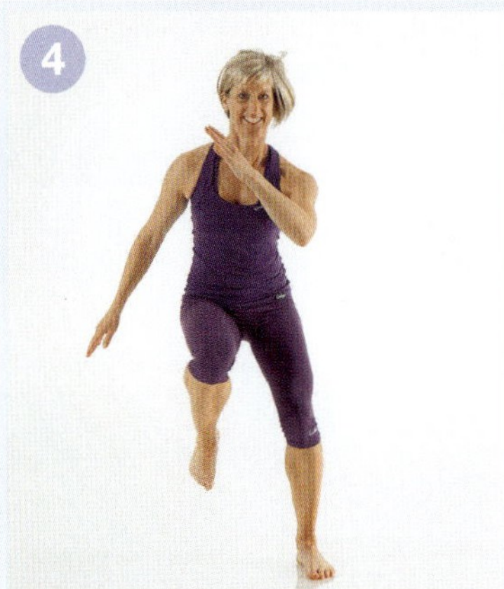

Jump Side to Side

Aufrechter Stand. Denken Sie sich eine Linie, über die Sie im Wechsel mit dem rechten und linken Bein springen. Leise am Boden landen.

- Herz-Kreislauf-Training
- 20 Sek./2 Sätze

5

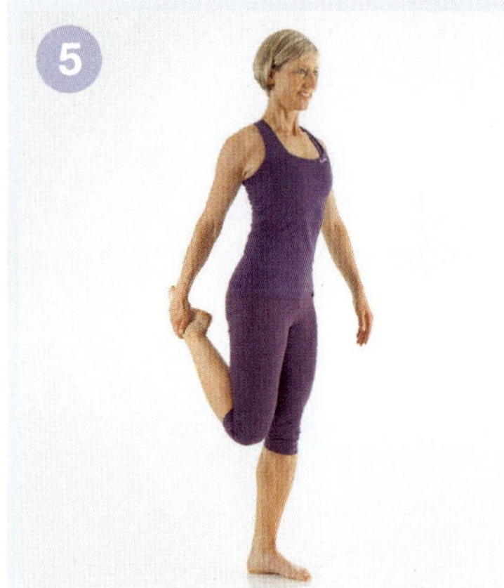

Flamingo

Einbeinstand. Das angehobene Bein am Fußgelenk zurückziehen, bis sich beide Knie auf einer Linie befinden. Das Gesäß anspannen, den Fuß sanft in die Hand drücken.

- Dehnung der Oberschenkel-vorderseite
- 20 Sek. je Seite halten

6

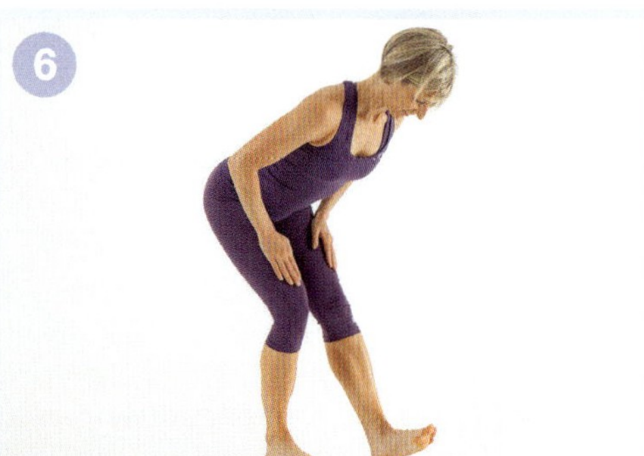

Hamstring Stretch

Aufrechter Stand. Ein Bein nach vorne stellen, dabei die Fußspitze in Richtung Schienbein ziehen. Das Gesäß weit nach hinten schieben. Mit geradem Oberkörper nach vorne beugen.

- Dehnung der Oberschenkelrückseite
- 20 Sek. je Seite halten

21 PHYSIO-FITNESS

Bereits ab dem 25. Lebensjahr nimmt die Muskulatur ab, wenn wir sie nicht trainieren. Besonders wichtig ist vor allem die Kraft der Beine sowie der Bauch- und der Rückenmuskulatur, um bis ins hohe Alter fit und gesund zu sein. Viel Erfolg beim »Anti-Aging«-Workout!

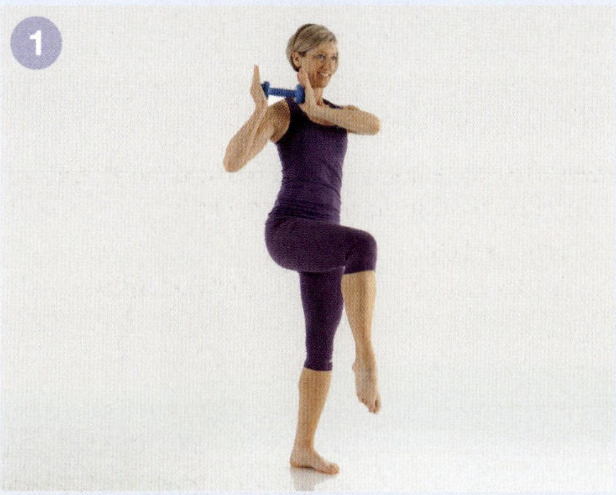

Schulter zu Schulter

Einbeinstand. Mit beiden Händen eine Hantel nehmen und von der rechten zur linken Schulter bewegen. Dabei die Balance halten und aufrecht stehen.

- Rumpfstabilisation
- 30 Sek. je Bein

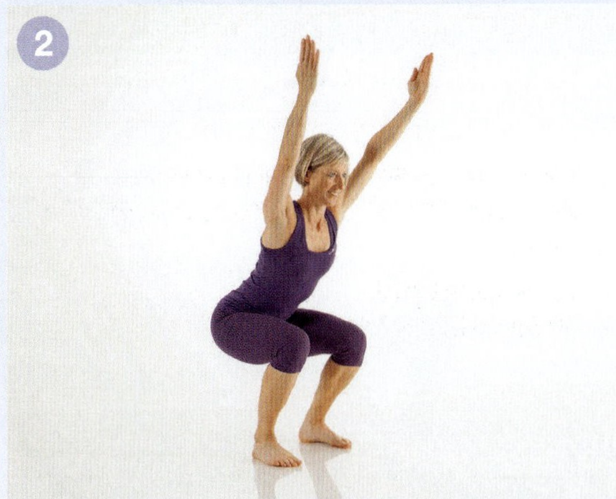

Tiefe Kniebeuge

Aufrechter Stand. Beide Arme in Richtung Decke strecken. Mit dem Gesäß weit nach hinten in Richtung Fersen absetzen und wieder aufrichten. Beim Aufrichten das Gesäß anspannen. Auf einen aufrechten Oberkörper achten. Die Knie bleiben hinter den Fußspitzen.

- Straffe Beine, knackiger Po
- 20–30 Wdh./2–3 Sätze

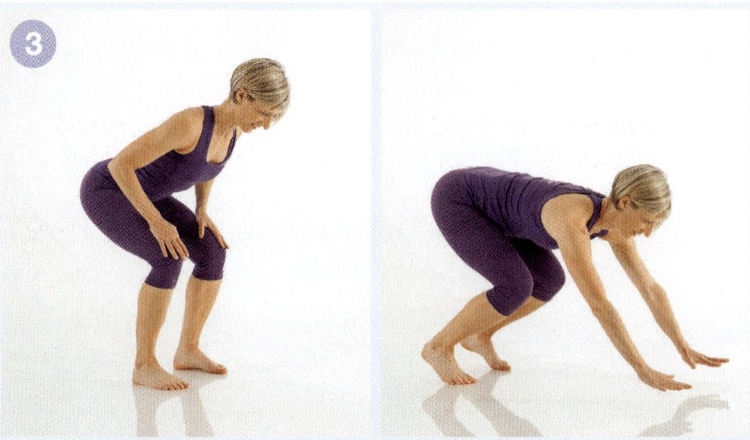

Sturzprophylaxe

Aufrechter Stand. In die Knie gehen, gleichzeitig beide Hände circa 50 Zentimeter vor den Füßen abstützen. Das Becken senken, bis der Oberkörper sich parallel zum Boden befindet und die Knie knapp über dem Boden schweben. Wieder zurückdrücken, auf den Oberschenkeln abstützen und den Körper aufrichten.

- Rumpfstabilität
- 10–15 Wdh./2–3 Sätze

4

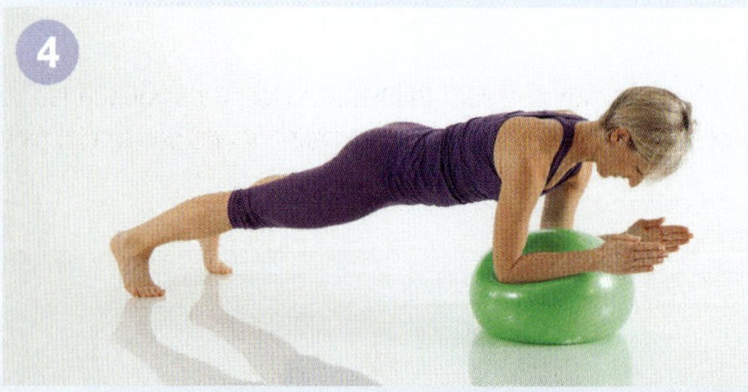

Plank auf dem Gymnastikball

Unterarmstütz. Den Körper in einer stabilen Stützposition halten. Erschwerend die Ellbogen auf einem Ball abstützen.

- Ganzkörperstabilität
- 30 Sek. halten/2–3 Sätze

5

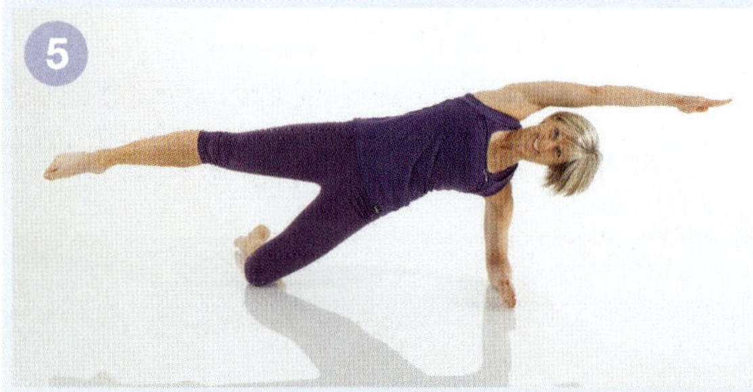

Unterstützter Seitstütz

Seitlicher Unterarmstütz. Oberes Bein und oberen Arm in einer Linie mit dem Rumpf ausstrecken.

- Schmale Taille
- 30, 45 oder 60 Sek. je Seite halten/2–3 Sätze

6

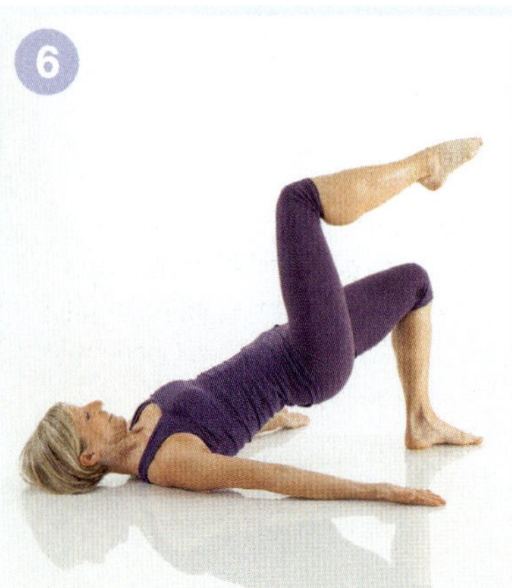

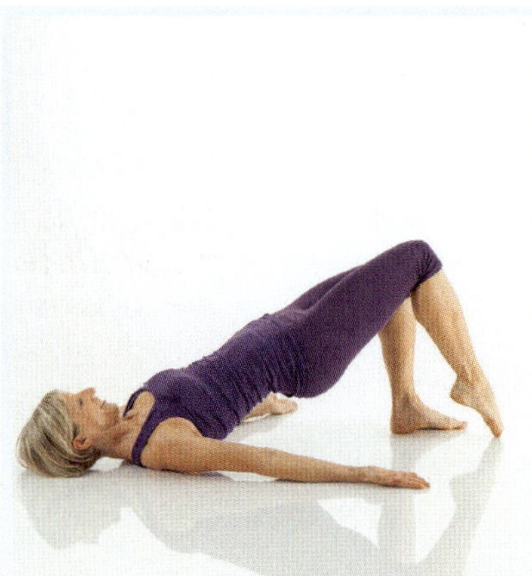

Einbeinige Schulterbrücke

Rückenlage mit aufgestellten Beinen. Das Becken vom Boden abheben, bis die Schulterblattspitzen gerade noch am Boden liegen. Ein Bein rechtwinklig vom Boden abheben. Mit dem Ausatmen mit der Fußspitze in Richtung Boden tippen, mit dem Einatmen das Bein wieder heben.

- Straffer Po, feste Oberschenkelrückseite
- 15–20 Wdh. je Seite

7

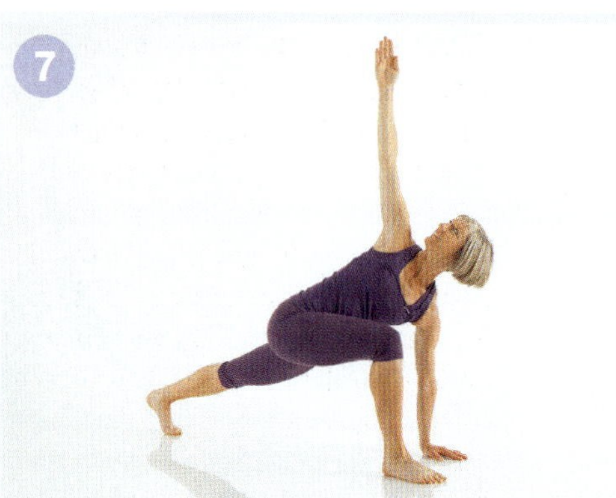

Gedrehter tiefer Ausfallschritt

Ausfallschritt. Im tiefen Ausfallschritt einen Arm in Richtung Decke strecken. Der Blick folgt der Hand. Das vordere Knie senkrecht über der Ferse positionieren.

- Dehnung der Oberschenkelvorderseite, des Bauchs und Rückens
- 20–30 Sek. je Seite halten

22 FIGURTRAINING

Diese Woche legen wir den Schwerpunkt auf die Gesäß- und Beinmuskulatur. Wussten Sie, dass der Gesäßmuskel unser größter Muskel ist? Ganz nebenbei, unser stärkster Muskel ist der Kaumuskel!

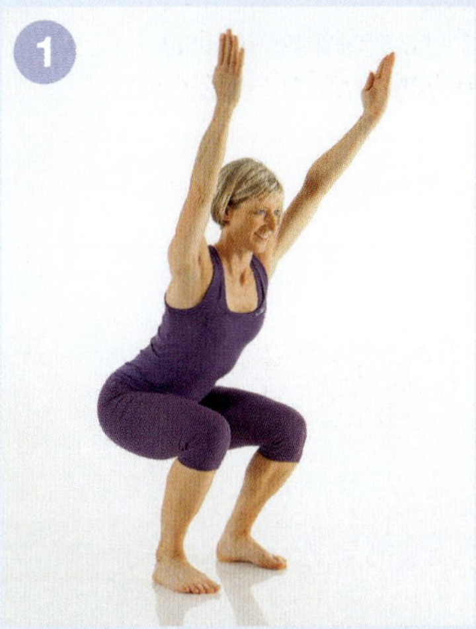

Tiefe Kniebeuge

Aufrechter Stand. Beide Arme in Richtung Decke strecken. Mit dem Gesäß weit nach hinten in Richtung Fersen absetzen und wieder aufrichten. Beim Aufrichten das Gesäß anspannen. Auf einen aufrechten Oberkörper achten. Die Knie bleiben hinter den Fußspitzen.

- Straffe Beine, knackiger Po
- 20–30 Wdh./2–3 Sätze

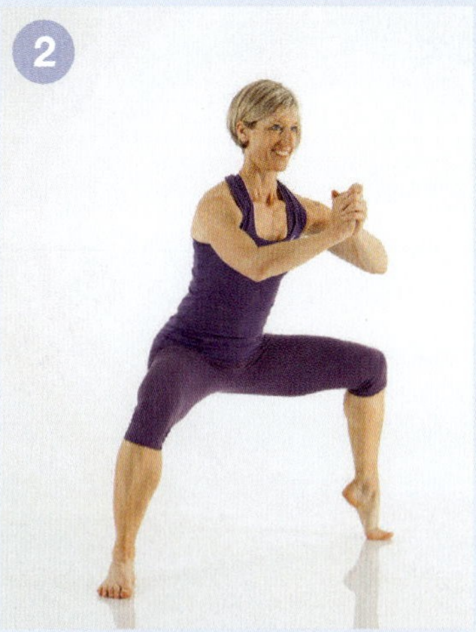

Fersenheben

Grätschstand. Die Beine in eine weite Grätsche öffnen. Die Knie zeigen nach außen in Richtung Fußspitzen. Das Gesäß, wenn möglich, so weit senken, bis die Oberschenkel sich waagrecht über dem Boden befinden. Nun die Fersen im Wechsel heben und senken.

- Feste Beine
- 20–30 Wdh. je Seite/2–3 Sätze

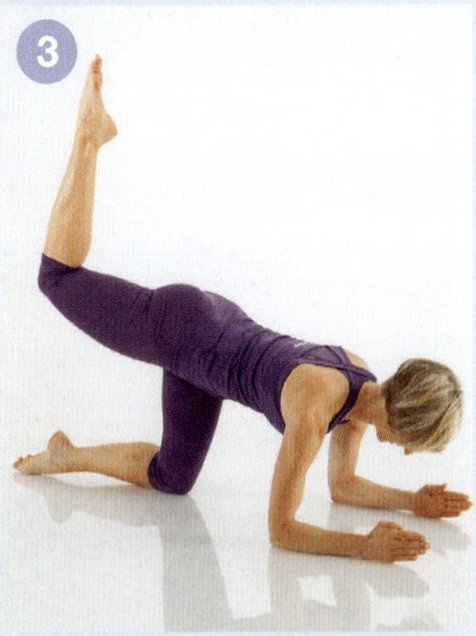

Kick-back

Vierfüßlerstand. Auf die Unterarme stützen, sodass die Ellbogen senkrecht unter den Schultergelenken, die Knie senkrecht unter den Hüftgelenken sind. Ein Bein angewinkelt heben und bis kurz vor dem Boden senken. Den Rücken während der Übung stabil halten.

- Runder Po
- 20–30 Wdh. je Seite/2–3 Sätze

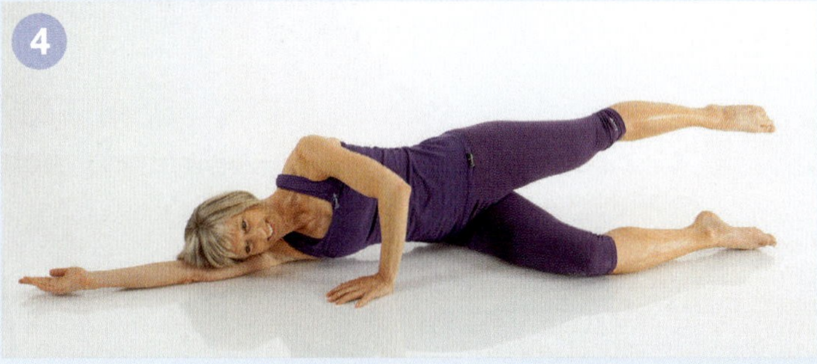

Beinheben in Seitlage

Seitlage. Das untere Bein beugen. Das obere Bein in einer Linie mit dem Oberkörper ausstrecken. Nun das gestreckte Bein heben und senken. Darauf achten, unter der Taille etwas Platz zu lassen.

- Straffe Oberschenkelaußenseite
- 20–30 Wdh. je Seite/2–3 Sätze

5

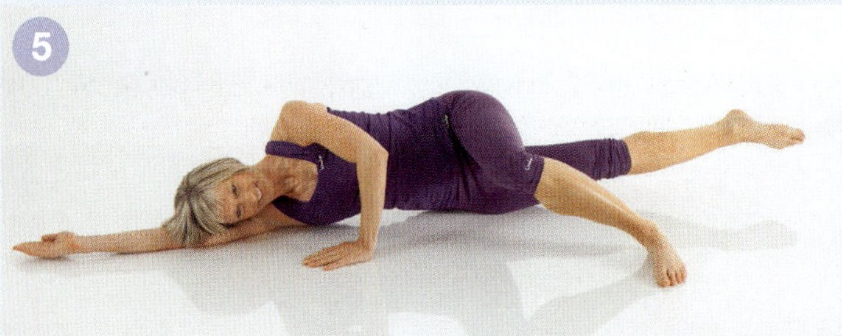

Beininnenseite heben

Seitlage. Das obere Bein angewinkelt vor dem Körper aufstellen. Das Knie schwebt über dem Boden. Nun das untere gestreckte Bein heben und senken

- Straffe Oberschenkelinnenseite
- 20–30 Wdh. je Seite/2–3 Sätze

6

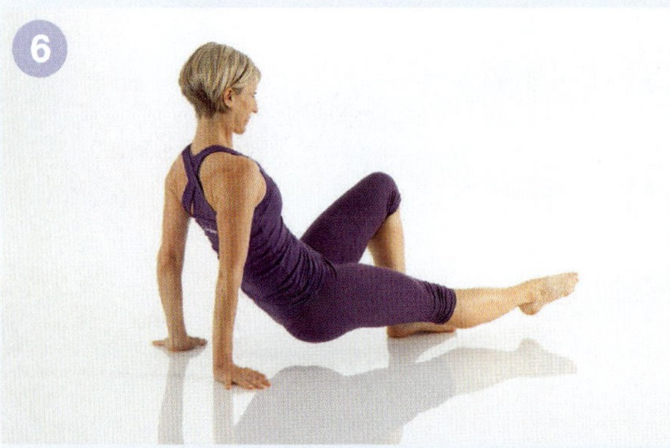

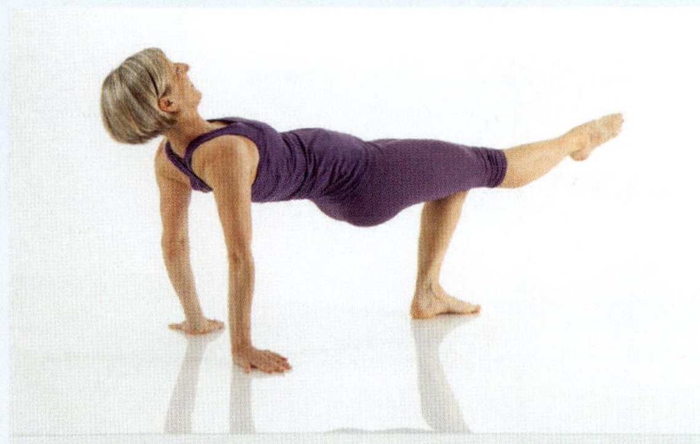

Dreibeiniger Tisch

Langsitz. Die Füße aufstellen, die Hände unter den Schultern aufstützen. Ein Bein knapp über dem Boden ausstrecken. Nun das Becken heben und senken. Der Kopf bleibt in Verlängerung des Rumpfes.

- Knackiger Po
- 10–15 Wdh. je Seite/2–3 Sätze

7

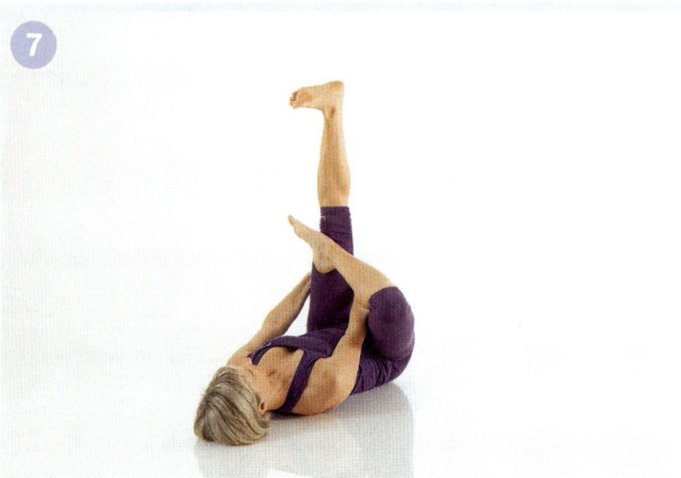

Nadelöhr

Rückenlage. Ein Bein kreuzt mit dem Fußgelenk über den anderen Oberschenkel. Das Bein strecken, die Fußspitze anziehen.

- Dehnung des Gesäßes, der Oberschenkelrückseite und Wade
- 20 Sek. je Seite halten

23 PILATES UND YOGA

Die folgenden Übungen fließen ineinander über. Versuchen Sie, bewusst auch Ihren Atem fließen zu lassen. In die Nase einatmen, durch den Mund, die sogenannte Lippenbremse (siehe Seite 11), ausatmen. Denken Sie vor allem an ein bewusstes, langes Ausatmen. Auf geht's gleich mit dem Workout, die Übungen sind Aufwärmtraining genug.

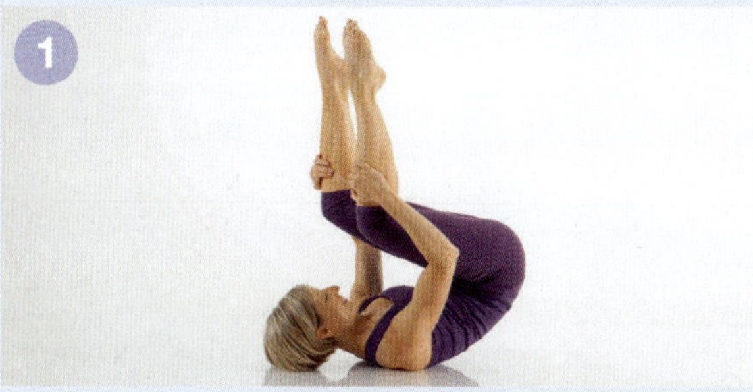

Rolling like a Ball

Rückenlage. Beide Beine anheben und die Unterschenkel mit den Händen fassen. Den Bauchnabel sanft nach innen ziehen. Mit dem Ausatmen vorrollen, mit dem Einatmen wieder zurück. Der Kopf bleibt immer vom Boden abgehoben.

- Mobilisation der Wirbelsäule
- 30 Sek. lang ausführen

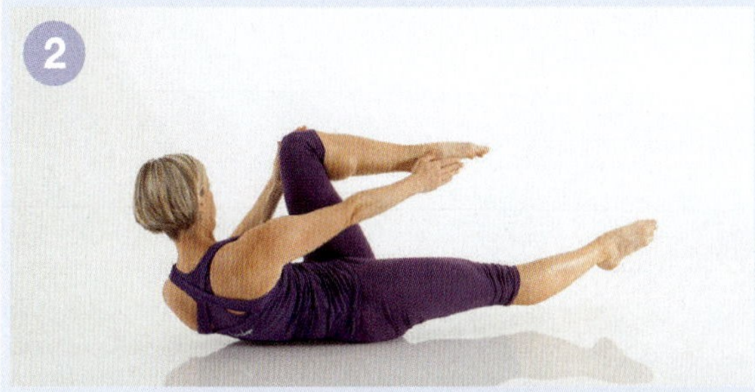

Diagonaler Crunch mit langem Bein

Rückenlage mit angehobenen Beinen. Mit einer Hand das angezogene Knie von außen fassen, die andere Hand berührt den gestreckten Fuß innen. Nun mit jedem Ausatmen die Beine im Wechsel beugen und strecken. Dabei die Hände jeweils zum anderen Bein führen.

- Schmale Taille
- 10–15 Wdh. je Seite

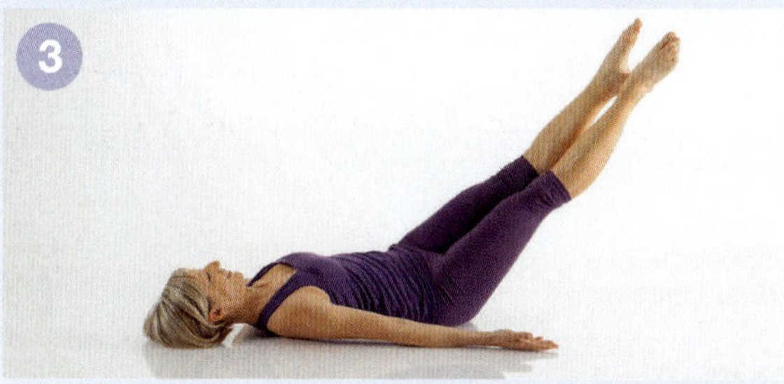

Leg Circle

Rückenlage. Beide Beine geschlossen in Richtung Decke strecken. Mit den Beinen rechts herum kreisen, dann links herum. Einatmen beim Nähern der Beine zum Rumpf, Ausatmen beim Entfernen.

- Flacher Bauch, straffe Beine
- 5 Wdh. in jede Richtung/2–3 Sätze

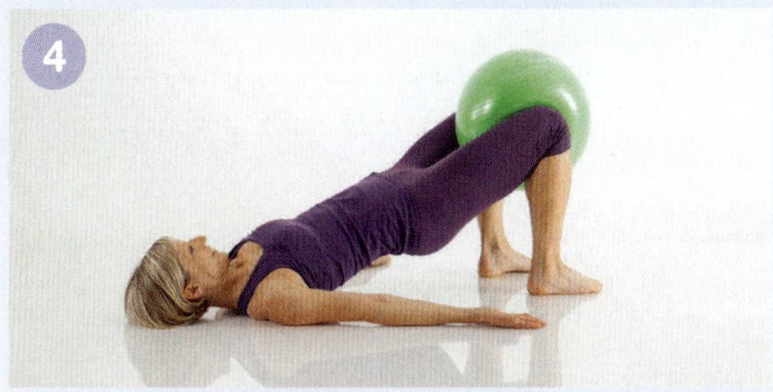

Roll-up

Rückenlage. Beide Beine aufstellen. Mit dem Ausatmen das Becken nach oben kippen und Wirbel für Wirbel nach oben aufrollen. Einatmen und halten, mit dem Ausatmen wieder abrollen. Variante: zusätzliche Aktivierung des Beckenbodens mit Druck auf den Ball zwischen den Knien.

- Runder Po, starker Beckenboden
- 20–30 Wdh.

5

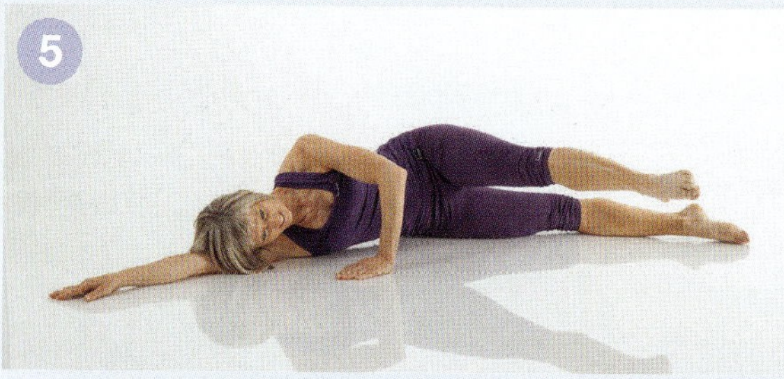

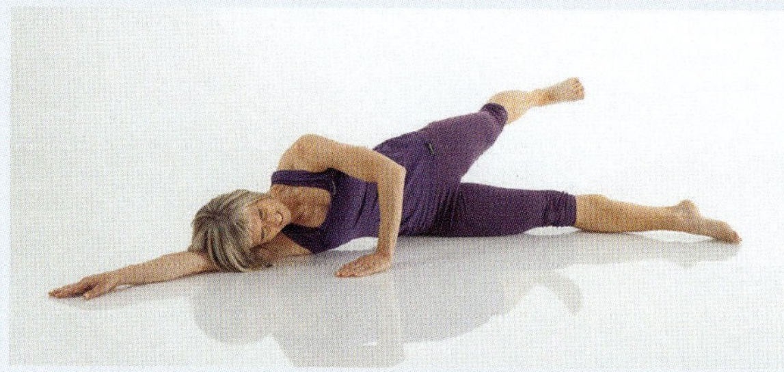

Seitkick

Seitlage. Das untere Bein circa 30 Grad nach vorne ablegen. Unter der Taille ein sogenanntes »Taillendreieck« frei halten. Das obere Bein mit gestrecktem Fuß 2-mal nach vorne kicken und einatmen. Mit dem Ausatmen das Bein mit gebeugtem Fuß zurückführen. Das Knie bleibt die ganze Zeit gestreckt.

- Feste Oberschenkel, bewegliche Hüftgelenke
- 20–30 Wdh. je Seite

6

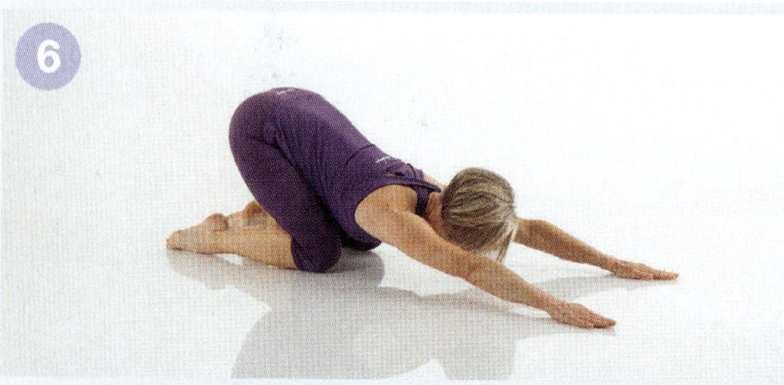

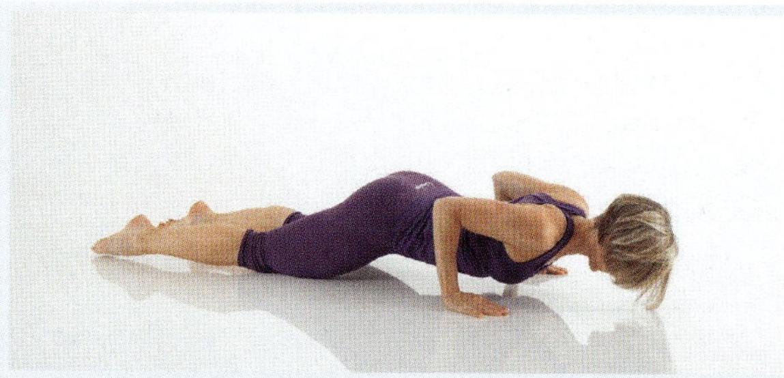

Feder

Fersensitz. Beide Arme schulterbreit in Verlängerung des Oberkörpers nach vorne strecken. Nun mit dem Gesäß 2-mal in Richtung Fersen wippen und einatmen. Dann den Oberkörper nach vorne bewegen und das Brustbein in Richtung Boden absenken. Die Ellbogen nah am Körper behalten. Mit dem Ausatmen den Oberkörper wieder nach oben drücken.

- Feste Oberarme
- 15–20 Wdh.

7

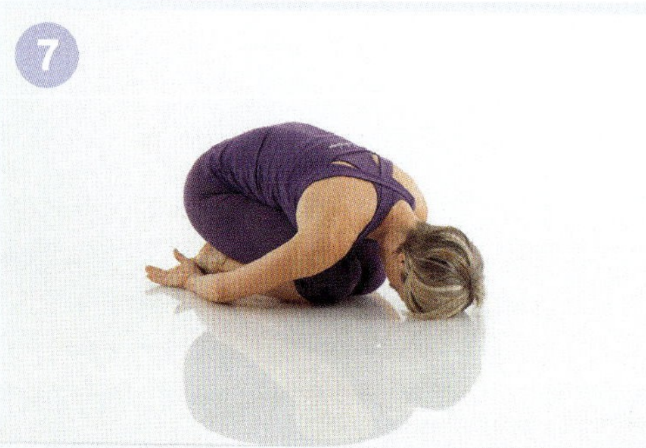

Child Position

Fersensitz. Die Arme an den Körper anlegen, sodass die Hände Richtung Füße zeigen.

- Entspannung
- So lange liegen bleiben, wie es Ihnen guttut

24 INTENSIVTRAINING

Diese Woche machen wir uns mit einem fordernden Ganzkörper-Workout fit für Bikini und Badehose. Das schadet nie – falls Sie unterm Jahr ins Training gestartet sein sollten.

1

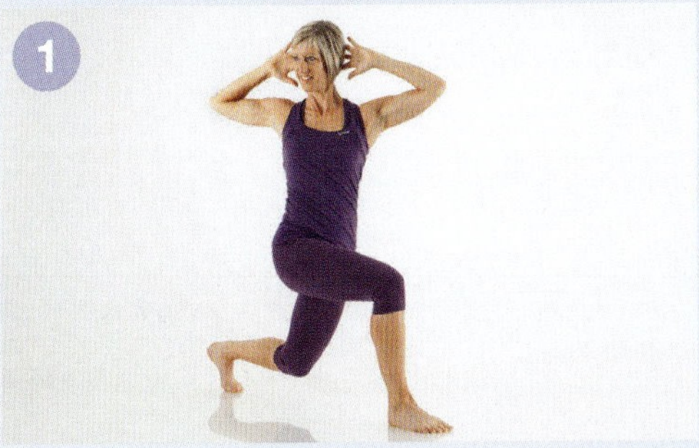

Lunge mit Twist

Aufrechter Stand. Im Wechsel mit dem rechten und linken Bein in einem großen Schritt zurücksteigen. Das hintere Knie in Richtung Boden absenken. Das vordere Knie bleibt senkrecht über der Ferse. Beide Hände dabei an den Kopf legen und beim Beugen des Knies den Oberkörper zum vorderen Bein drehen.

- Straffe Beine
- 15–20 Wdh. je Seite/2–3 Sätze

2

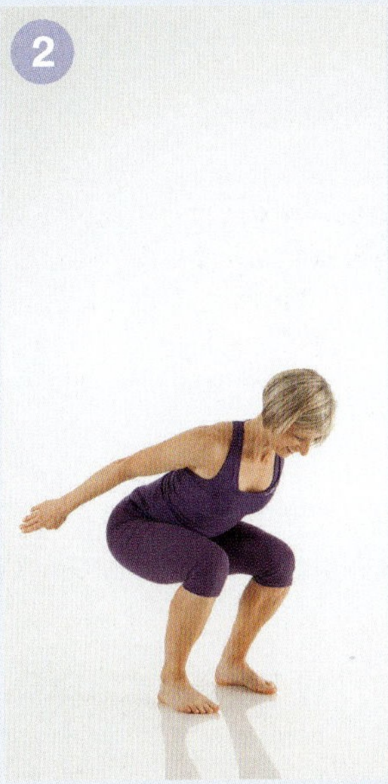

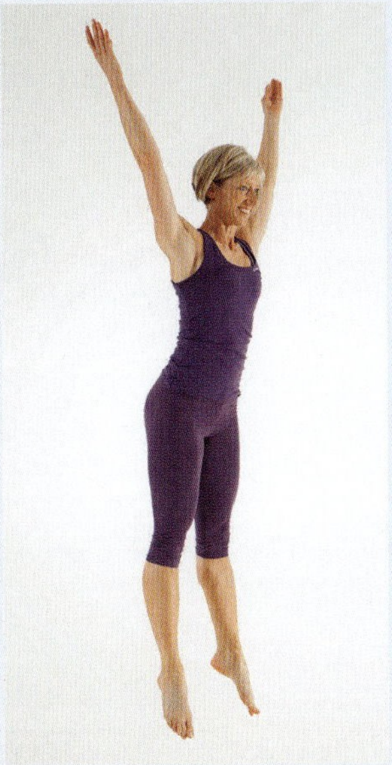

Jumping Squat

Aufrechter Stand. Aus dem hüftbreiten Stand das Gesäß weit in Richtung Fersen absenken, bis die Oberschenkel sich waagrecht über dem Boden befinden. Explosiv aufrichten und mit beiden Beinen abspringen. Wieder tief in der Hocke landen.

- Straffe Beine und knackiger Po, Fettverbrennung
- 10–15 Wdh./2–3 Sätze

3

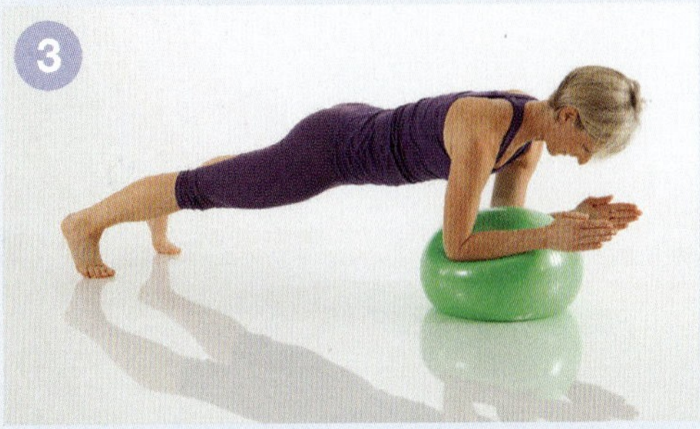

Plank auf dem Gymnastikball

Ellbogenstand. Den Körper in einer stabilen Stützposition halten. Erschwerend die Ellbogen auf einem Ball abstützen.

- Ganzkörperstabilität
- 30 Sek. halten/2–3 Sätze

4

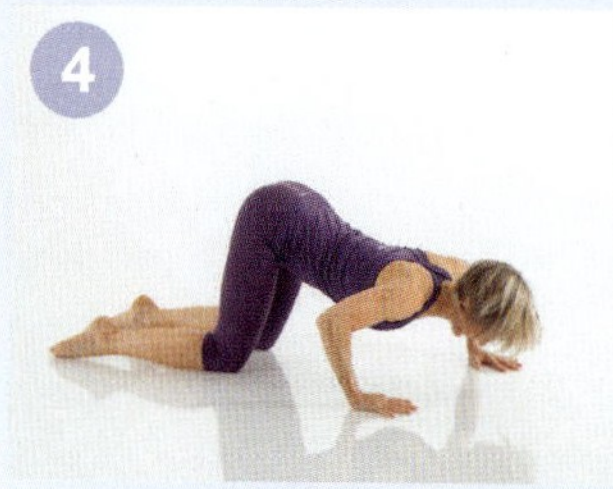

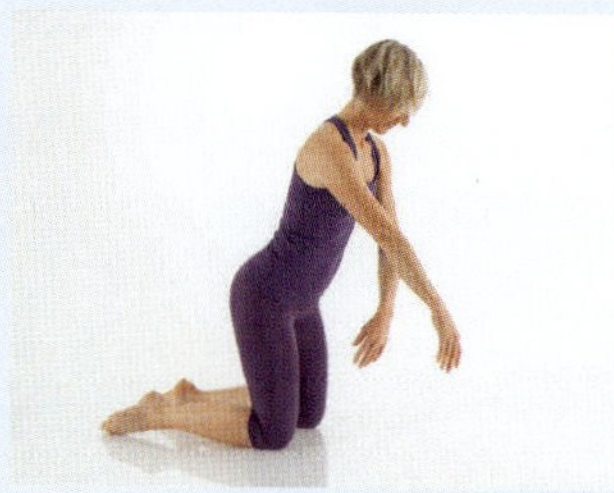

Abstoßen aus dem Vierfüßlerstand

Vierfüßlerstand. Ellbogen beugen. Das Brustbein zum Boden absenken, nun den Oberkörper explosiv nach oben drücken. Sanft nach unten abfedern.

- Straffe Brust
- 15–20 Wdh./2–3 Sätze

5

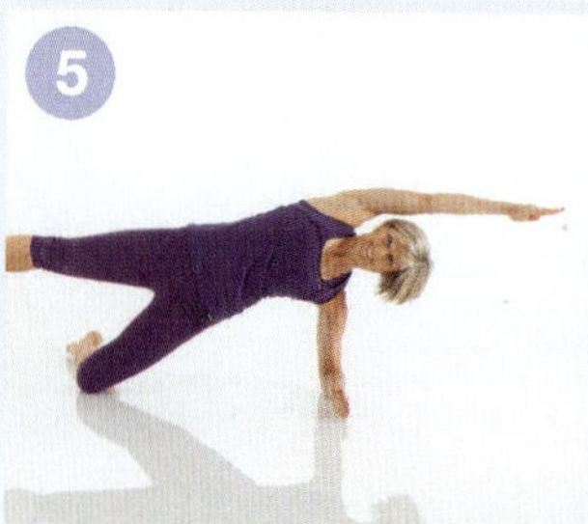

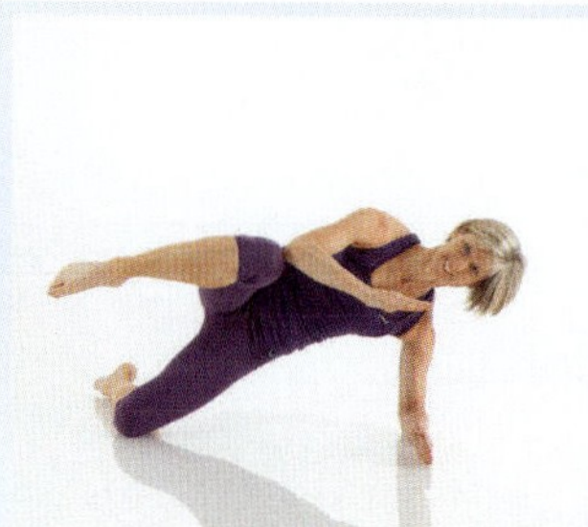

Ellbogen zu Knie im Seitstütz

Seitlicher Unterarmstütz. Das untere Bein angewinkelt ablegen. Das obere Bein in Verlängerung des Oberkörpers ausstrecken. Nun den Ellbogen und das Knie zueinander- und auseinanderführen.

- Schmale Taille
- 10–15 Wdh. je Seite/2–3 Sätze

6

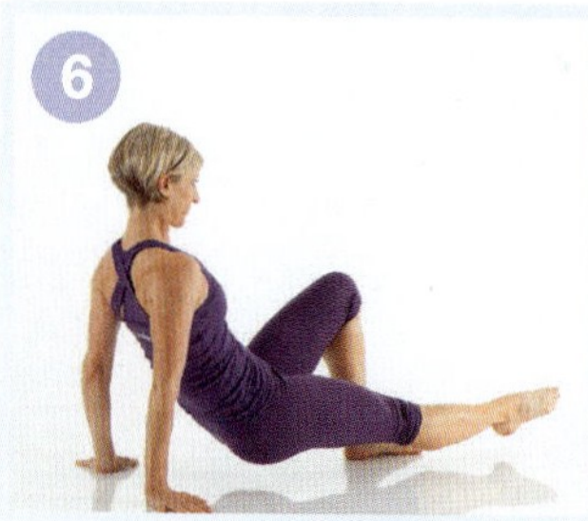

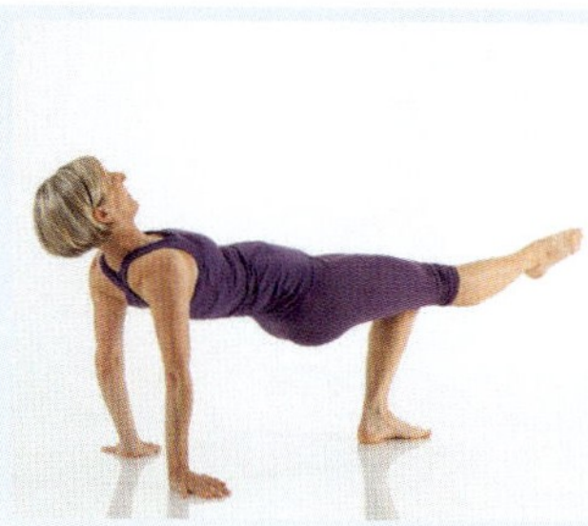

Dreibeiniger Tisch

Langsitz. Die Füße aufstellen, die Hände unter den Schultern aufstützen. Ein Bein knapp über dem Boden ausstrecken. Nun das Becken heben und senken. Der Kopf bleibt in Verlängerung des Rumpfes.

- Knackiger Po
- 10–15 Wdh. je Seite/2–3 Sätze

7

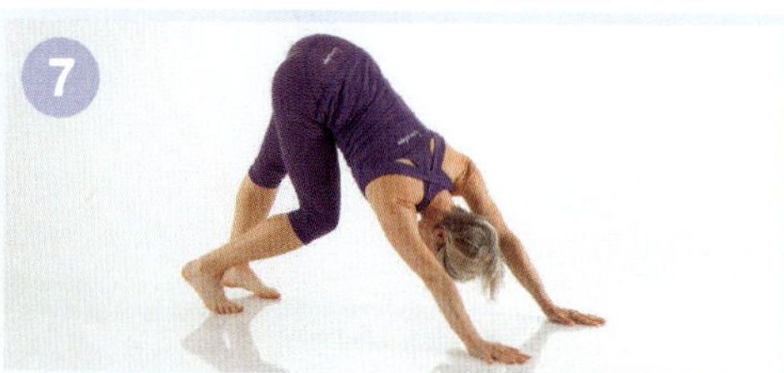

Walking Dog

Vierfüßlerstand. Das Steißbein in Richtung Decke bewegen, die Fersen so tief wie möglich in Richtung Boden schieben, das Brustbein in Richtung Oberschenkel. Im Wechsel die rechte und linke Ferse in Richtung Boden schieben.

- Dehnung der gesamten Beinrückseite
- 20–30 Sek.

8

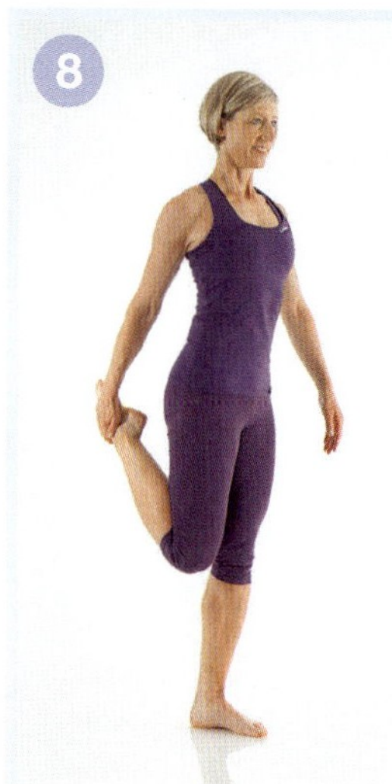

Flamingo

Einbeinstand. Das angehobene Bein am Fußgelenk zurückziehen, bis sich beide Knie auf einer Linie befinden. Das Gesäß anspannen, den Fuß sanft in die Hand drücken.

- Dehnung der Oberschenkel-vorderseite
- 20 Sek. je Seite halten

25 PHYSIO-FITNESS

Schwerpunkt dieser Woche ist die Mobilisation und Stabilisation der Wirbelsäule mit sanften Yoga-Elementen. Nehmen Sie sich Zeit für sich! Wichtig für einen gesunden Rücken ist es, die Wirbelsäule beweglich zu halten, die stabilisierenden Muskeln zu kräftigen und verkürzte Muskeln zu dehnen. Beginnen Sie ohne Aufwärmen mit dem Workout.

1

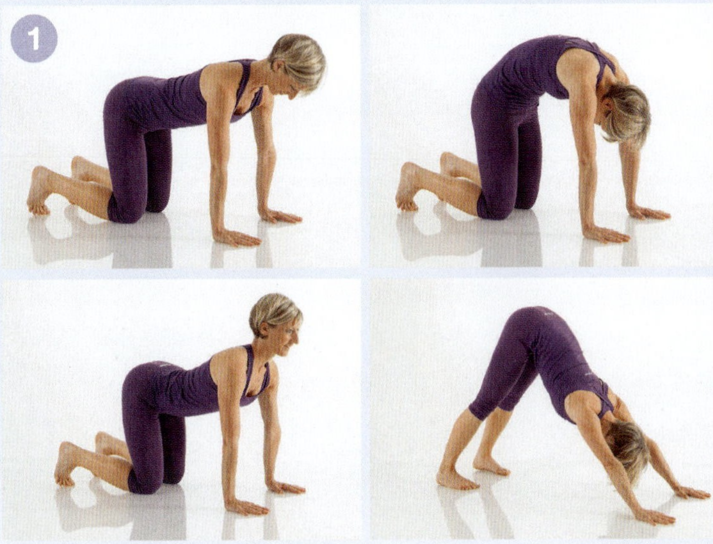

Flow: Katze – Kuh – Herabschauender Hund

Vierfüßlerstand. Mit dem Ausatmen den Rücken in Richtung Decke wölben. Dann einatmen und den Bauchnabel in Richtung Boden bewegen, ein Hohlkreuz machen. Mit dem nächsten Ausatmen das Steißbein in Richtung Decke heben, die Knie vom Boden abheben. Einatmend die Knie wieder senken und den Bauchnabel sanft zum Boden senken.

- Beweglichkeit
- 6–8-Wdh.

2

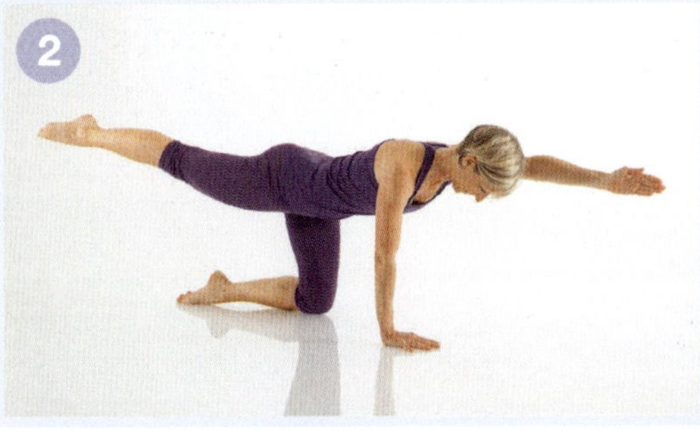

Rückenstrecker

Vierfüßlerstand. Mit dem Ausatmen einen Arm nach vorne und das gegenüberliegende Bein nach hinten strecken. Einatmend Arm und Bein absetzen, mit dem nächsten Ausatmen den anderen Arm und das andere Bein heben, absetzen – immer im Wechsel. Der Rücken bleibt ruhig und der Kopf in Verlängerung des Rumpfes.

- Aufrechte Haltung
- 10–15 Wdh. je Seite/2–3 Sätze

3

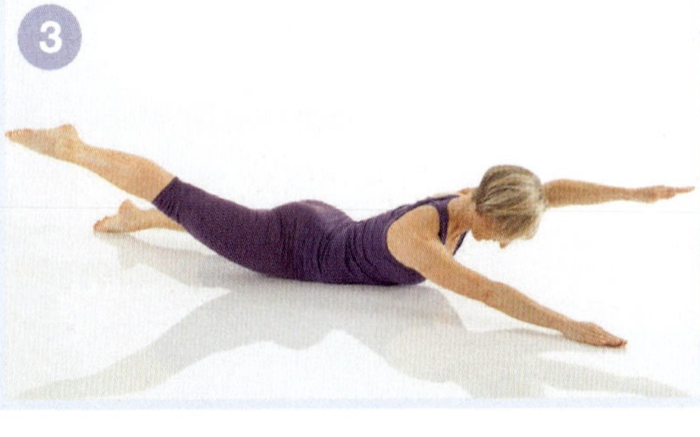

Swimming

Bauchlage. Beide Arme in Verlängerung des Oberkörpers ausstrecken. Die Handflächen zeigen in Richtung Boden. Beine und Arme vom Boden abheben. Rechten Arm und linkes Bein in Richtung Decke bewegen, dann wechseln. Diese Bewegung in zügigem Tempo ausführen. Dabei bleiben die Knie gestreckt. Den Atem fließen lassen.

- Stabiler Rücken, fester Po
- 20–30 Sek.

4

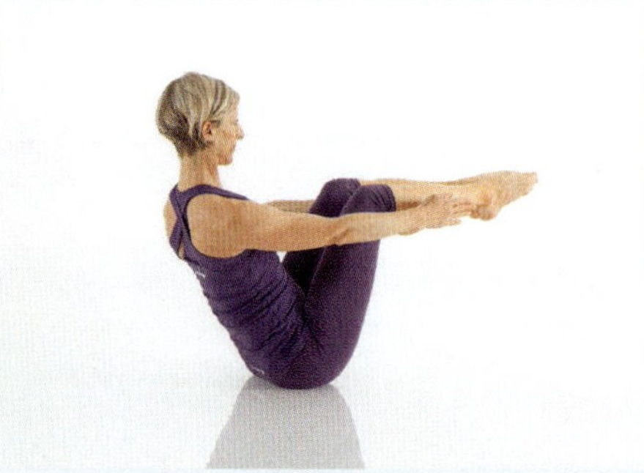

Boot

Aufrechter Sitz. Beide Beine rechtwinklig vom Boden abheben. Beide Arme neben den Oberschenkeln nach vorne strecken. Den Rumpf aufgerichtet halten.

- Flacher Bauch
- 5–6 Atemzüge verharren/2–3 Sätze

Frosch

Rückenlage. Beide Fußsohlen berühren sich. Die Knie fallen entspannt nach außen. Die Hände hinter dem Oberkörper oder unter dem Kopf ablegen.

- Entspannter Beckenboden
- So lange halten, wie es Ihnen guttut

5

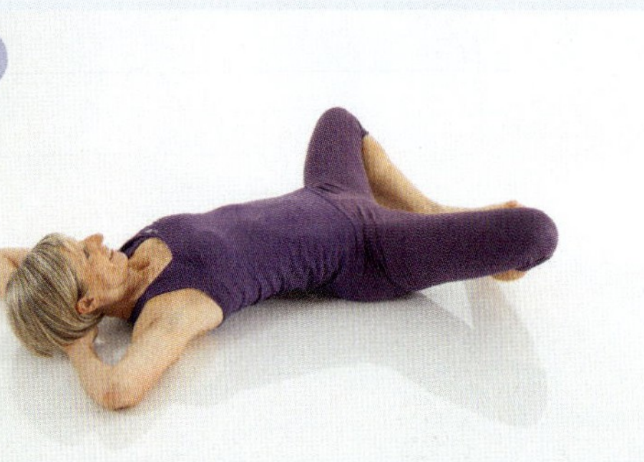

6

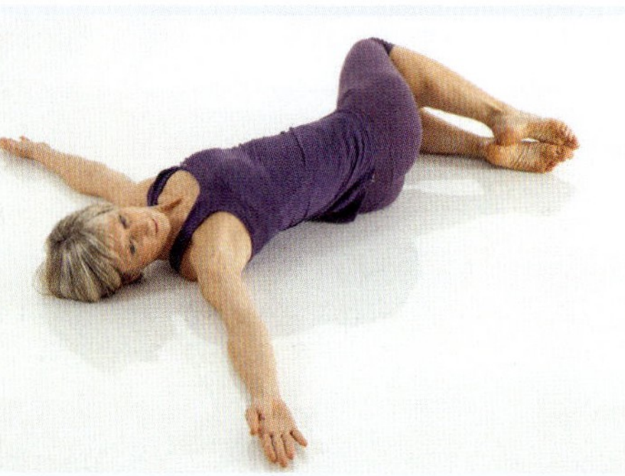

Drehung im Liegen

Rückenlage. Beide Beine aufstellen und auf eine Seite kippen lassen, die Arme liegen vom Körper abgespreizt. Mit dem Kopf auf jeder Seite verharren.

- Energiefluss wird erhöht, Gifte werden ausgeschwemmt
- So lange halten, wie es Ihnen guttut

Child Position

Fersensitz. Die Arme an den Körper anlegen, sodass die Hände Richtung Füße zeigen.

- Entspannung
- So lange liegen bleiben, wie es Ihnen guttut

7

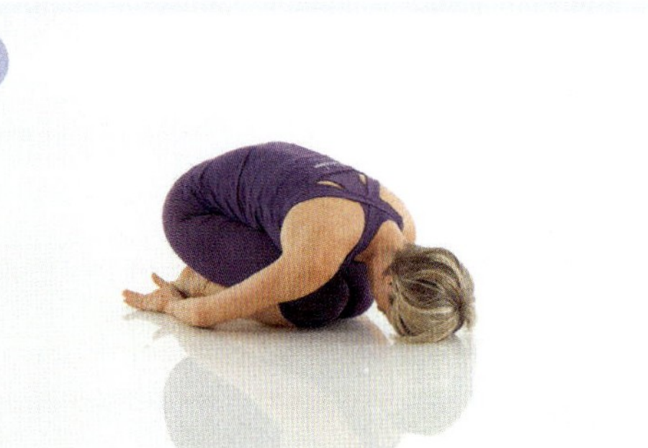

26 FIGURTRAINING

Diese Woche bleibt kein Muskel trocken! Wir fordern den ganzen Körper, und das nur mit dem eigenen Körpergewicht. Wir halten, bewegen und kontrollieren unseren Körper gegen die Schwerkraft. Viel Erfolg!

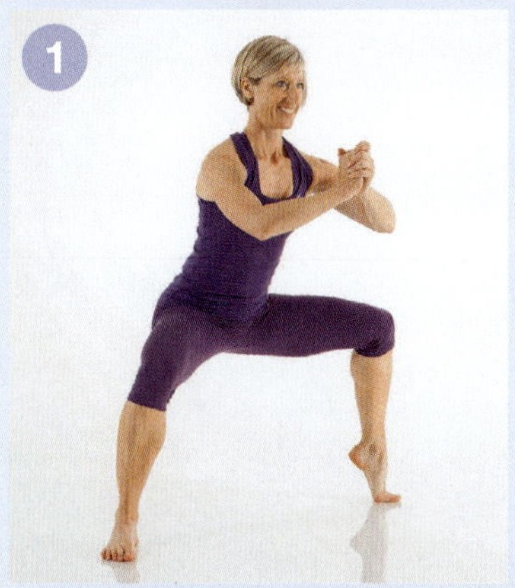

Fersenheben

Grätschstand. Die Beine in eine weite Grätsche öffnen. Die Knie zeigen nach außen in Richtung Fußspitzen. Das Gesäß, wenn möglich, so weit senken, bis die Oberschenkel sich waagrecht über dem Boden befinden. Nun die Fersen im Wechsel heben und senken.

- Feste Beine
- 20–30 Wdh. je Seite/2–3 Sätze

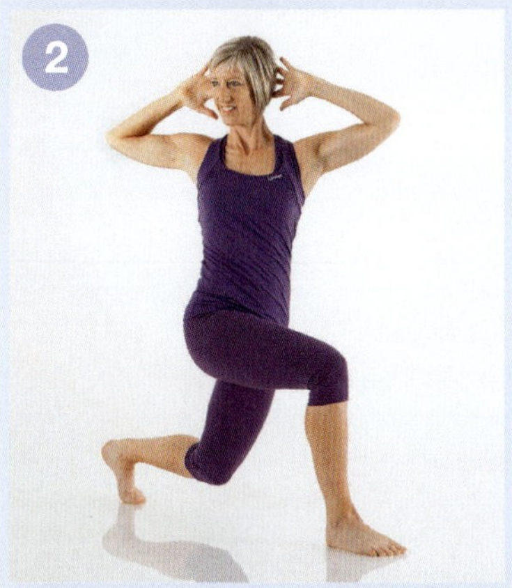

Lunge mit Twist

Aufrechter Stand. Im Wechsel mit dem rechten und linken Bein in einem großen Schritt zurücksteigen. Das hintere Knie in Richtung Boden absenken. Das vordere Knie bleibt senkrecht über der Ferse. Beide Hände dabei an den Kopf legen und beim Beugen des Knies den Oberkörper zum vorderen Bein drehen.

- Knackige Beine
- 15–20 Wdh. je Seite/2–3 Sätze

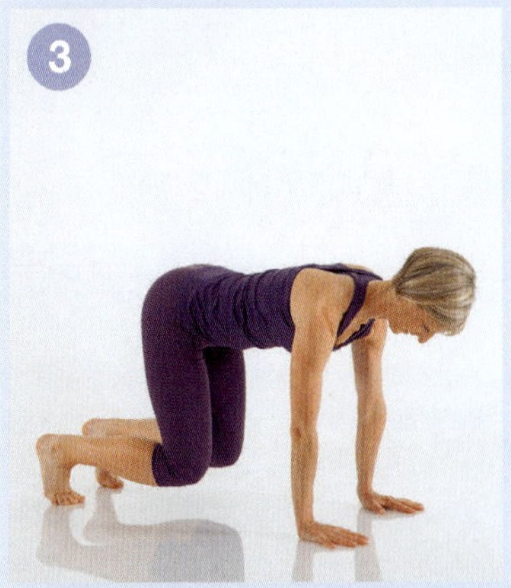

Bodengang

Aufrechter Stand. Beide Arme in Richtung Decke strecken. Nun die Knie tief anbeugen. Beide Hände vor dem Körper am Boden absetzen. Die Hände befinden sich unter den Schultergelenken, die Knie schweben knapp über dem Boden senkrecht unter den Hüftgelenken. Das Körpergewicht wieder zurückverlagern, auf die Füße kommen und den Körper aufrichten.

- Stabile Körpermitte, straffe Beine
- 10–15 Wdh./2–3 Sätze

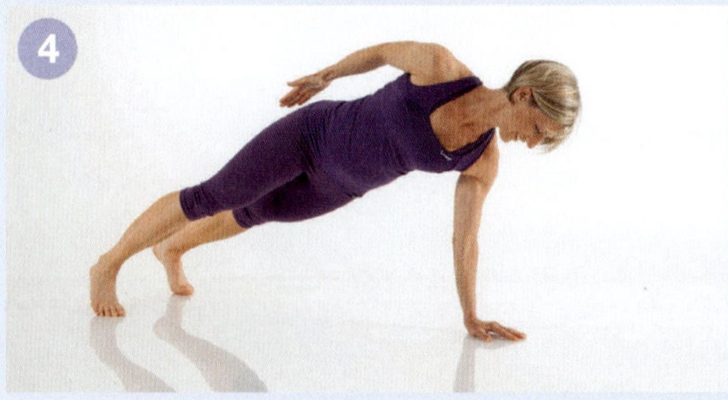

Abklatschen im Brett

Liegestützposition. Im Wechsel mit der rechten und linken Hand auf das Gesäß klatschen.

- Core-Stabilität
- 10–15 Wdh. je Seite/2–3 Sätze

5

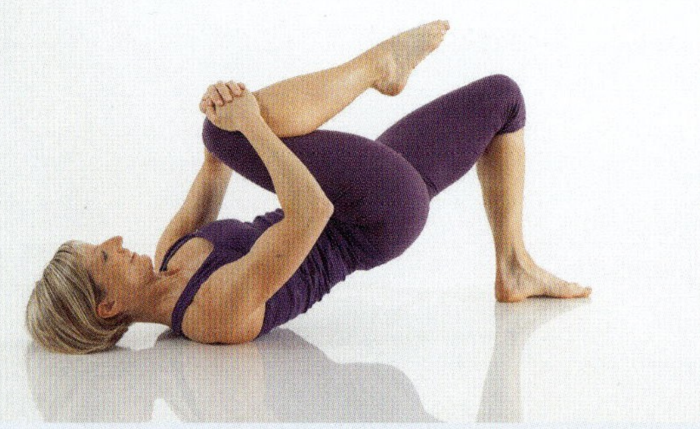

Einbeiniges Beckenheben

Rückenlage. Beide Beine hüftbreit aufstellen. Ein Bein abheben und mit den Händen fest in Richtung Brustbein ziehen. Nun das Becken heben und senken.

- Runder Po
- 20–30 Wdh. je Seite/2–3 Sätze

6

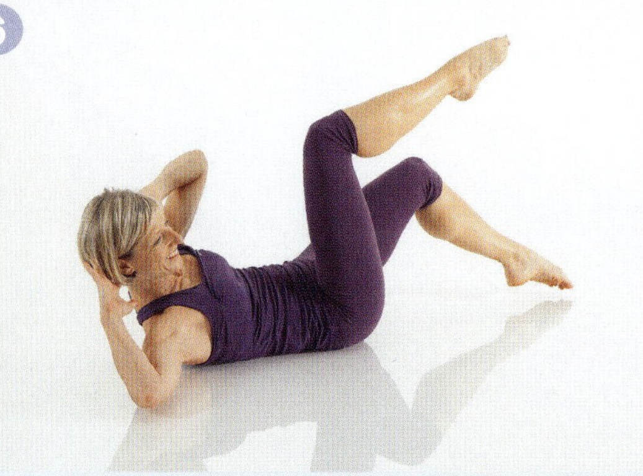

Diagonaler Crunch

Rückenlage. Beide Beine rechtwinklig anheben. Die Hände hinter dem Kopf anlegen. Ein Bein in Richtung Boden absenken, dabei das Brustbein in Richtung Knie des angezogenen Beins führen. Das Becken stabil halten.

- Flacher Bauch
- 10–15 Wdh. je Seite/2–3 Sätze

7

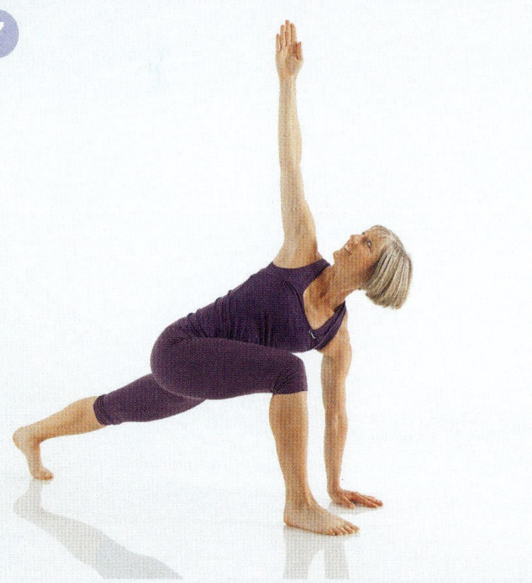

Gedrehter tiefer Ausfallschritt

Ausfallschritt. Im tiefen Ausfallschritt einen Arm in Richtung Decke strecken. Der Blick folgt der Hand. Das vordere Knie senkrecht über der Ferse positionieren.

- Dehnung der Oberschenkelvorderseite, des Bauchs und Rückens
- 20–30 Sek. je Seite halten

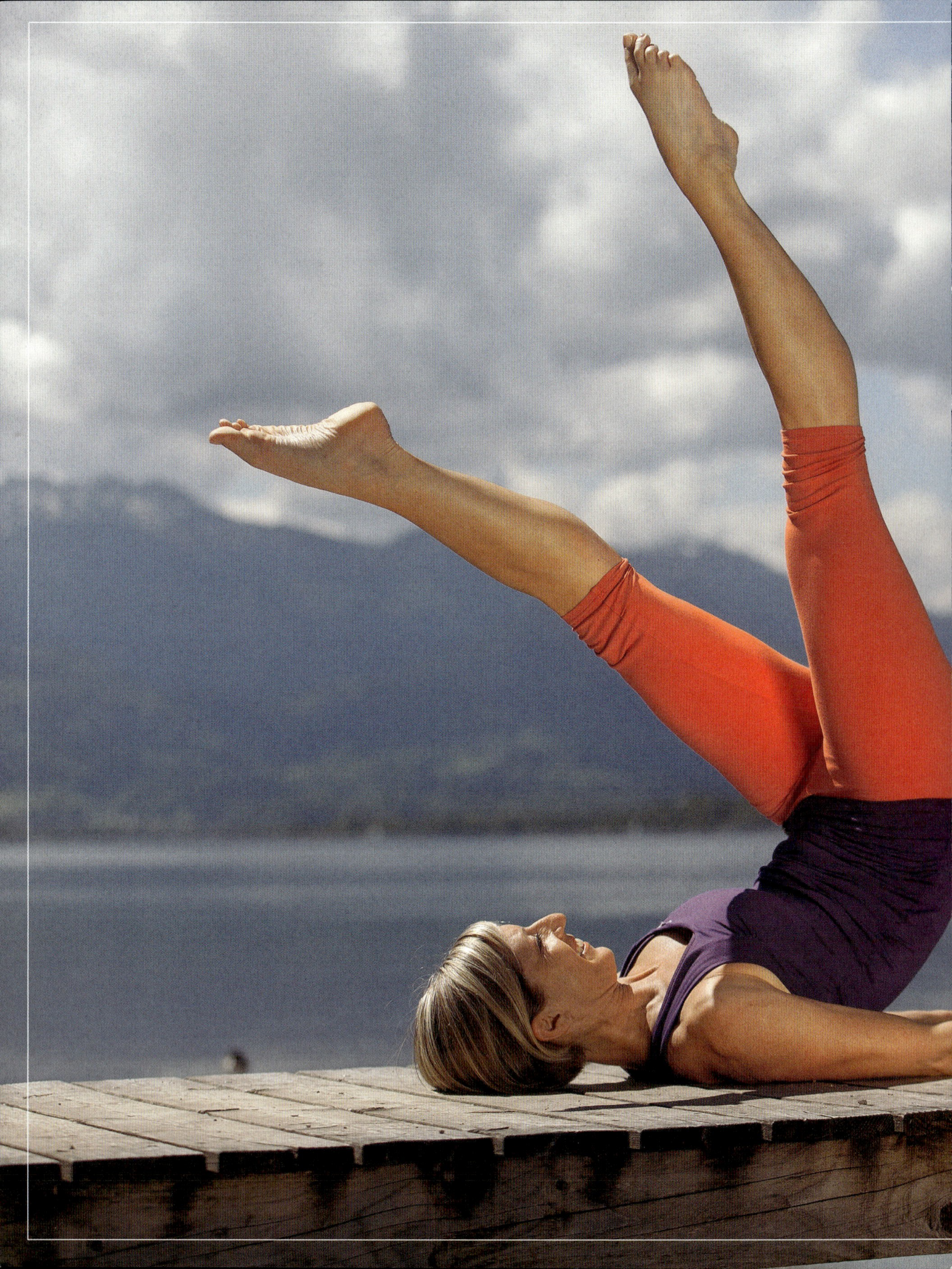

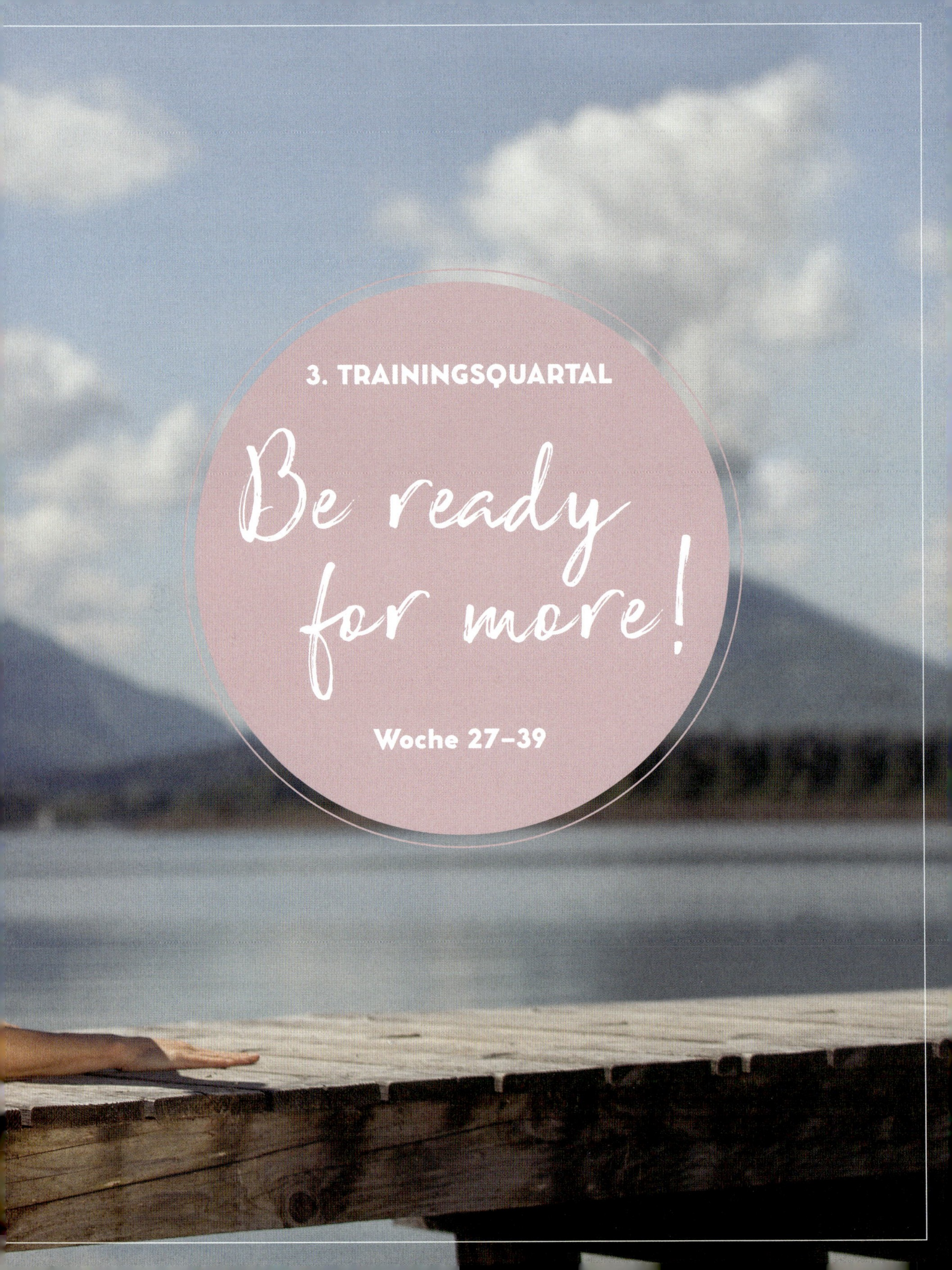

3. TRAININGSQUARTAL

Be ready for more!

Woche 27–39

27 PILATES UND YOGA

Diese Woche konzentrieren wir uns ganz besonders auf das Training eines straffen Bindegewebes. Starten Sie gleich mit dem Programm, das Warm-up ist diese Woche inbegriffen!

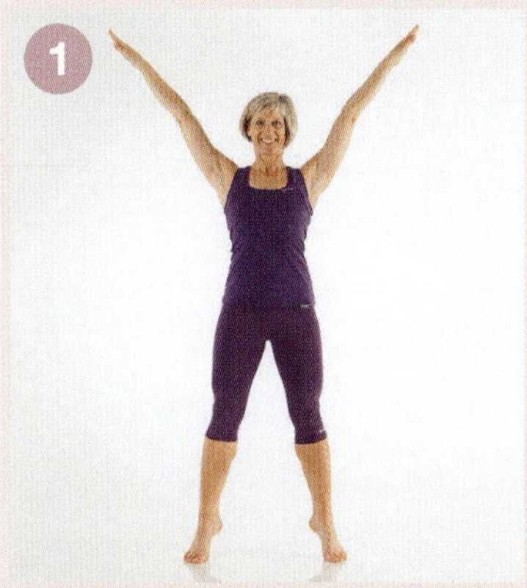

Andreaskreuz

Aufrechter Stand. Beide Beine mit einem großen Schritt zur Seite öffnen. Die Arme seitlich und diagonal nach oben anheben, die Handflächen zeigen nach außen. Den Körper auf die Zehenspitzen nach oben ziehen.

- Balance, Energie sammeln
- 5–6 Atemzüge halten

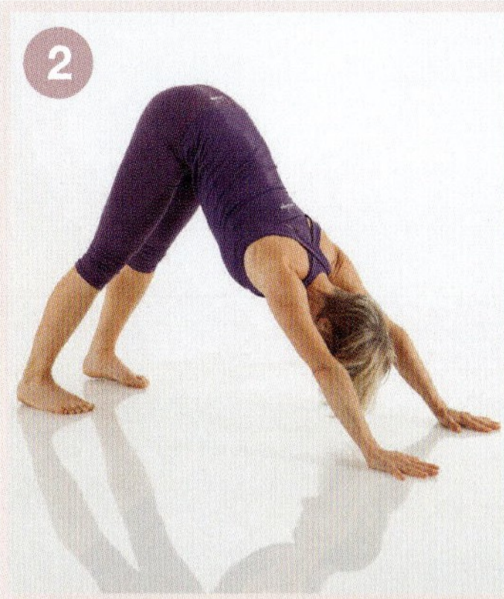

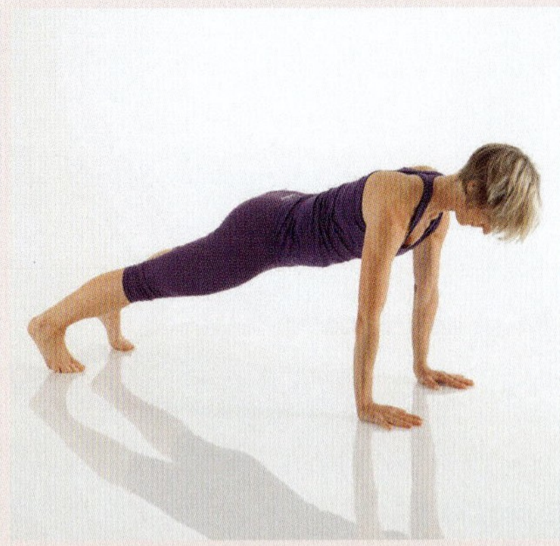

Herabschauender Hund – Liegestützposition

Vierfüßlerstand. Knie vom Boden lösen, das Steißbein in Richtung Decke schieben in den Herabschauenden Hund. 2–3-mal mit dem Brustbein in Richtung Oberschenkel wippen und einatmen. Ausatmen und die Schultern senkrecht über die Hände schieben, bis der ganze Körper sich in einer Brettposition befindet.

- Stabiler Rücken, flacher Bauch
- 15–20 Wdh.

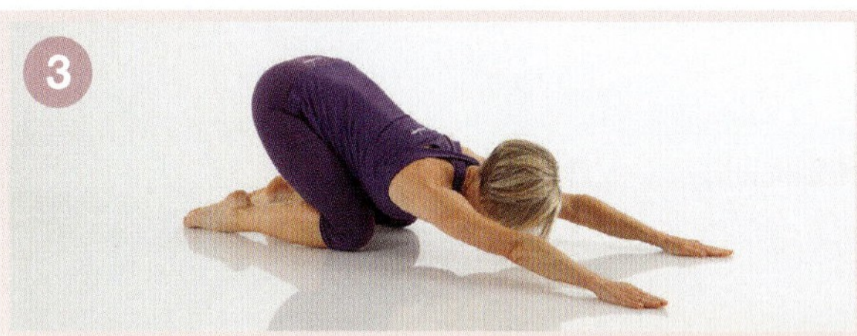

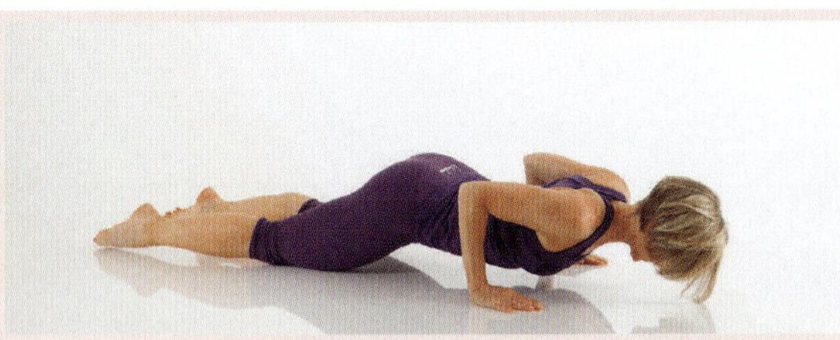

Feder

Fersensitz. Beide Arme schulterbreit in Verlängerung des Oberkörpers nach vorne strecken. Nun mit dem Gesäß 2-mal in Richtung Fersen wippen und einatmen. Dann den Oberkörper nach vorne bewegen und das Brustbein in Richtung Boden absenken. Die Ellbogen nah am Körper behalten. Mit dem Ausatmen den Oberkörper wieder nach oben drücken.

- Feste Oberarme
- 15–20 Wdh.

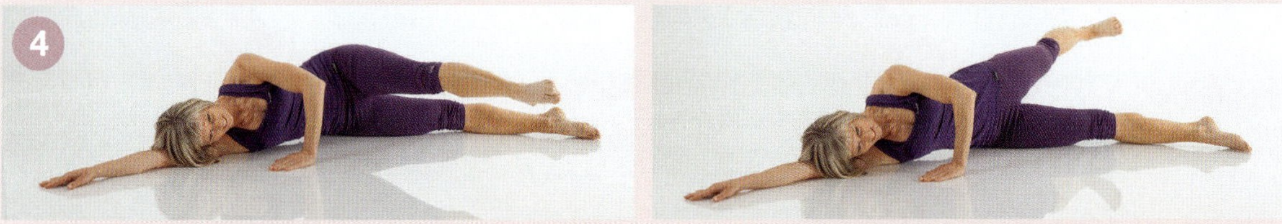

Seitkick

Seitlage. Das untere Bein circa 30 Grad nach vorne ablegen. Unter der Taille ein sogenanntes »Taillendreieck« frei halten. Das obere Bein mit gestrecktem Fuß 2-mal nach vorne kicken und einatmen. Mit dem Ausatmen das Bein mit gebeugtem Fuß zurückführen. Das Knie bleibt die ganze Zeit gestreckt.

- Feste Oberschenkel, bewegliche Hüftgelenke
- 20–30 Wdh. je Seite

Schulterbrücke mit Beinschere in der Luft

Rückenlage. Beine hüftbreit aufstellen, Becken heben. Ein Bein rechtwinklig zum Körper ziehen, knapp über dem Boden ausstrecken und schwungvoll in Richtung Decke bewegen. Dabei das andere Bein abheben und beide Beine über dem Körper scheren. Beine leise nacheinander aufsetzen.

- Knackiger Po
- 8–10 Wdh. je Seite

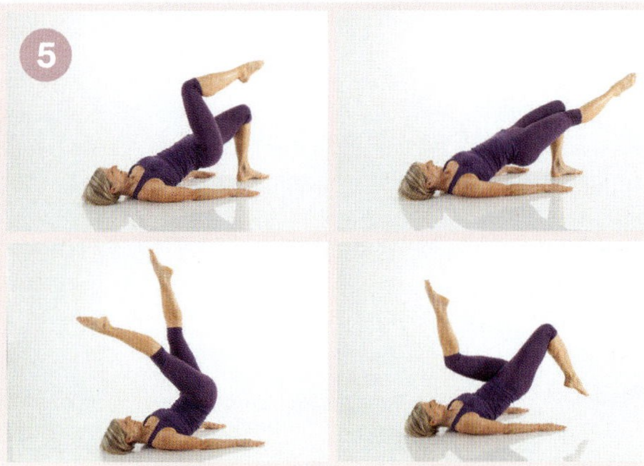

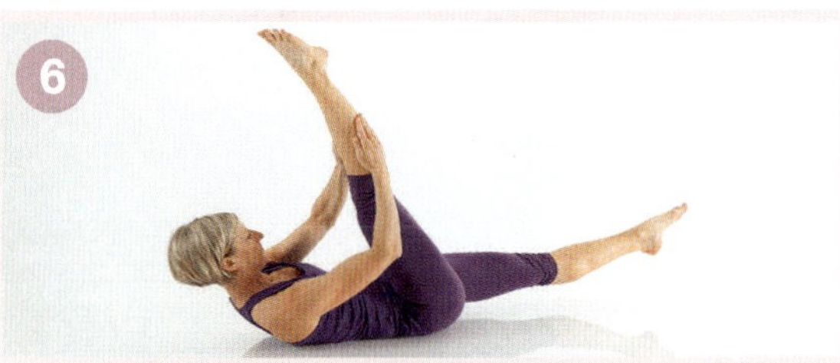

Single Leg Stretch

Rückenlage. Beide Beine gestreckt vom Boden abheben. Ein Bein fassen, 2-mal wippend zum Oberkörper ziehen. In einer flüssigen Bewegung die Seite wechseln.

- Flacher Bauch
- 15–20 Wdh. je Seite

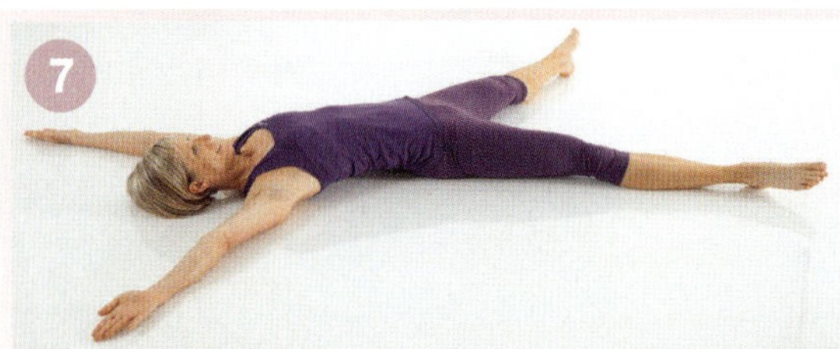

Großes X

Rückenlage. Beide Arme und Beine in einem großen X öffnen und auseinanderziehen. Mal gleichseitig, mal diagonal auseinanderziehen.

- Dehnung der Bauchmuskulatur
- 30 Sek.

28 INTENSIVTRAINING

Diese Woche trainieren wir gezielt die Form unserer Figur. Wir straffen und festigen unseren Körper. Nehmen Sie bewusst wahr, welche Körperpartien Sie mit den jeweiligen Übungen formen.

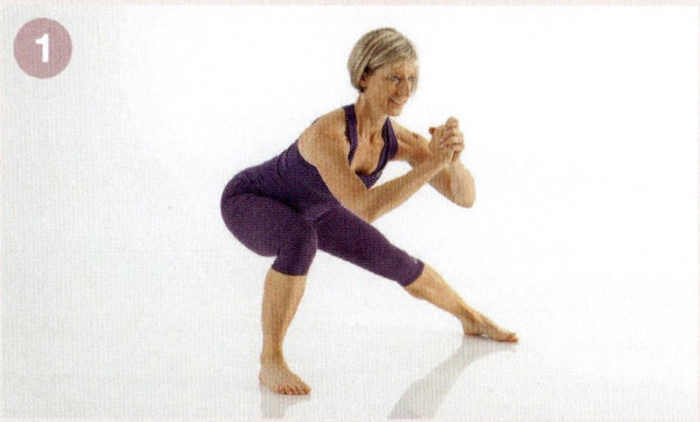

Side Lunge

Aufrechter Stand. Im Wechsel das rechte und linke Bein in einem großen Schritt zur Seite stellen. Das Standbein rechtwinklig anbeugen und senkrecht über der Ferse halten.

- Straffe Beine, fester Po
- 10–15 Wdh. je Seite/2–3 Sätze

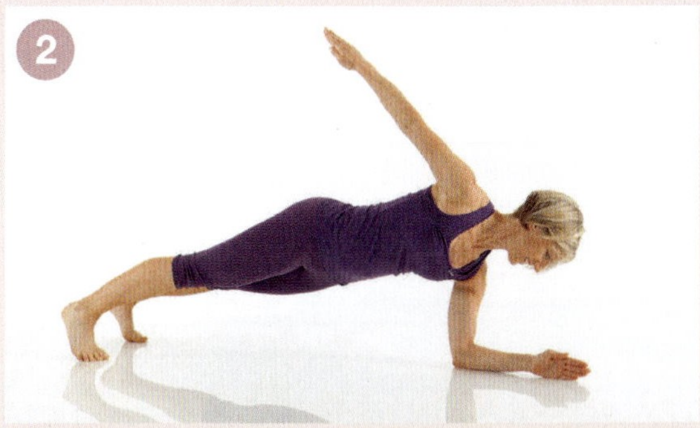

Kraulen

Unterarmstütz. Der Oberkörper und die Beine bilden eine Linie. An die Bauchspannung denken. Im Wechsel die Arme wie beim Durchs-Wasser-Kraulen von hinten nach vorne bewegen.

- Ganzkörperkräftigung
- 10–15 Wdh. je Seite/2–3 Sätze

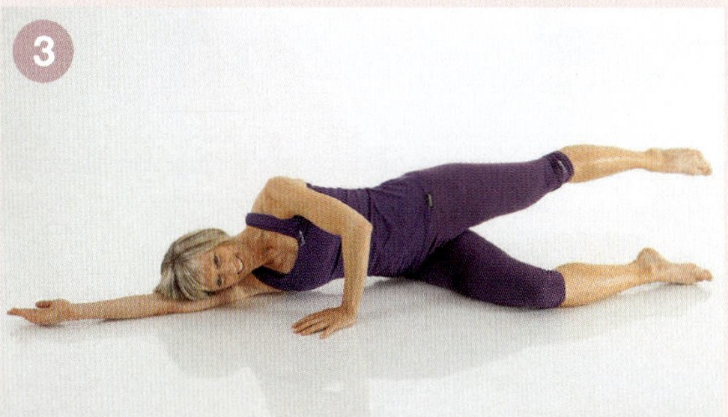

Beinheben in Seitlage

Seitlage. Das untere Bein beugen. Das obere Bein in einer Linie mit dem Oberkörper ausstrecken. Nun das gestreckte Bein heben und senken. Darauf achten, unter der Taille etwas Platz zu lassen.

- Straffe Oberschenkelaußenseite
- 20–30 Wdh. je Seite/2–3 Sätze

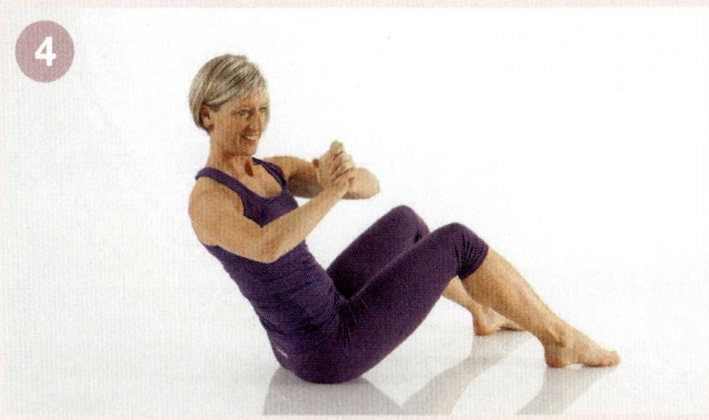

Oberkörpertwist im Sitzen

Aufrechter Sitz mit gebeugten Beinen. Beide Hände vor dem Brustbein schließen. Den Oberkörper etwas zurücklehnen, dabei das Brustbein angehoben lassen. Nun den Oberkörper nach rechts und links drehen.

- Straffer Bauch
- 10–15 Wdh. je Seite/2–3 Sätze

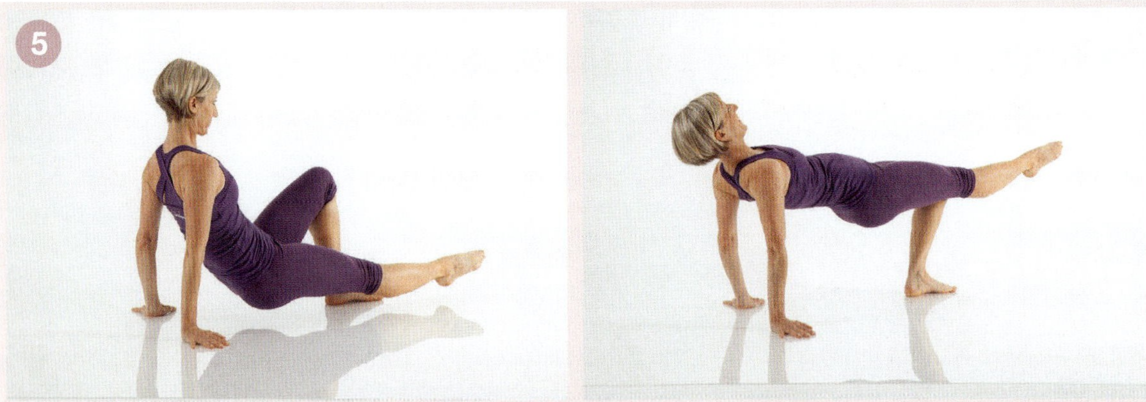

Dreibeiniger Tisch

Langsitz. Die Füße aufstellen, die Hände unter den Schultern aufstützen. Ein Bein knapp über dem Boden ausstrecken. Nun das Becken heben und senken. Der Kopf bleibt in Verlängerung des Rumpfes.

- Knackiger Po
- 10–15 Wdh. je Seite/2–3 Sätze

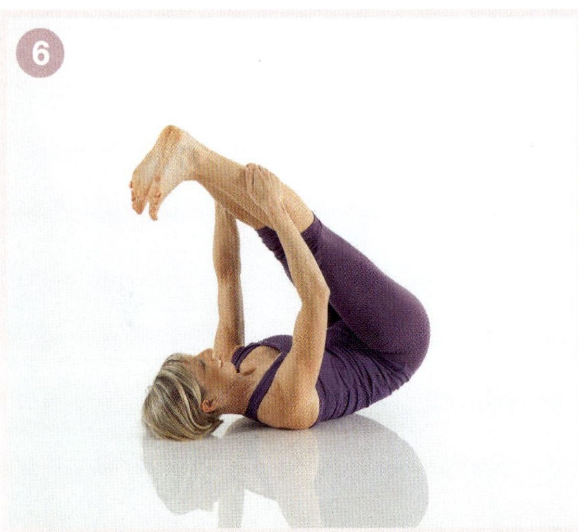

Zange

Rückenlage. Beide Beine in Richtung Decke strecken, die Fußspitzen in Richtung Schienbeine ziehen. Nun das Becken heben und die Unterschenkel mit den Händen fassen. Beide Knie bleiben gestreckt.

- Dehnung der gesamten Rückenlinie
- 20 Sek. halten

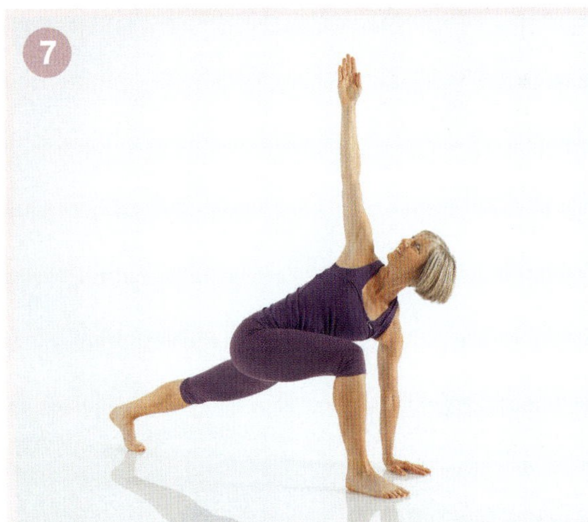

Gedrehter tiefer Ausfallschritt

Ausfallschritt. Im tiefen Ausfallschritt einen Arm in Richtung Decke strecken. Der Blick folgt der Hand. Das vordere Knie senkrecht über der Ferse positionieren.

- Dehnung der Oberschenkelvorderseite, des Bauchs und Rückens
- 20–30 Sek. je Seite halten

29 FIGURTRAINING

Diese Woche erschweren wir einige Übungen mit Hanteln. Suchen Sie sich das Gewicht aus, mit dem Sie die vorgeschriebene Mindestwiederholungsanzahl mit korrekter Ausführung schaffen können. Natürlich können Sie die Übungen auch ohne Gewicht absolvieren, aber versuchen Sie es ruhig einmal mit!

1

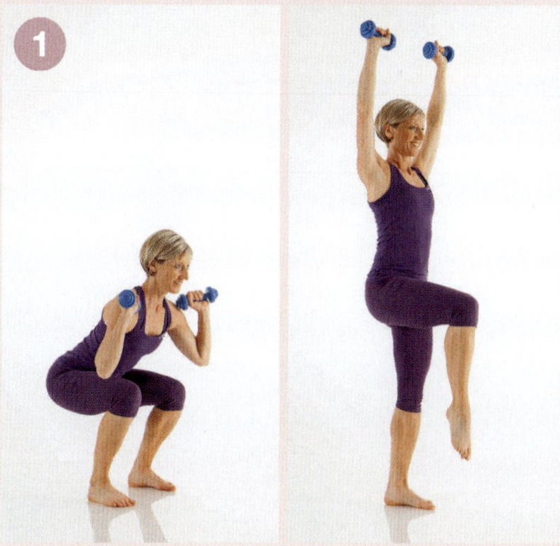

Press-up

Aufrechter Stand. Beide Hanteln in Schulterhöhe halten. Das Gesäß tief in Richtung Boden absenken. Nun den Körper aufrichten, ein Knie anheben und gleichzeitig die Hanteln in Richtung Decke schieben. Wieder tief gehen und beim Aufrichten das andere Bein heben.

- Straffe Beine, knackiger Po, schöner Rücken
- 10–15 Wdh. je Seite/2–3 Sätze

2

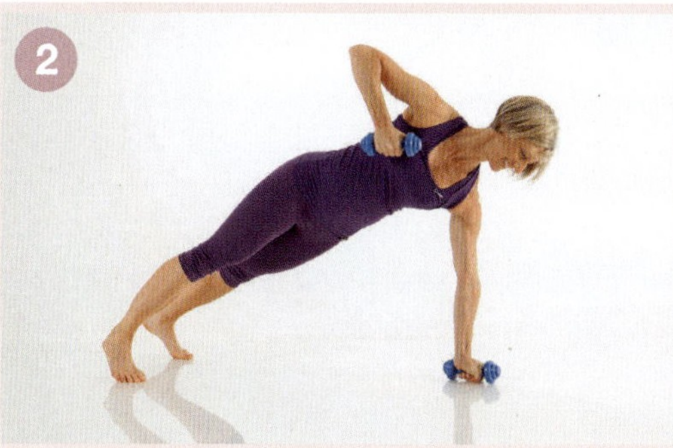

Rudern

Liegestützposition. Beide Hände stützen sich auf je eine Hantel. Die Hände befinden sich senkrecht unter den Schultergelenken. Im Wechsel den rechten und linken Ellbogen in Richtung Decke ziehen.

- Schöne Schultern, stabile Körpermitte
- 10–15 Wdh. je Seite/2–3 Sätze

3

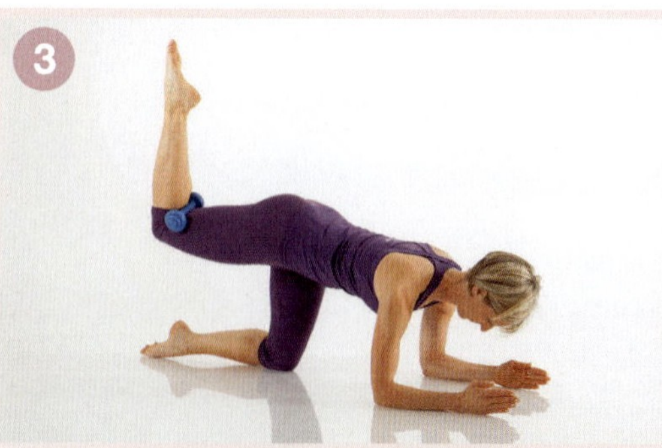

Kick-back mit Hantel

Vierfüßlerstand. Die Unterarme auf den Boden legen. Die Ellbogen sind unter den Schulter-, die Knie senkrecht unter den Hüftgelenken. Ein Bein rechtwinklig anheben, in die Kniekehle eine Hantel einklemmen. Das Bein hoch und tief bewegen. Den Rücken ruhig halten.

- Runder Po
- 20–30 Wdh. je Seite/2–3 Sätze

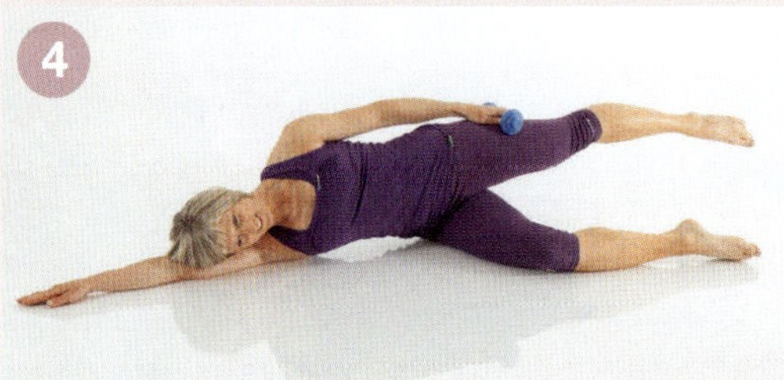

4

Bein-Lifting

Seitlage. Das untere Bein rechtwinklig anziehen. Das obere gestreckte Bein mit einer Hantel beschweren, heben und senken. Das Becken bleibt dabei stabil.

- Straffe Oberschenkelaußenseite
- 20–30 Wdh. je Seite/2–3 Sätze

Seitbeuge aus dem halben Kniestand

Kniestand. Ein Bein zur Seite ausstrecken, den Fuß auf dem Boden abstellen. Die Hände hinter dem Kopf anlegen. Nun den Oberkörper zur anderen Seite beugen – Oberkörper und Bein bilden eine Linie. Wieder aufrichten.

- Schmale Taille
- 15–20 Wdh. je Seite/2–3 Sätze

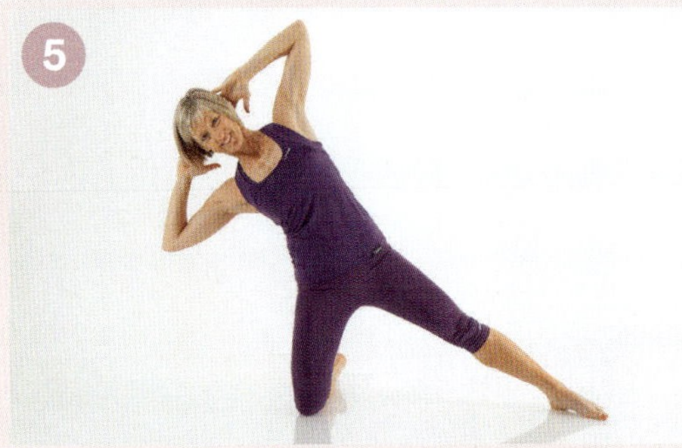

5

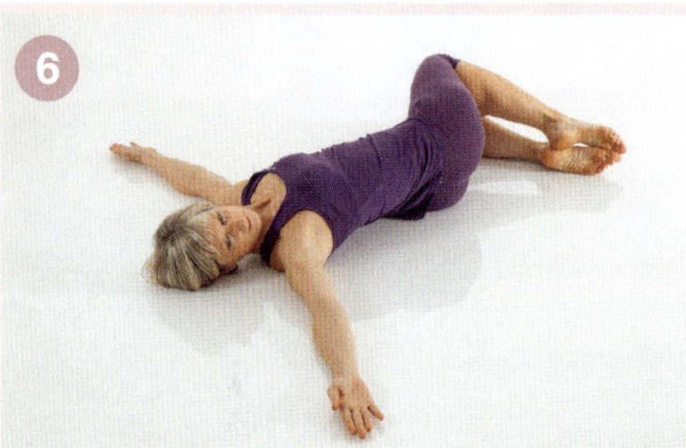

6

Drehung im Liegen

Rückenlage. Beide Beine aufstellen und auf eine Seite kippen lassen, die Arme liegen vom Körper abgespreizt. Den Kopf zur Gegenseite drehen.

- Energiefluss wird erhöht, Gifte werden ausgeschwemmt
- 5–8 Atemzüge je Seite verharren

Gedrehter tiefer Ausfallschritt

Ausfallschritt. Im tiefen Ausfallschritt einen Arm in Richtung Decke strecken. Der Blick folgt der Hand. Das vordere Knie senkrecht über der Ferse positionieren.

- Dehnung der Oberschenkelvorderseite, des Bauchs und Rückens
- 20–30 Sek. je Seite halten

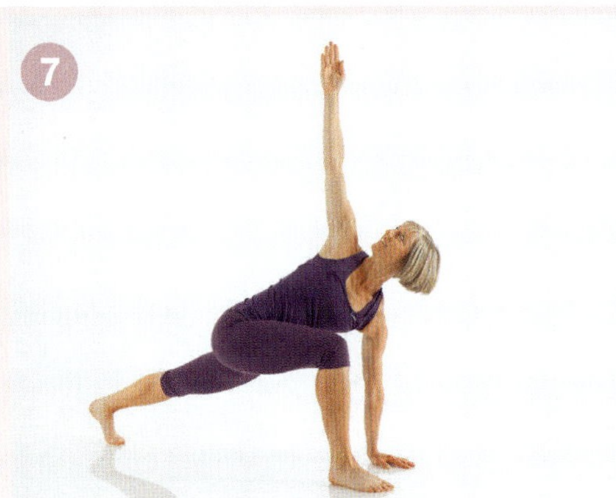

7

30 PHYSIO-FITNESS

Die Muskulatur rund um die Wirbelsäule ist diese Woche Schwerpunkt unseres Trainings. Ein ausgeklügeltes System von unzähligen Muskeln und Bändern stabilisiert einerseits unsere Wirbelsäule und hält sie andererseits beweglich. Richten Sie sich auf!

1

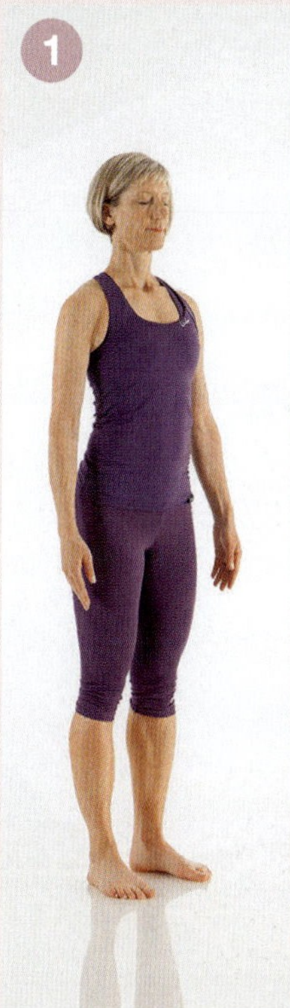

Spür dich

Aufrechter Stand. Die Augen schließen und den aufrechten Stand spüren. Aus dem Alltag ankommen und sich selbst wahrnehmen.

- Körperwahrnehmung
- So lange halten, wie es Ihnen guttut

2

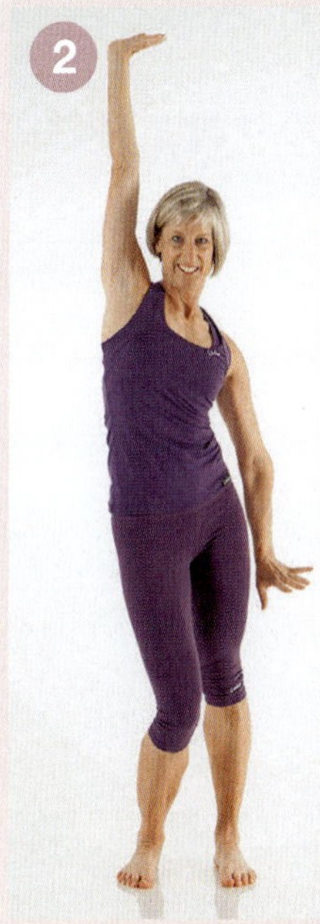

Rekeln

Aufrechter Stand. In verschiedene Richtungen rekeln und strecken, mal Handflächen, mal Handrücken in Richtung Decke. Auch die Knie beugen und strecken. Tipp: Diese Übung für einen gesunden und schmerzfreien Rücken können Sie immer mal wieder zwischendurch ausführen.

- Ganzkörpermobilisation
- So lange halten, wie es Ihnen guttut

»Eine aufrechte Haltung steigert Attraktivität und Ausstrahlung!«

3

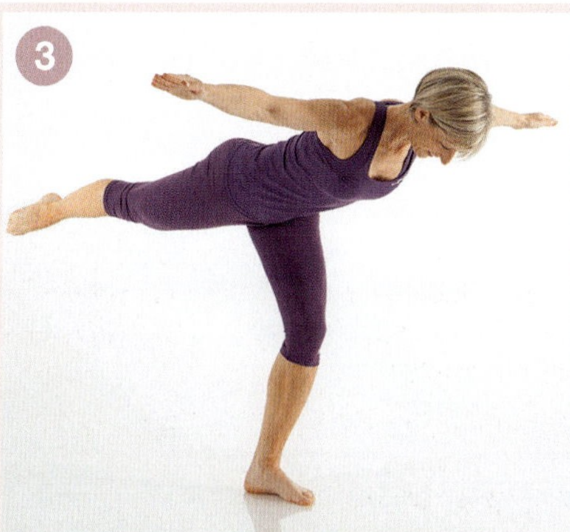

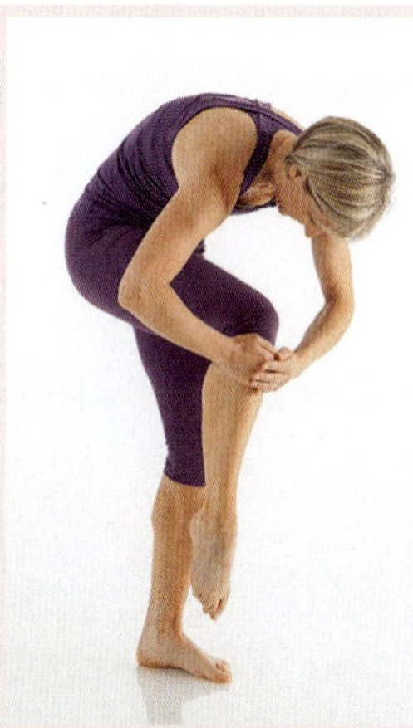

Flieger

Einbeinstand. Beide Arme zur Seite ausbreiten. Ein Bein in Verlängerung des Rumpfes nach hinten ausstrecken. Die Schulterblätter zueinanderziehen. Nun den Rücken runden, das Knie des angehobenen Beins unter das Brustbein bewegen und die Hände zum Knie führen. Dann wieder ausstrecken.

- Stabiler Rücken
- 10–15 Wdh. je Seite/ 2–3 Sätze

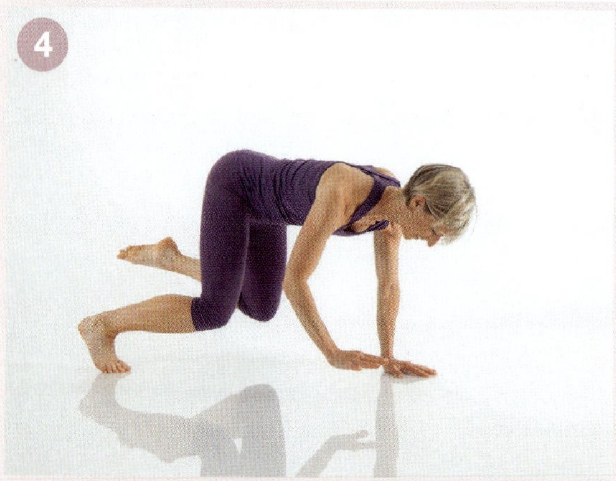

Crawling am Platz

Vierfüßlerstand. Die Knie schweben knapp über dem Boden. Im Wechsel die rechte Hand und den linken Fuß sowie die linke Hand und den rechten Fuß vom Boden abheben. Rhythmisch bewegen.

- Schöne Schultern, stabiler Rumpf, flacher Bauch
- 20–30 Sek./2–3 Sätze

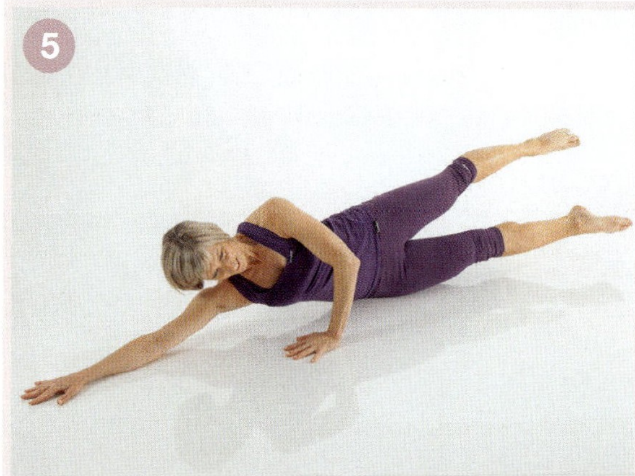

Hacken

Seitlage. Beide Beine und den Kopf vom Boden abheben, der obere Arm stützt vor dem Körper. Mit gestreckten Beinen kleine schnelle Hackbewegungen ausführen.

- Stabiler Rumpf
- 20–30 Sek. je Seite/2–3 Sätze

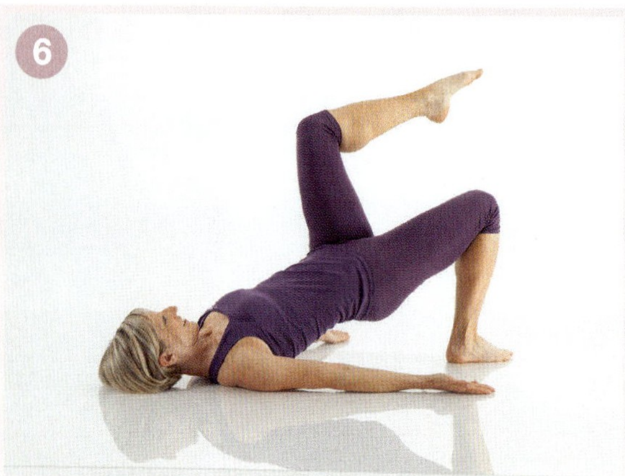

Beinheben aus der Schulterbrücke

Rückenlage. Beide Beine aufstellen und das Becken anheben. Die Position halten und im Wechsel das rechte und linke Bein rechtwinklig vom Boden abheben.

- Starker Rücken, knackiger Po
- 10–15 Wdh. je Seite/2–3 Sätze

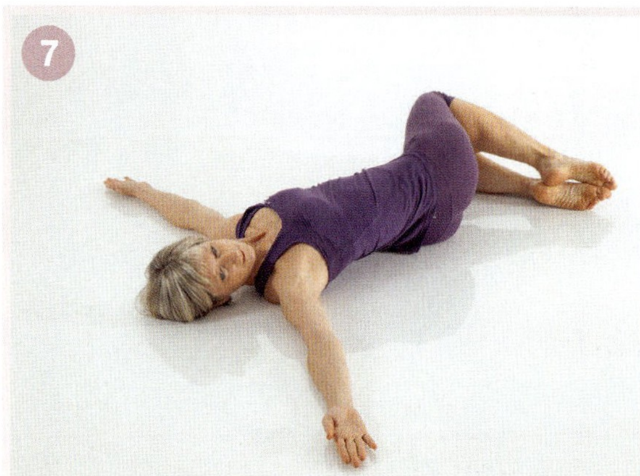

Drehung im Liegen

Rückenlage. Beide Beine aufstellen und auf eine Seite kippen lassen, die Arme liegen vom Körper abgespreizt. Den Kopf zur Gegenseite drehen.

- Energiefluss wird erhöht, Gifte werden ausgeschwemmt
- 5–8 Atemzüge je Seite verharren

31 FIGURTRAINING

Diese Woche ist der Schwerpunkt unseres Workouts die Körpermitte, ein flacher Bauch und eine schmale Taille. Die tiefe Bauchmuskulatur ist ein wichtiger Schutz für unsere Organe und wirkt zusammen mit der Faszie des unteren Rückens *(Fascia thoracolumbalis)* wie ein Korsett, das den Oberkörper stabilisiert, stützt und aufrichtet. Also los!

1

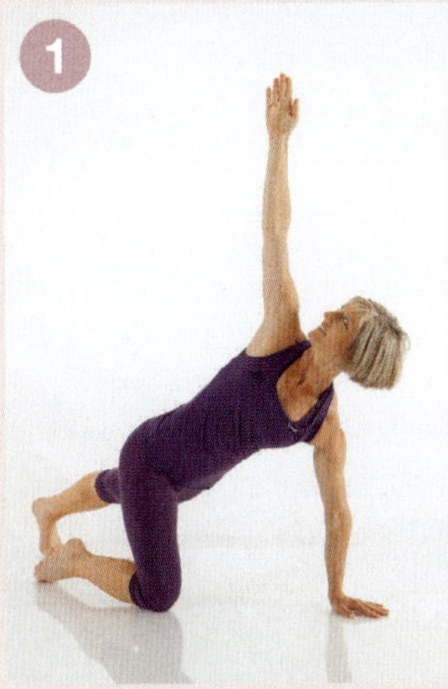

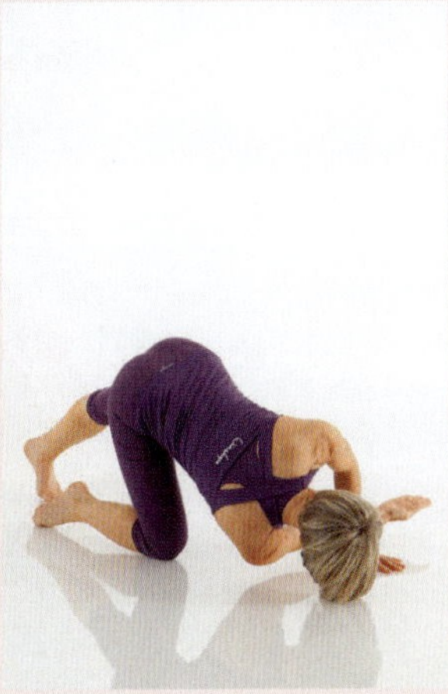

Tauchgang

Vierfüßlerstand. Ein Bein zurückstrecken, die Zehen aufstellen. Den gegenüberliegenden Arm in Richtung Decke strecken. Einatmen und 2–3-mal in die Brustkorböffnung wippen, mit dem Ausatmen unter der anderen Schulter durchtauchen.

- Schmale Taille
- 10–15 Wdh. je Seite/2–3 Sätze

2

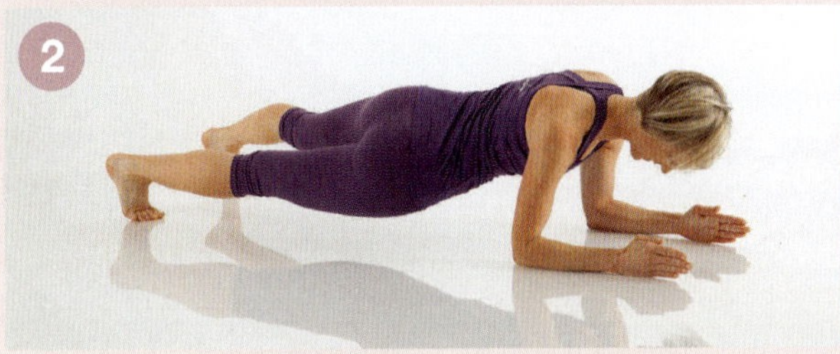

Hüftrotation im Unterarmstütz

Unterarmstütz. Das Becken im Wechsel nach rechts und links in Richtung Boden kippen. Die Körperspannung beibehalten.

- Schmale Taille
- 10–15 Wdh. je Seite/2–3 Sätze

3

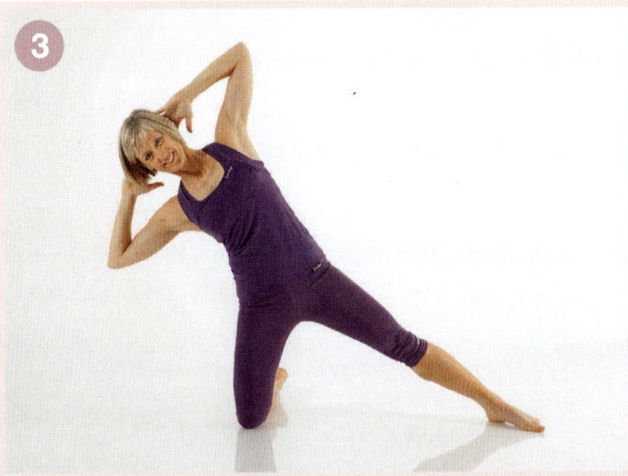

Seitbeuge im halben Kniestand

Kniestand. Ein Bein zur Seite ausstrecken und den Fuß auf dem Boden abstellen. Die Hände hinter dem Kopf anlegen. Nun den Oberkörper zur anderen Seite beugen – Oberkörper und Bein bilden eine Linie. Wieder aufrichten.

- Schmale Taille
- 15–20 Wdh. je Seite/2–3 Sätze

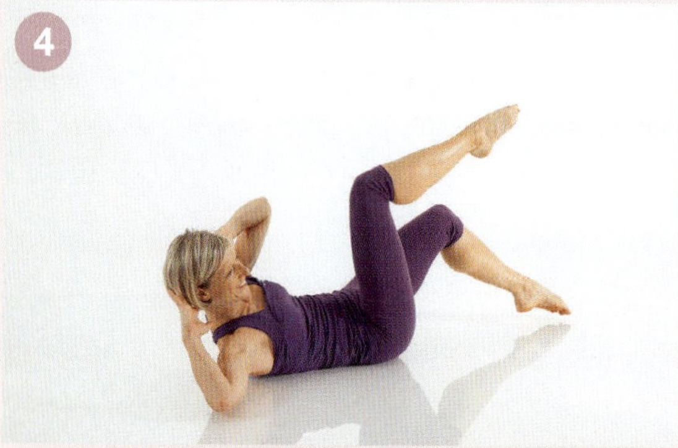

4

Diagonaler Crunch

Rückenlage. Beide Beine rechtwinklig anheben. Die Hände hinter dem Kopf anlegen. Ein Bein in Richtung Boden absenken, dabei das Brustbein in Richtung Knie des angezogenen Beins führen. Das Becken stabil halten.

- Flacher Bauch
- 10–15 Wdh. je Seite/2–3 Sätze

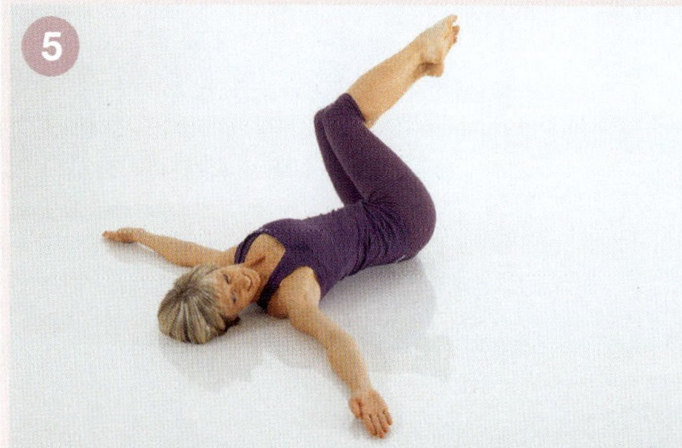

5

Beinpendel in Rückenlage

Rückenlage. Beide Beine rechtwinklig anheben. Die Arme zur Seite ablegen. Die Knie mit dem Einatmen nach rechts kippen, mit dem Ausatmen zurück zur Mitte, mit dem nächsten Einatmen nach links kippen lassen, ausatmen zur Mitte. Die Schultern bleiben während der gesamten Übung am Boden.

- Schmale Taille
- 10–15 Wdh. zu jeder Seite/2–3 Sätze

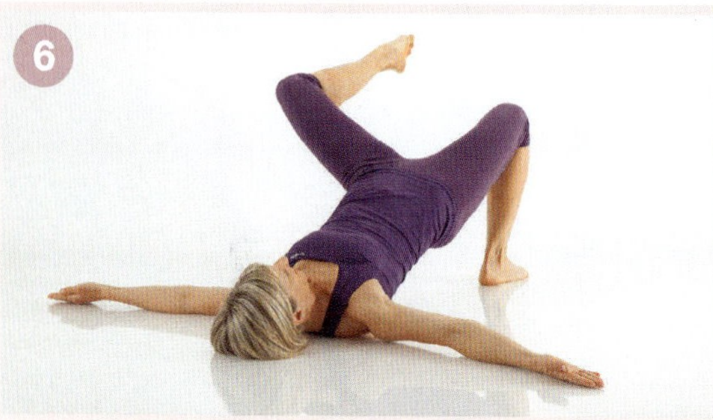

6

Bein-Kippen in der einbeinigen Schulterbrücke

Rückenlage. Die Wirbelsäule bis zu den Schulterblattspitzen aufrollen und oben halten. Nun ein Bein rechtwinklig abheben und mit dem Ausatmen etwas nach außen kippen. Beim Einatmen wieder zurückführen. Das Becken bleibt dabei ruhig.

- Starker Rücken, Hüftbeweglichkeit, starker Beckenboden
- 10–15 Wdh. je Seite/2–3 Sätze

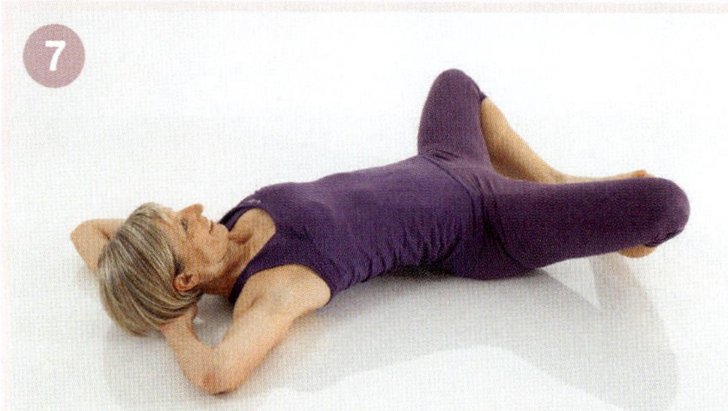

7

Frosch

Rückenlage. Beide Fußsohlen berühren sich. Die Knie fallen entspannt nach außen. Die Hände hinter dem Oberkörper oder unter dem Kopf ablegen.

- Entspannter Beckenboden
- So lange halten, wie es Ihnen guttut

32 PILATES UND YOGA

Matte hinlegen, fertig, los! Diese Woche ist unser Trainingsort die Matte auf dem Boden. Suchen Sie sich ein schönes Plätzchen in der Wohnung, auf dem Balkon oder im Grünen – und schon kann es losgehen. Diese Woche benötigen Sie vor dem Workout kein gesondertes Aufwärmprogramm.

1

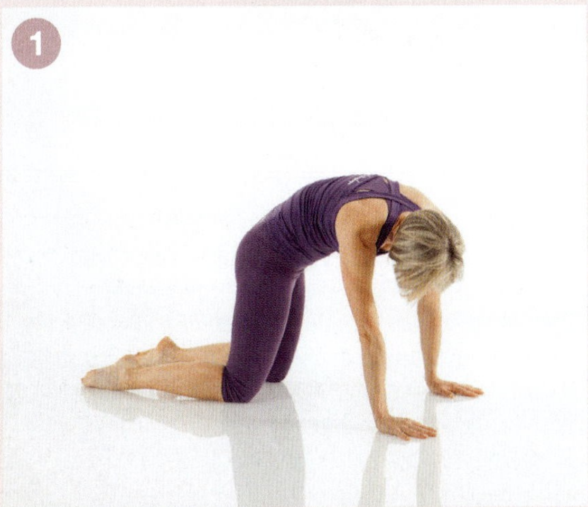

Cat Stretch

Vierfüßlerstand. Den Rücken in alle möglichen Richtungen bewegen – ganz nach Lust und Laune.

- Mobilisation, Entspannung der Wirbelsäule
- Mindestens 30 Sek. lang ausführen

2

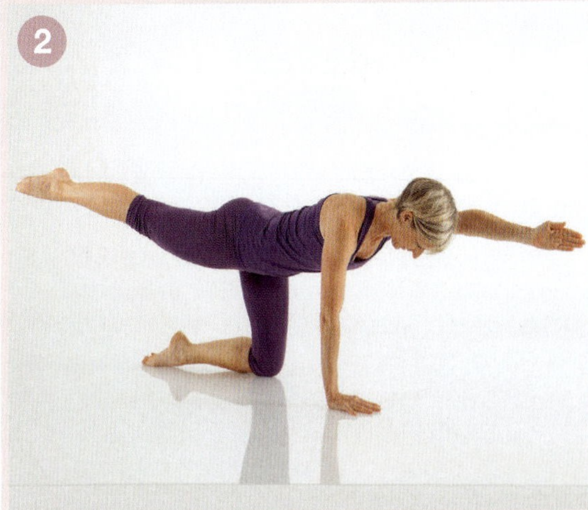

Rückenstrecker

Vierfüßlerstand. Mit dem Ausatmen einen Arm nach vorne und das gegenüberliegende Bein nach hinten strecken. Einatmend Arm und Bein absetzen, mit dem nächsten Ausatmen den anderen Arm und das andere Bein heben, absetzen – immer im Wechsel. Der Rücken bleibt ruhig und der Kopf in Verlängerung des Rumpfes.

- Aufrechte Haltung
- 10–15 Wdh. je Seite

3

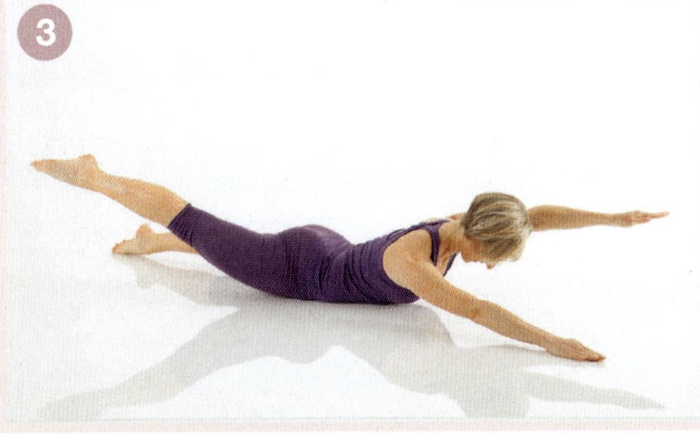

Swimming

Bauchlage. Beide Arme in Verlängerung des Oberkörpers ausstrecken. Die Handflächen zeigen in Richtung Boden. Nun beide Beine und Arme vom Boden abheben. Den rechten Arm und das linke Bein in Richtung Decke bewegen, dann den linken Arm und das rechte Bein. Diese Bewegung in zügigem Tempo ausführen. Dabei bleiben die Knie gestreckt. Den Atem fließen lassen.

- Stabiler Rücken, fester Po
- 20–30 Sek.

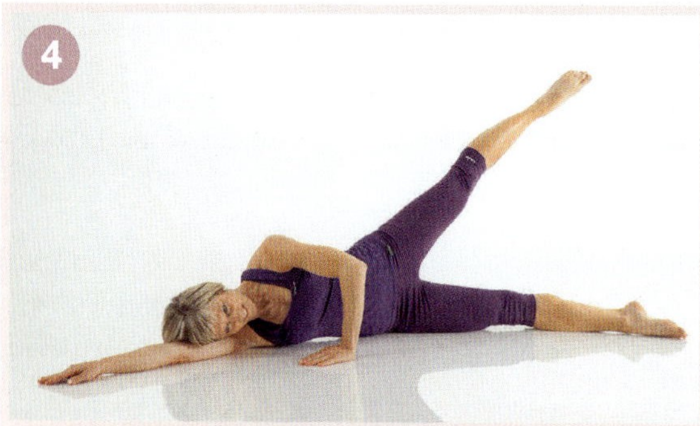

Leg Circle in der Seitlage

Seitlage. Das untere Bein circa 30 Grad nach vorne ablegen. Unter der Taille ein sogenanntes »Taillendreieck« frei halten. Mit dem oberen Bein einen großen Kreis in der Luft zeichnen. Das Knie bleibt während der gesamten Bewegung gestreckt.

- Knackiger Po
- 20–30 Wdh. je Seite

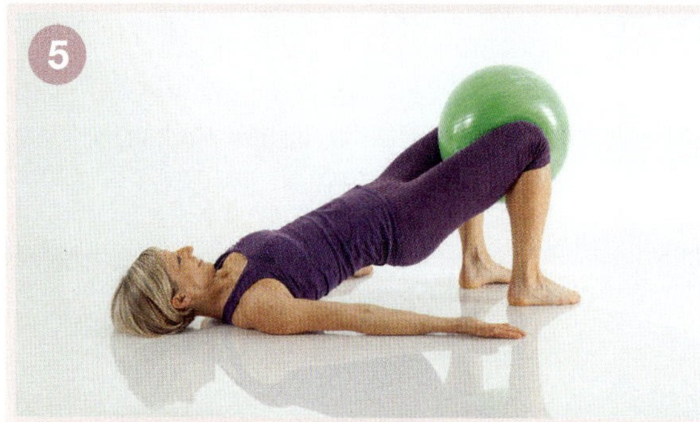

Roll-up

Rückenlage. Beide Beine aufstellen. Mit dem Ausatmen das Becken heben und die Wirbelsäule Wirbel für Wirbel bis zu den Schulterblattspitzen aufrollen. Einatmen und halten, mit dem Ausatmen wieder abrollen. Unten angekommen, wieder einatmen und ausatmend hochrollen. Variante: zusätzliche Aktivierung des Beckenbodens mit Druck auf den Ball zwischen den Knien.

- Runder Po, starker Beckenboden
- 20–30 Wdh.

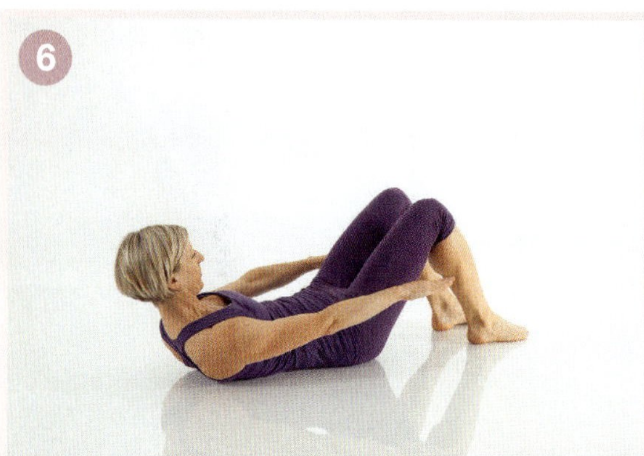

Hundreds

Rückenlage. Beide Beine hüftbreit geöffnet aufstellen. Kopf und Schultergürtel anheben. Beide Arme parallel zum Boden neben den Oberschenkeln anheben. Kleine Hoch-tief-Bewegungen mit den Armen ausführen. Dabei 3–4-mal staccato ein- und ausatmen.

- Flacher Bauch
- 20–30 Sek. lang ausführen

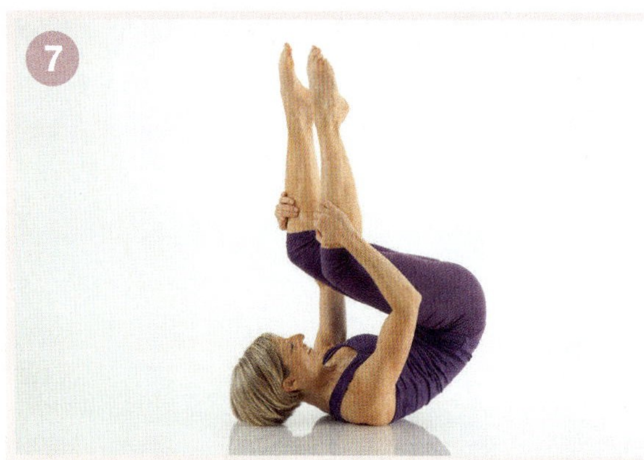

Rolling like a Ball

Rückenlage. Beide Beine anheben und die Unterschenkel mit den Händen fassen. Den Bauchnabel sanft nach innen ziehen. Mit dem Ausatmen vorrollen, mit dem Einatmen wieder zurück. Der Kopf bleibt immer vom Boden abgehoben.

- Mobilisation der Wirbelsäule
- 30 Sek. lang ausführen

33 INTENSIVTRAINING

Um möglichst viel Energie zu verbrennen, sollten wir in unserem Training möglichst große Muskelgruppen trainieren und bei einer Übung viele Muskeln gleichzeitig ansprechen. Diese Woche bringt uns zum Schwitzen! Üben Sie 2–3 Durchgänge, jede der ersten vier Übungen 1 Minute lang (bei zwei Seiten jede Seite 30 Sekunden). Zwischen den einzelnen Durchgängen machen Sie eine Pause von circa 1 Minute.

1

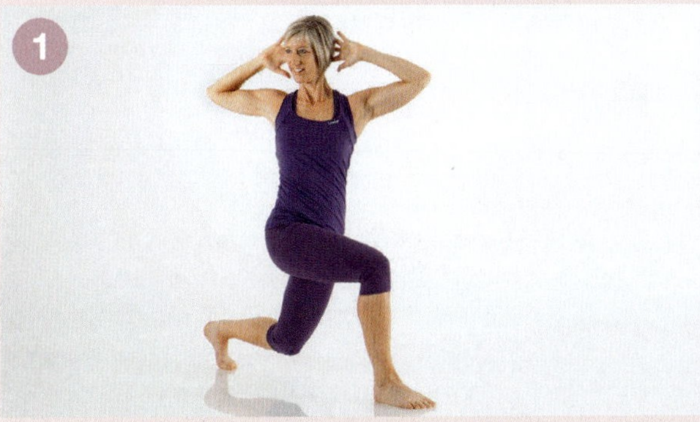

Lunge mit Twist

Aufrechter Stand. Im Wechsel mit dem rechten und linken Bein in einem großen Schritt zurücksteigen. Das hintere Knie in Richtung Boden absenken. Das vordere Knie bleibt senkrecht über der Ferse. Beide Hände dabei an den Kopf legen und beim Beugen des Knies den Oberkörper zum vorderen Bein drehen.

- Straffe Beine
- 30 Sek. je Seite/2–3 Durchgänge

2

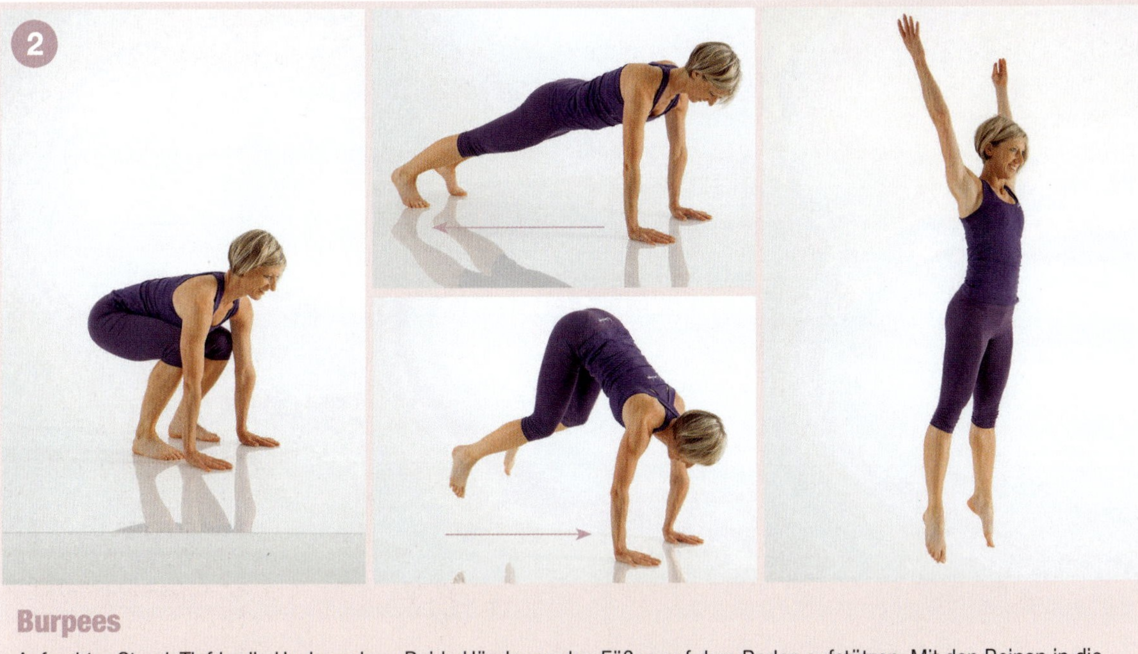

Burpees

Aufrechter Stand. Tief in die Hocke gehen. Beide Hände vor den Füßen auf dem Boden aufstützen. Mit den Beinen in die Liegestützposition springen. Wieder nach vorne springen. Aufrichten (alternativ: nach oben abspringen).

- Straffer Body, Ausdauer
- 1 Min./2–3 Durchgänge

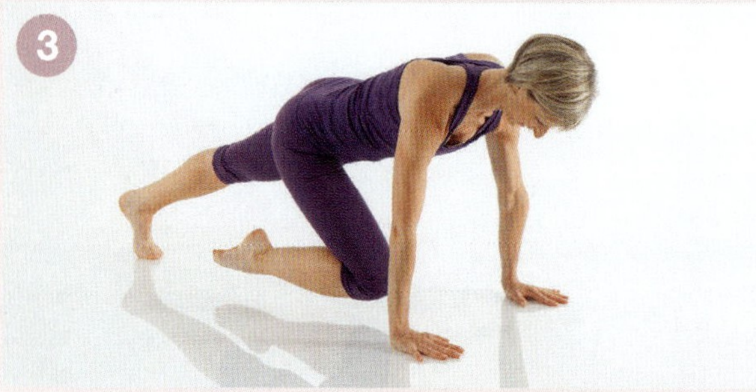

3

Bergsteiger

Liegestützposition. Die Hände befinden sich senkrecht unter den Schultergelenken. Oberkörper und Beine bilden eine Linie. Nun die Knie im Wechsel unter das Brustbein ziehen.

- Flacher Bauch
- 1 Min./2–3 Durchgänge

4

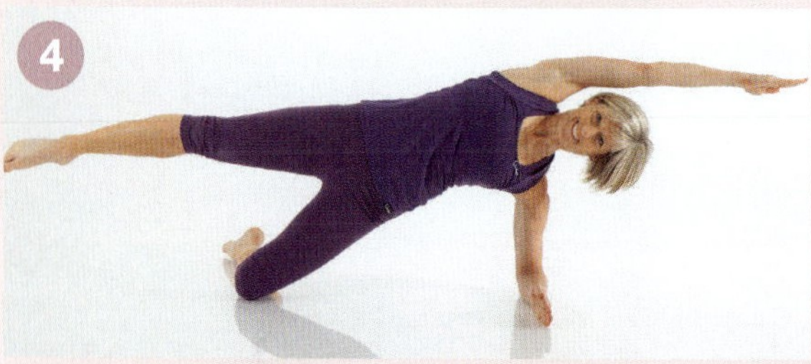

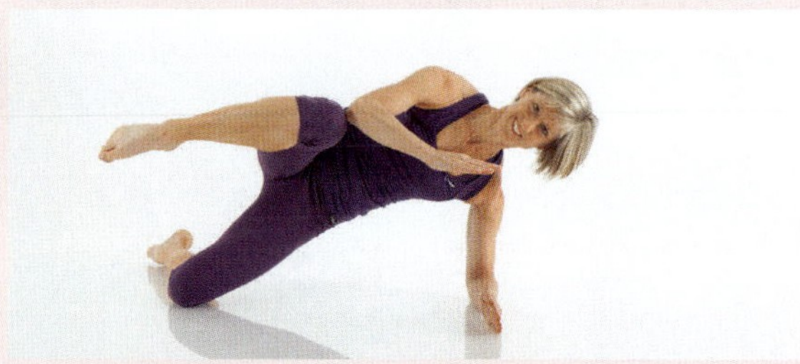

Ellbogen zu Knie im Seitstütz

Seitlicher Unterarmstütz. Das untere Bein angewinkelt ablegen. Das obere Bein in Verlängerung des Oberkörpers ausstrecken. Nun den Ellbogen und das Knie zueinander- und auseinanderführen.

- Schmale Taille
- 30 Sek. je Seite/2–3 Durchgänge

5

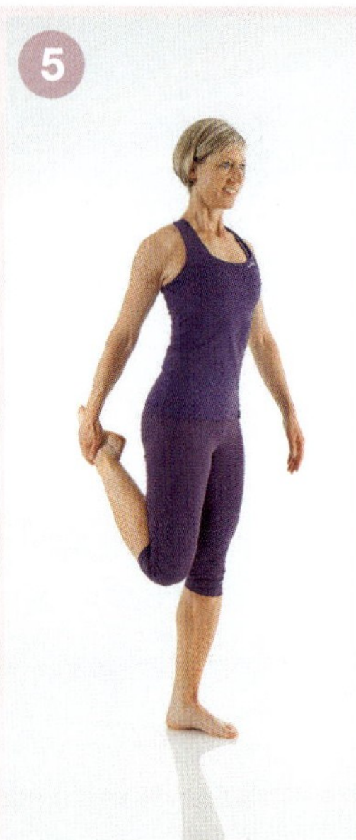

Flamingo

Einbeinstand. Das angehobene Bein am Fußgelenk zurückziehen, bis sich beide Knie auf einer Linie befinden. Das Gesäß anspannen, den Fuß sanft in die Hand drücken.

- Dehnung der Oberschenkelvorderseite
- 20 Sek. je Seite halten

»Muskeln geben nicht nur Kraft, sie formen und festigen auch den Körper.«

6

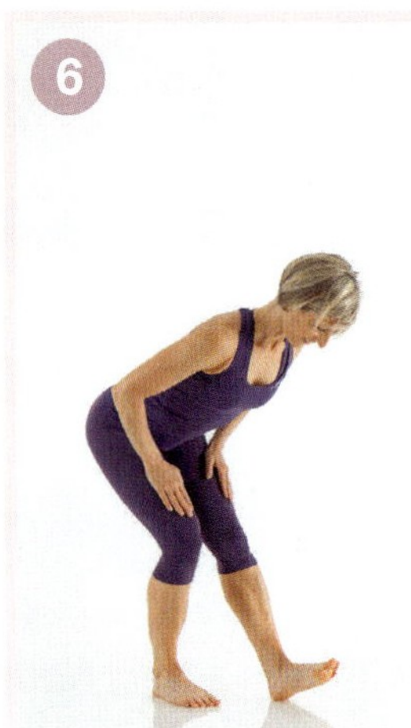

Hamstring Stretch

Aufrechter Stand. Ein Bein nach vorne stellen, dabei die Fußspitze in Richtung Schienbein ziehen. Das Gesäß weit nach hinten schieben. Nun mit geradem Oberkörper nach vorne beugen.

- Dehnung der Oberschenkelrückseite
- 20 Sek. je Seite halten

34 PHYSIO-FITNESS

Verursacher von Rückenschmerzen sind oft Verklebungen in den Faszien. Diese lassen sich mithilfe von Dehnübungen und Bewegungen mit unterschiedlichsten Winkelvariationen auflösen.

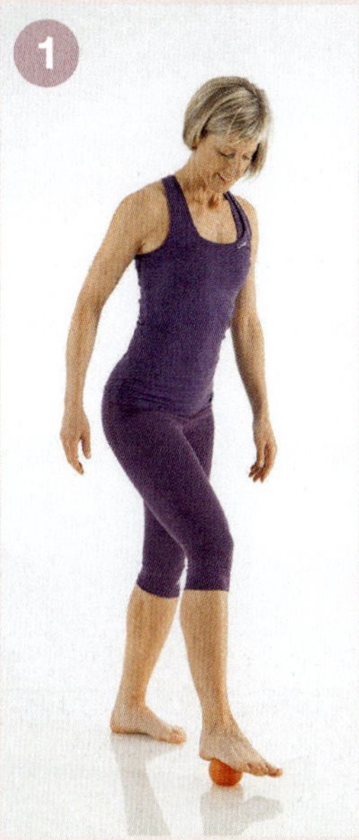

1 Fußsohlen ausrollen

Aufrechter Stand. In leichter Schrittstellung einen Fuß auf einen kleinen (Tennis-)Ball stellen. Körpergewicht auf den Ball verlagern, Fußsohle langsam ausrollen (1 Zentimeter pro Atemzug).

- Fußreflexzonenmassage, Vorbereiten der myofaszialen Rückenlinie
- Circa 1 Min. je Fuß

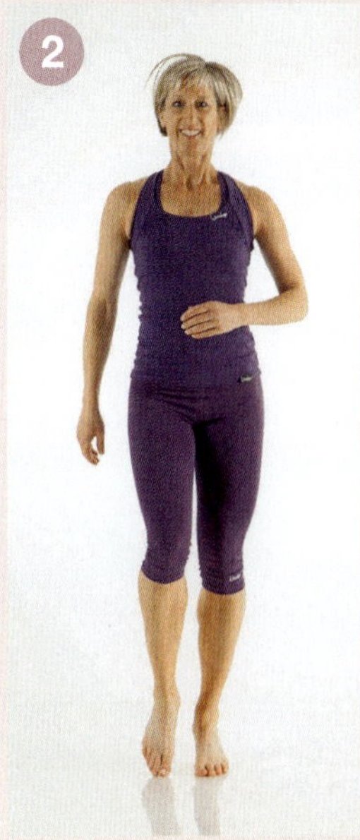

2 Federnde Fußsohlenmassage

Aufrechter Stand. Die Füße im Wechsel und/oder gleichzeitig am Boden abrollen. Die Fersen dabei abheben. Leise bewegen.

- Förderung der Faszienelastizität
- 1 Min.

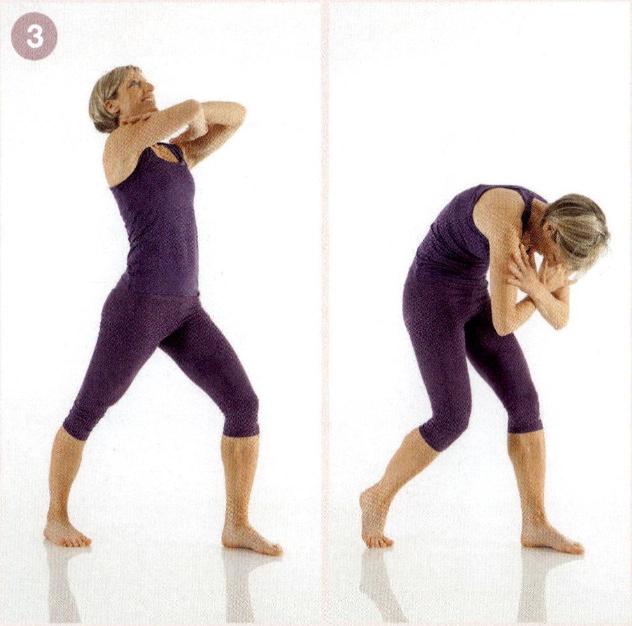

3 Ganzkörper-Stretch und -Curl in Schrittstellung

Aufrechter Stand. Ein Bein nach vorne stellen. Das vordere Bein ist gebeugt, das hintere gestreckt. Beide Arme über dem Brustbein kreuzen. Mit dem Einatmen das Brustbein mit den Armen heben und den Blick in Richtung Decke richten. Beim Ausatmen das hintere Knie beugen und den Rücken runden.

- Dehnung der faszialen Frontallinie
- 8–10 Wdh. je Seite

4

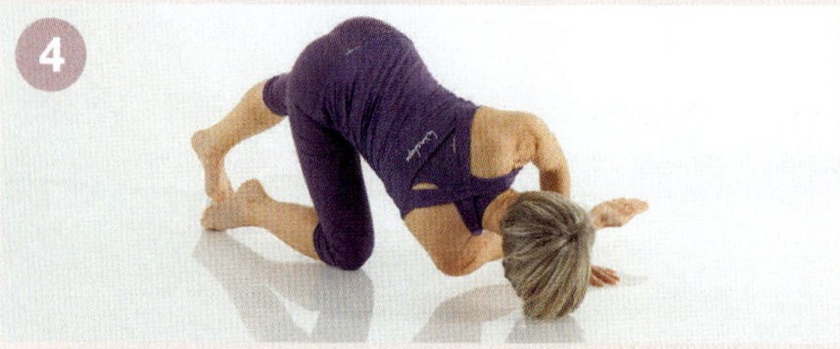

Tauchgang

Vierfüßlerstand. Ein Bein zurückstrecken, die Zehen aufstellen. Den gegenüberliegenden Arm in Richtung Decke strecken. Einatmen und 2–3-mal in die Brustkorböffnung wippen, mit dem Ausatmen unter der anderen Schulter durchtauchen.

- Schmale Taille, Dehnung der faszialen Spirallinie
- 10–15 Wdh. je Seite

5

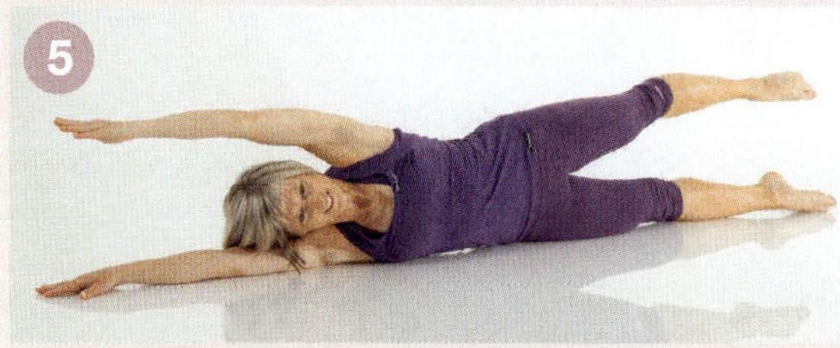

Baumstamm

Seitlage. Den ganzen Körper ausstrecken »wie einen Baumstamm«. Mit dem Einatmen den oberen Arm und das obere Bein heben und auseinanderziehen. Mit dem Ausatmen wieder etwas lösen.

- Dehnung der faszialen Seitenlinie
- 5–6 Atemzüge je Seite

6

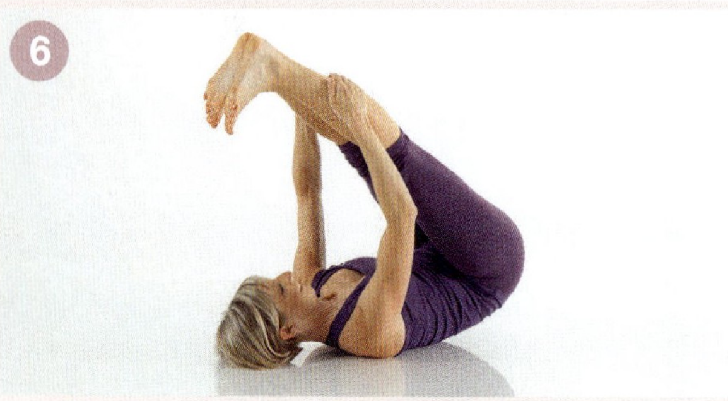

Zange

Rückenlage. Beide Beine in Richtung Decke strecken, die Fußspitzen in Richtung Schienbeine ziehen. Nun das Becken heben und die Unterschenkel mit den Händen fassen. Beide Knie bleiben gestreckt.

- Dehnung der gesamten Rückenlinie
- 20 Sek. halten

7

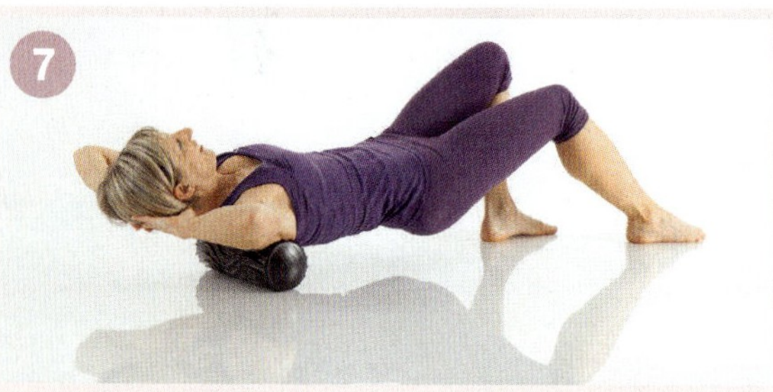

Rücken ausrollen

Rückenlage. Beide Beine aufstellen, die Hände stützen den Kopf. Das Becken heben und den Rücken mit einer Faszienrolle abrollen.

- Hydration der Rückenfaszie
- 1 Min.

8

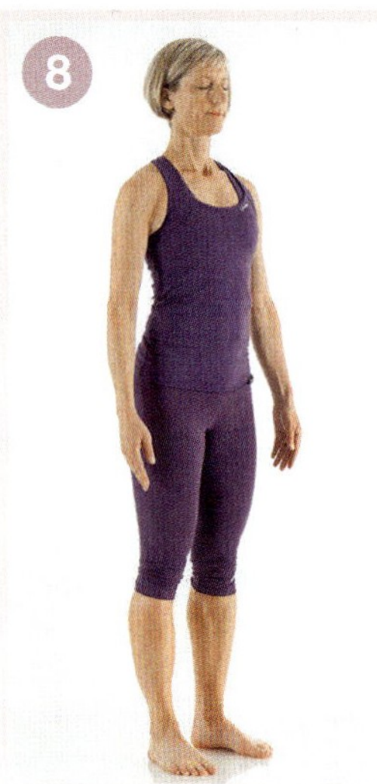

Spür dich

Aufrechter Stand. Die Augen schließen und den aufrechten Stand spüren. Fühlt sich die Position stabiler, aufrechter, gewachsen an verglichen zu vor dem Workout?

- Körperwahrnehmung
- So lange halten, wie es Ihnen guttut

35 FIGURTRAINING

Nach dieser Woche haben wir ganz besonders die Zonen Bauch, Beine und Po trainiert. Bei zwei Übungen verwende ich Hanteln. Nutzen Sie diese als Steigerung, wenn Sie sich fit genug fühlen. Es macht aber nichts, das Gewicht erst mal wegzulassen. Auf geht's!

1

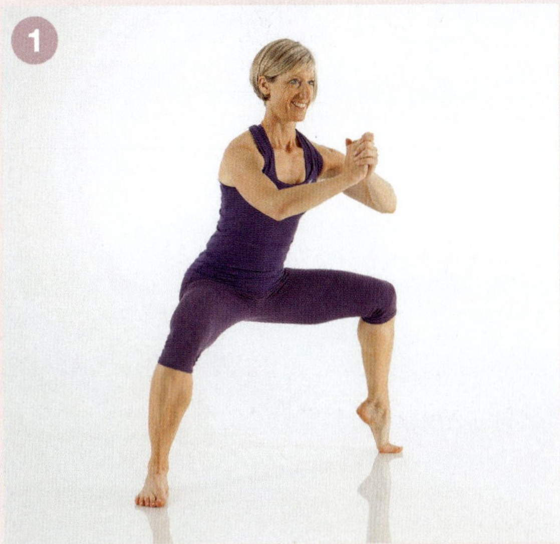

Fersenheben

Grätschstand. Die Beine in eine weite Grätsche öffnen. Die Knie zeigen nach außen in Richtung Fußspitzen. Das Gesäß, wenn möglich, so weit senken, bis die Oberschenkel sich waagrecht über dem Boden befinden. Nun die Fersen im Wechsel heben und senken.

- Feste Beine
- 20–30 Wdh. je Seite/2–3 Sätze

2

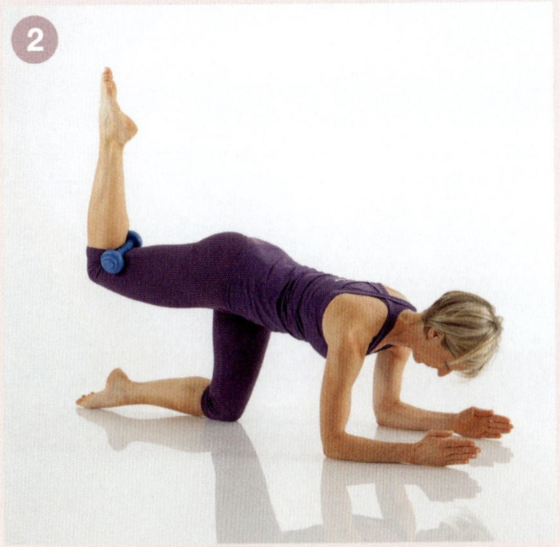

Kick-back mit Hantel

Vierfüßlerstand. Die Unterarme auf den Boden legen. Die Ellbogen sind unter den Schulter-, die Knie senkrecht unter den Hüftgelenken. Ein Bein rechtwinklig anheben, in die Kniekehle eine Hantel einklemmen. Das Bein hoch und tief bewegen. Den Rücken ruhig halten.

- Runder Po
- 20–30 Wdh. je Seite/2–3 Sätze

3

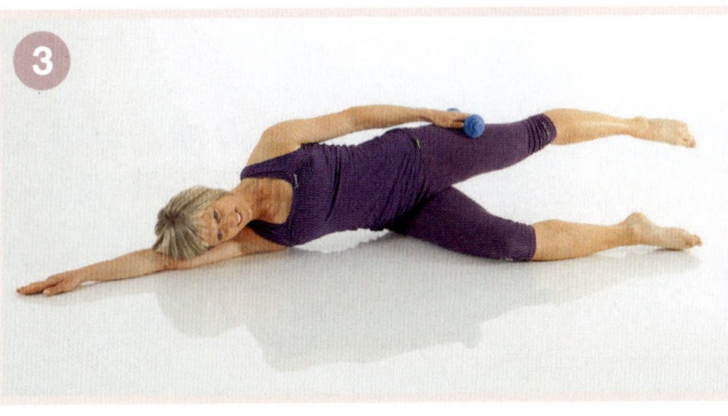

Bein-Lifting

Seitlage. Das untere Bein rechtwinklig anziehen. Das obere gestreckte Bein mit einer Hantel beschweren, heben und senken. Das Becken bleibt dabei stabil.

- Straffe Oberschenkelaußenseite
- 20–30 Wdh. je Seite/2–3 Sätze

4

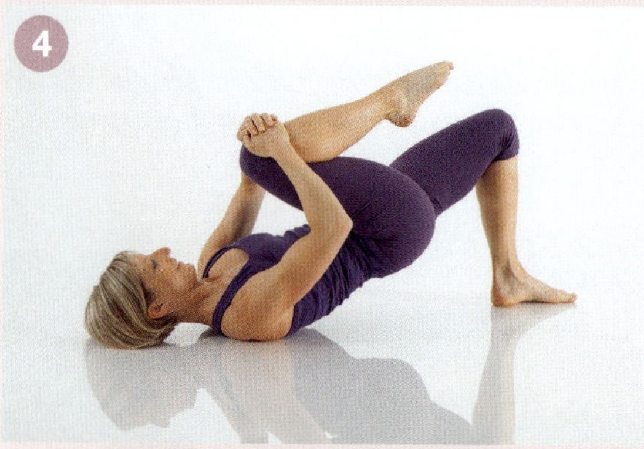

Einbeiniges Beckenheben

Rückenlage. Beide Beine hüftbreit aufstellen. Ein Bein abheben und mit den Händen fest in Richtung Brustbein ziehen. Nun das Becken heben und senken.

- Runder Po
- 20–30 Wdh. je Seite/2–3 Sätze

5

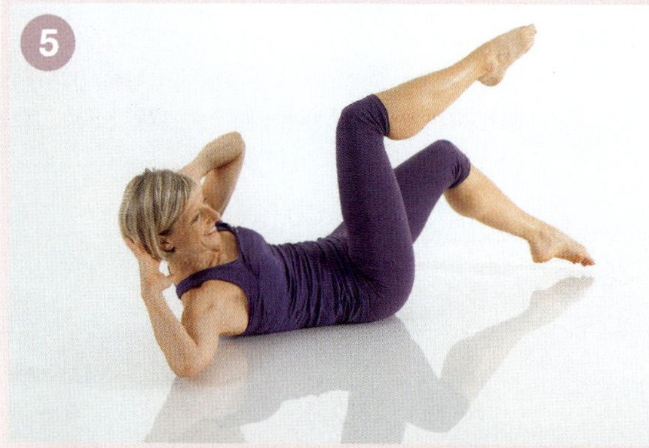

Diagonaler Crunch

Rückenlage. Die Beine rechtwinklig anheben. Hände hinter dem Kopf anlegen. Ein Bein in Richtung Boden absenken, das Brustbein in Richtung Knie des angezogenen Beins führen. Becken stabil halten.

- Flacher Bauch
- 10–15 Wdh. je Seite/2–3 Sätze

6

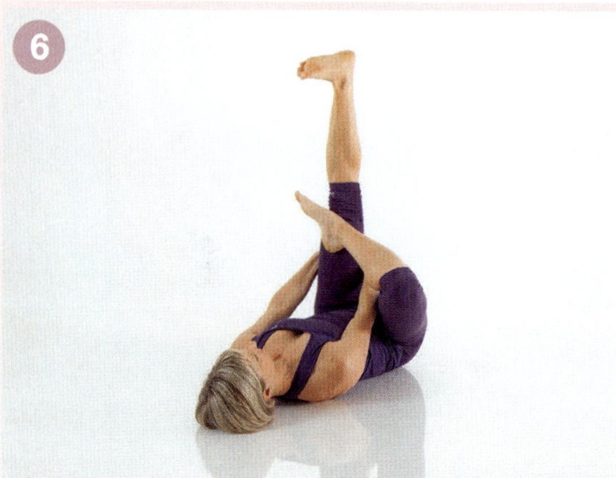

Nadelöhr

Rückenlage. Ein Bein kreuzt mit dem Fußgelenk über den anderen Oberschenkel. Das Bein strecken, die Fußspitze anziehen.

- Dehnung des Gesäßes, der Oberschenkelrückseite und Wade
- 20 Sek. je Seite halten

7

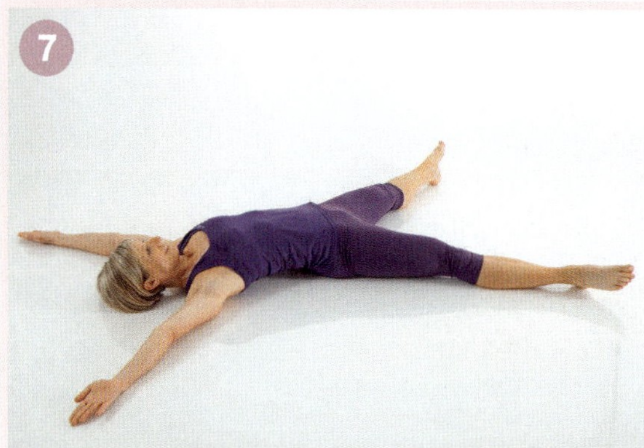

Großes X

Rückenlage. Beide Arme und Beine in einem großen X öffnen und auseinanderziehen. Mal gleichseitig, mal diagonal auseinanderziehen.

- Dehnung der Bauchmuskulatur
- 30 Sek.

36 PILATES UND YOGA

Diese Woche bringen wir unseren Atem in Einklang mit fließenden Übungsabfolgen. Schaffen Sie sich einen Ausgleich zum Alltag und bauen Sie gezielt Stress ab. Üben Sie die Positionen zuerst einzeln. Wenn Sie sie beherrschen, dann fügen Sie sie zu einem Flow zusammen. Wiederholen Sie den Ablauf 6–8-mal.

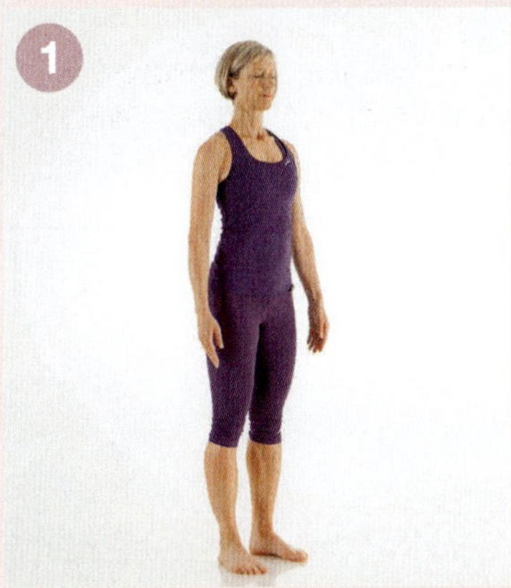

Spür dich

Aufrechter Stand. Die Augen schließen und den aufrechten Stand spüren. Aus dem Alltag ankommen.

- Körperwahrnehmung
- Den Flow 6–8-mal wiederholen

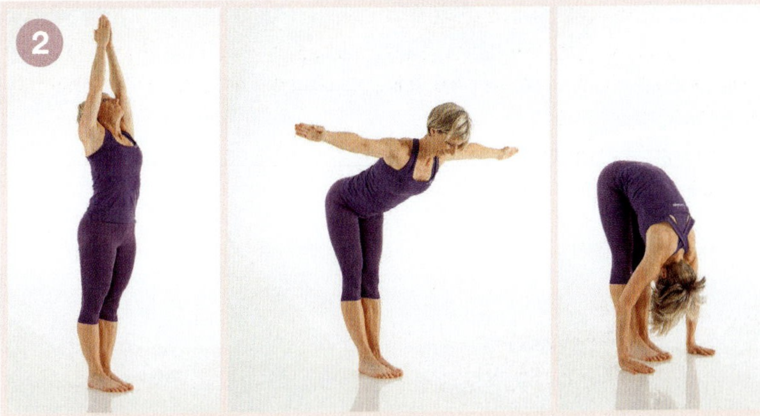

Verneigung

Aufrechter Stand. Die Füße schließen, beide Hände vor dem Brustbein falten. Mit dem Einatmen die Arme über den Kopf führen. Ausatmend den Oberkörper zum Boden neigen, dabei die Arme über die Seite führen. Einatmend wieder aufrichten oder weiter im Flow.

- Dehnung Beinrückseite
- Den Flow 6–8-mal wiederholen

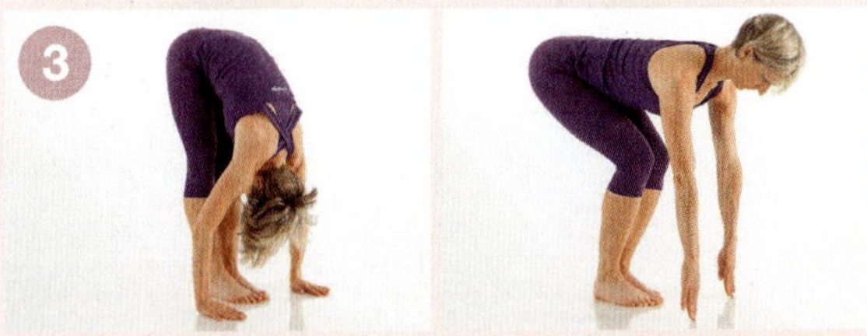

Vorbeuge

Vorwärtsbeuge. Den Oberkörper zum Boden hängen lassen. Mit dem Einatmen den Rücken strecken, die Fingerspitzen berühren noch den Boden. Ausatmen und den Oberkörper hängen lassen.

- Starker Rücken
- Den Flow 6–8-mal wiederholen

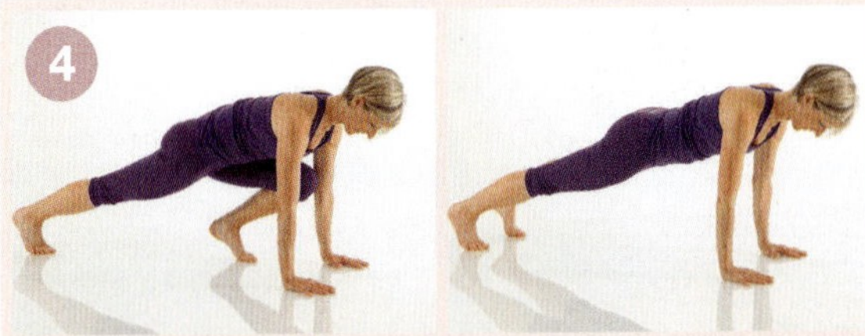

Brett

Vorwärtsbeuge. Die Hände auf den Boden stützen. Mit beiden Beinen zurücksteigen (Fortgeschrittene: zurückspringen) in die Liegestützposition.

- Ganzkörperspannung
- Den Flow 6–8-mal wiederholen

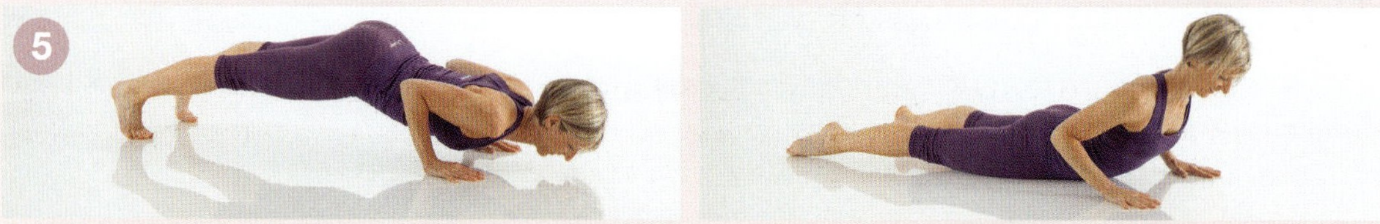

Kobra

Liegestützposition. Das Brustbein in Richtung Boden absenken, die Hände stützen neben den Schultern auf. Den Bauchnabel sanft nach innen oben ziehen. Nun das Brustbein in Richtung Decke bewegen. Darauf achten, den unteren Rücken möglichst lang zu lassen.

- Dehnung der Bauchmuskulatur
- Den Flow 6–8-mal wiederholen

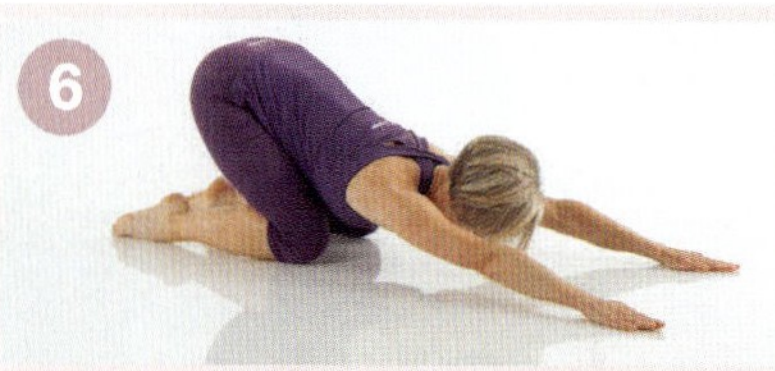

Child Position

Bauchlage. Aus der Kobra das Steißbein zurückschieben in den Fersensitz. Die Arme lang nach vorne strecken.

- Entspannung
- Den Flow 6–8-mal wiederholen

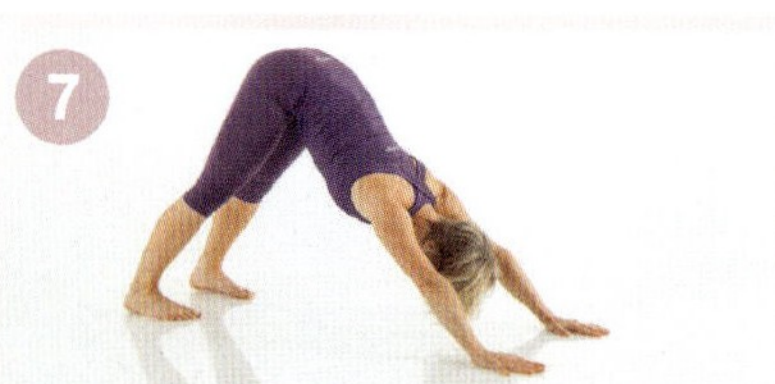

Herabschauender Hund

Fersensitz. Das Steißbein in Richtung Decke bewegen. Die Fersen so tief wie möglich in Richtung Boden schieben, das Brustbein in Richtung Oberschenkel.

- Dehnung der gesamten Rückseite
- Den Flow 6–8-mal wiederholen

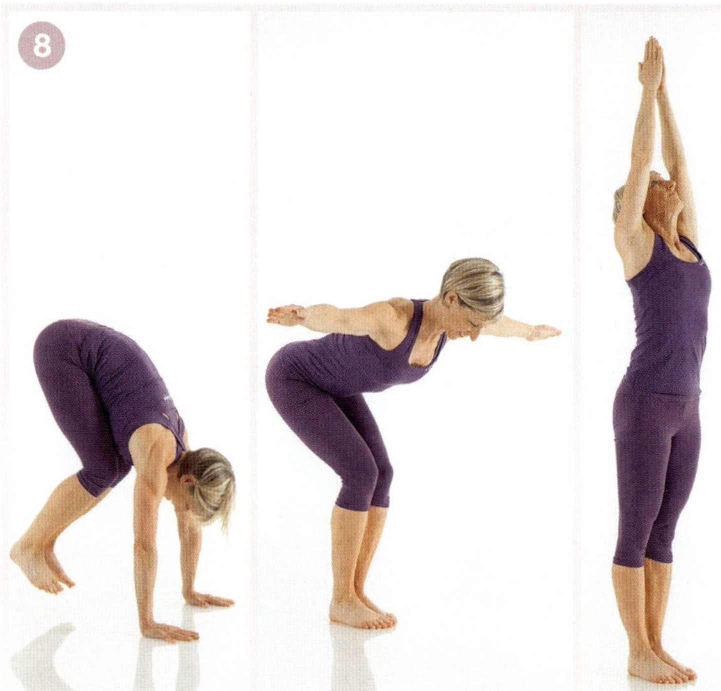

Sprung in den Stand

Herabschauender Hund. Mit beiden Beinen nach vorne in Richtung Hände springen. Mit geradem Rücken den Oberkörper wieder aufrichten.

- Streckung der Wirbelsäule
- Den Flow 6–8-mal wiederholen

37 INTENSIVTRAINING

Diese Woche gibt es ein ganz besonderes Intensivtraining. Legen Sie sich zwei Hanteln oder alternativ zwei Wasserflaschen bereit und schon kann es losgehen!

1

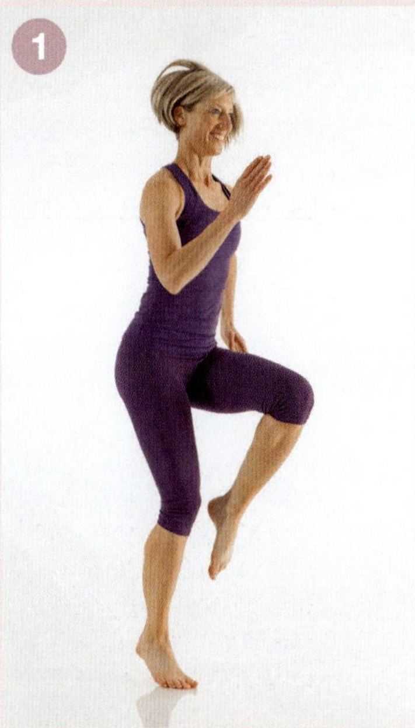

Skippings

Aufrechter Stand. Im Wechsel das rechte und linke Knie schnell in Richtung Brustbein ziehen. Der Rumpf bleibt aufgerichtet.

- Herz-Kreislauf-Training
- 1–2 Min.

2

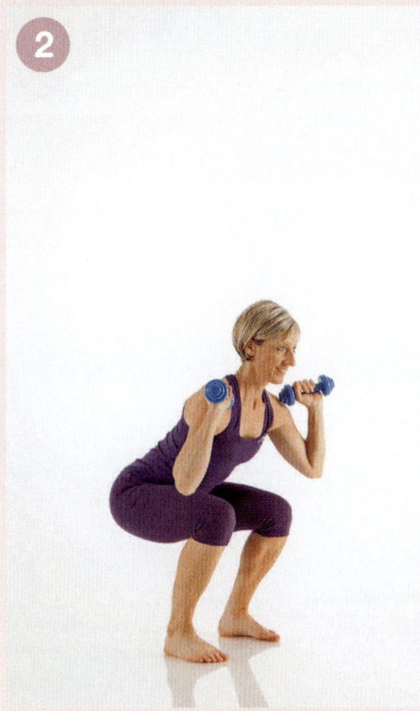

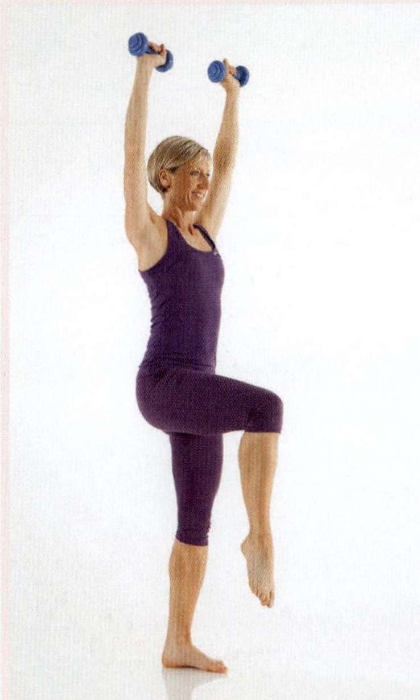

Press-up

Aufrechter Stand. Beide Hanteln in Schulterhöhe halten. Das Gesäß tief in Richtung Boden absenken. Nun den Körper aufrichten, ein Knie anheben und gleichzeitig die Hanteln in Richtung Decke schieben. Wieder tief gehen und beim Aufrichten das andere Bein heben.

- Straffe Beine, knackiger Po, schöner Rücken
- 10–15 Wdh. je Seite/2–3 Sätze

3

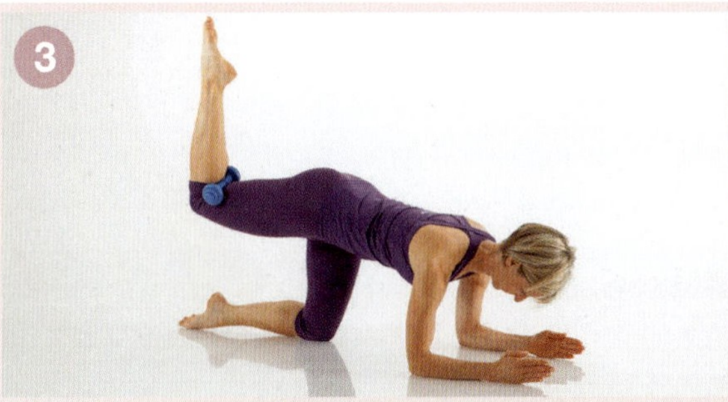

Kick-back mit Hantel

Vierfüßlerstand. Die Unterarme auf den Boden legen. Die Ellbogen sind unter den Schulter-, die Knie senkrecht unter den Hüftgelenken. Ein Bein rechtwinklig anheben, in die Kniekehle eine Hantel einklemmen. Das Bein hoch und tief bewegen. Den Rücken ruhig halten.

- Runder Po
- 20–30 Wdh. je Seite/2–3 Sätze

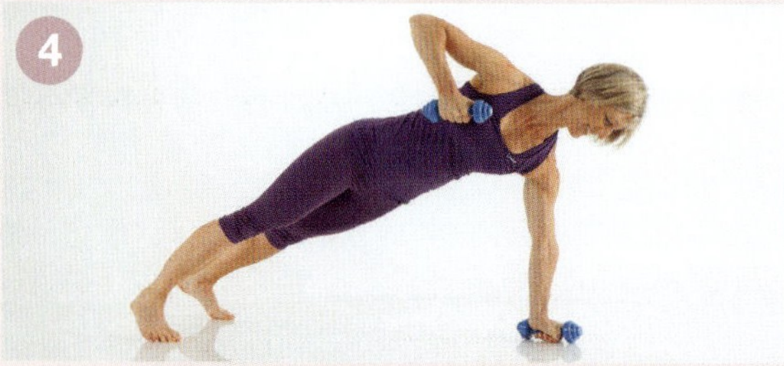

Rudern

Liegestützposition. Beide Hände stützen sich auf eine Hantel. Die Hände befinden sich senkrecht unter den Schultergelenken. Im Wechsel den rechten und linken Ellbogen in Richtung Decke ziehen.

- Schöne Schultern, stabile Mitte
- 10–15 Wdh. je Seite/2–3 Sätze

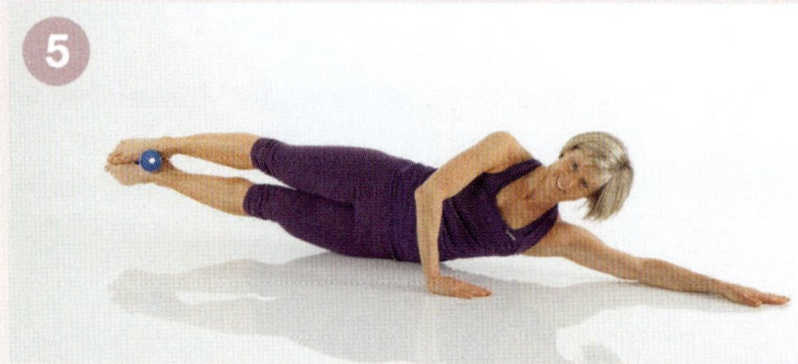

Beineheben in Seitlage mit Hantel

Seitlage. Ausgestreckt auf die Seite legen. Eine Hantel zwischen die Füße klemmen. Beide Beine anheben und wieder senken.

- Schmale Taille, straffe Oberschenkel
- 10–15 Wdh. je Seite/2–3 Sätze

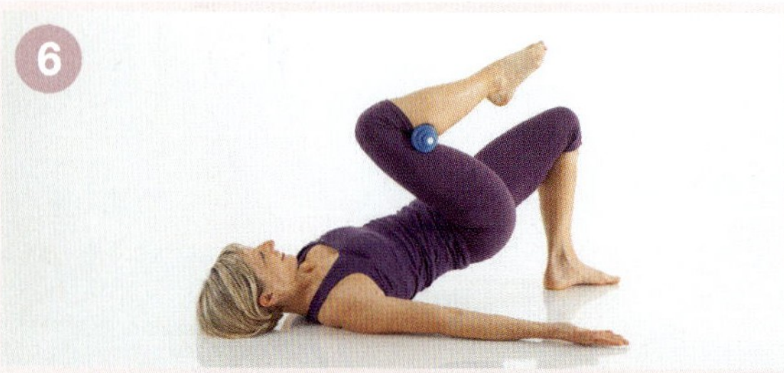

Einbeiniges Beckenheben mit Hantel

Rückenlage. Beide Beine hüftbreit aufstellen, ein Bein abheben und eine Hantel in der Kniekehle platzieren. Nun das Becken heben und senken.

- Runder Po
- 20–30 Wdh. je Seite/2–3 Sätze

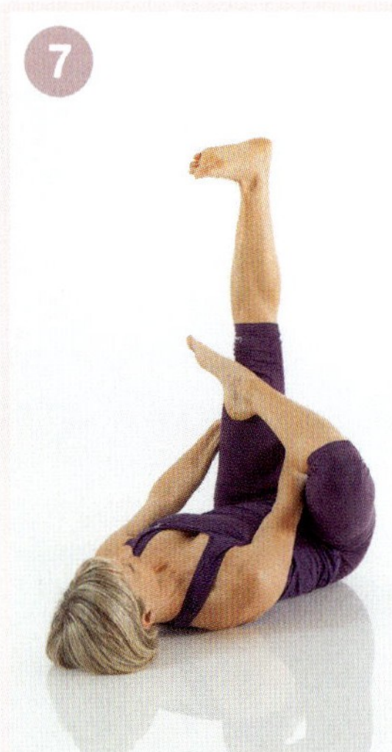

Nadelöhr

Rückenlage. Ein Bein kreuzt mit dem Fußgelenk über den anderen Oberschenkel. Das Bein strecken, die Fußspitze anziehen.

- Dehnung des Gesäßes, der Oberschenkelrückseite und Wade
- 20 Sek. je Seite halten

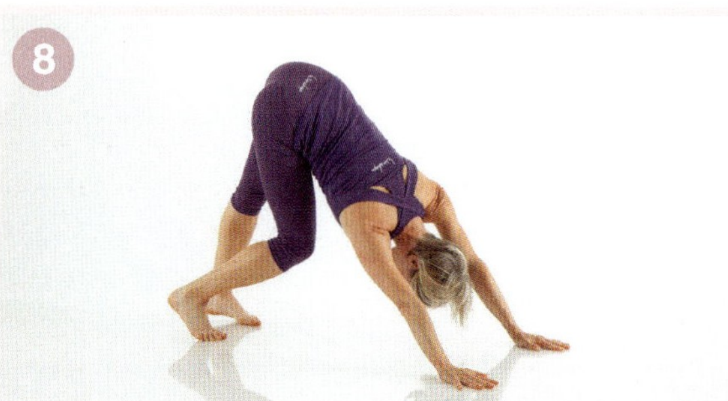

Walking Dog

Vierfüßlerstand. Das Steißbein in Richtung Decke bewegen, die Fersen so tief wie möglich in Richtung Boden schieben, das Brustbein in Richtung Oberschenkel. Im Wechsel die rechte und linke Ferse in Richtung Boden schieben.

- Dehnung der gesamten Beinrückseite
- 20–30 Sek.

38 PHYSIO-FITNESS

Entscheidend für ein attraktives, jugendliches Aussehen ist nicht unbedingt der Body-Mass-Index (BMI), sondern es sind vielmehr die Proportionen des Körpers. Stehen wir mit hängenden Schultern, dann wölbt sich die Bauchdecke nach vorne, der Po wird flach und der Schultergürtel wirkt schmal. Richten wir uns auf, dann strafft sich die Bauchdecke, der Po wird runder und die Schultern wirken breiter. Diese Woche kümmern wir uns um schöne Proportionen!

1

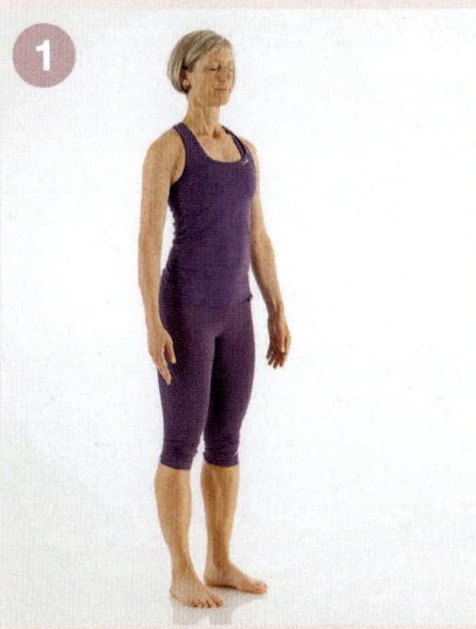

Spür dich

Aufrechter Stand. Die Augen schließen und den aufrechten Stand spüren. Aus dem Alltag ankommen und sich selbst wahrnehmen.

- Körperwahrnehmung
- So lange halten, wie es Ihnen guttut

2

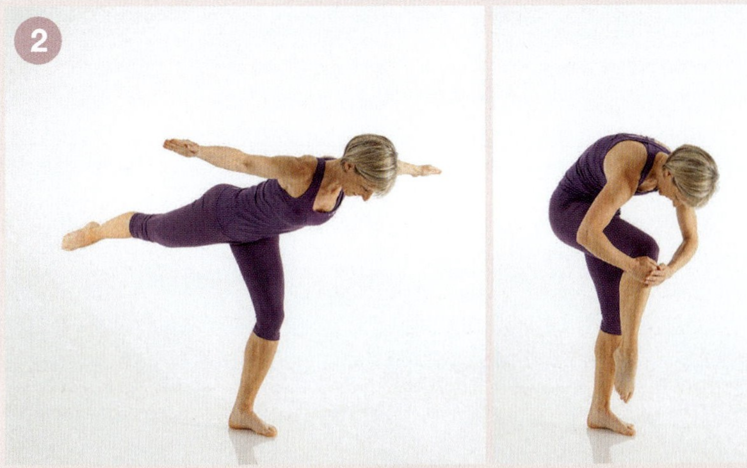

Flieger

Einbeinstand. Beide Arme zur Seite ausbreiten. Ein Bein in Verlängerung des Rumpfes nach hinten ausstrecken. Die Schulterblätter zueinanderziehen. Nun den Rücken runden, das Knie des angehobenen Beins unter das Brustbein bewegen und die Hände zum Knie führen. Dann wieder ausstrecken.

- Stabiler Rücken
- 10–15 Wdh. je Seite/2–3 Sätze

3

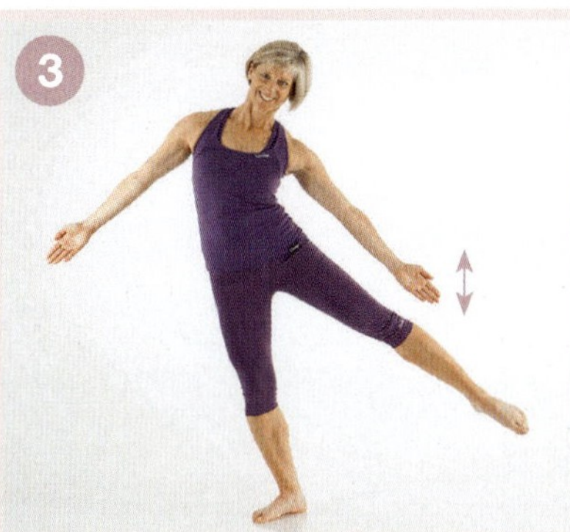

Scheibenwischer

Einbeinstand. Beide Arme an der Seite des Rumpfes ausstrecken. Die Handflächen zeigen nach vorne. Das abgehobene Bein etwas zur Seite abspreizen. Nun das Bein und die Hand zueinander- und auseinanderführen. Dabei das Becken stabil halten.

- Stabile Seite, schmale Taille
- 10–15 Wdh. je Seite/2–3 Sätze

4

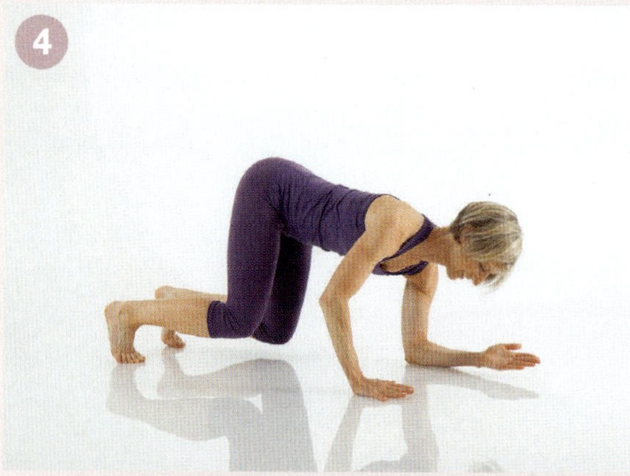

Stütz auf Unterarmen und Händen

Vierfüßlerstand. Beide Knie vom Boden abheben. Nacheinander die Unterarme auf den Boden bewegen, dann wieder auf die Hände hochkommen. Abwechselnd mit rechts und links beginnen.

- Starke Körpermitte
- 8–10 Wdh. je Seite/2–3 Sätze

5

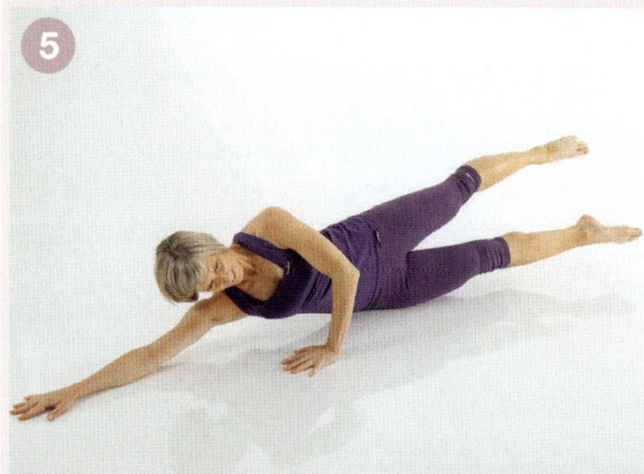

Hacken

Seitlage. Beide Beine und den Kopf vom Boden abheben, der obere Arm stützt vor dem Körper. Mit gestreckten Beinen kleine schnelle Hackbewegungen ausführen.

- Stabiler Rumpf
- 20–30 Sek. je Seite/2–3 Sätze

6

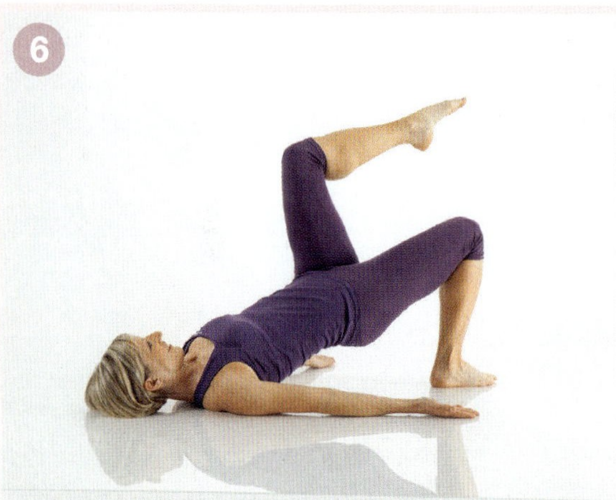

Beinheben aus der Schulterbrücke

Rückenlage. Beide Beine aufstellen und das Becken anheben. Die Position halten und im Wechsel das rechte und linke Bein rechtwinklig vom Boden abheben.

- Starker Rücken, knackiger Po
- 10–15 Wdh. je Seite/2–3 Sätze

7

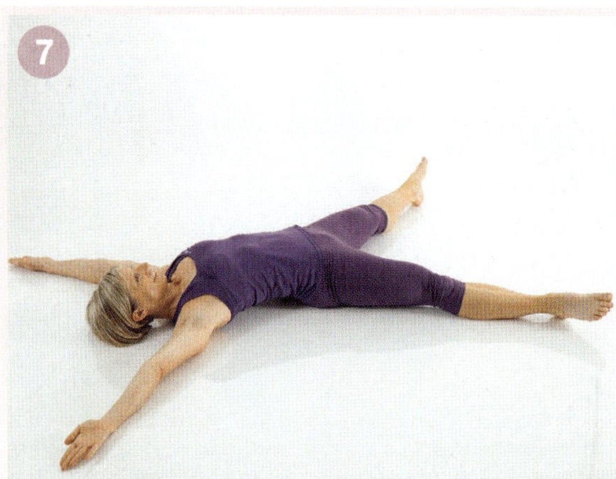

Großes X

Rückenlage. Beide Arme und Beine in einem großen X öffnen und auseinanderziehen. Mal gleichseitig, mal diagonal auseinanderziehen.

- Dehnung der Bauchmuskulatur
- 30 Sek.

39 FIGURTRAINING

Den Namen Zirkeltraining verbinden wir oft mit ungeliebten Turnstunden in der Schule. Alte Herangehensweisen werfen wir diese Woche über Bord und integrieren innovative Trainingsansätze. Die Übungen 1 bis 6 führen wir jeweils 1 Minute lang aus, dazwischen je 30 Sekunden Pause (oder 45 Sekunden Belastung mit 45 Sekunden Pause). Nach einem Durchgang machen wir 90 Sekunden Pause und insgesamt 2 Durchgänge.

1

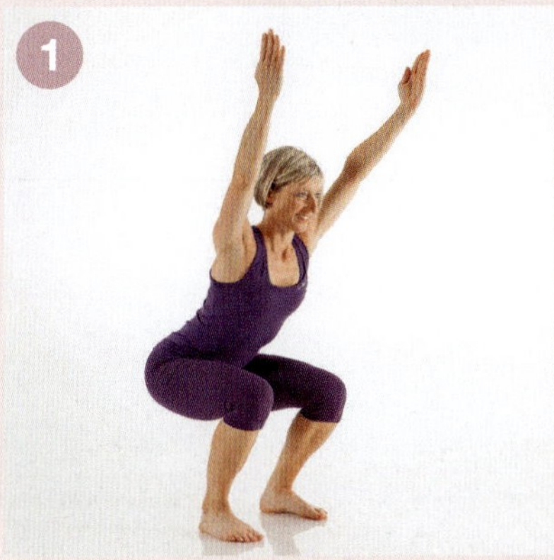

Tiefe Kniebeuge

Aufrechter Stand. Beide Arme in Richtung Decke strecken. Mit dem Gesäß weit nach hinten in Richtung Fersen absetzen und wieder aufrichten. Beim Aufrichten das Gesäß anspannen. Auf einen aufrechten Oberkörper achten. Die Knie bleiben hinter den Fußspitzen.

- Straffe Beine, knackiger Po
- 1 Min./3 Durchgänge

2

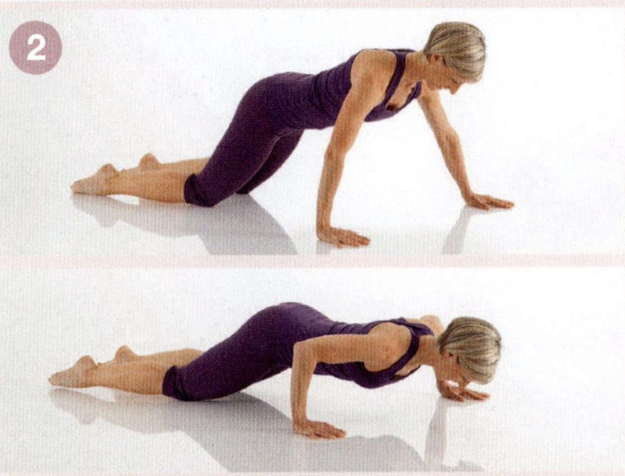

Versetzter Liegestütz

Liegestützposition. Die Knie ablegen. Beide Hände etwas breiter als schulterbreit geöffnet am Boden abstützen. Eine Hand eine Handbreit weiter nach vorne setzen als die andere Hand. Nun das Brustbein in Richtung Boden absenken und wieder heben. Als Steigerung beide Knie vom Boden abheben.

- Straffe Arme, straffe Brustmuskulatur
- 1 Min./3 Durchgänge

3

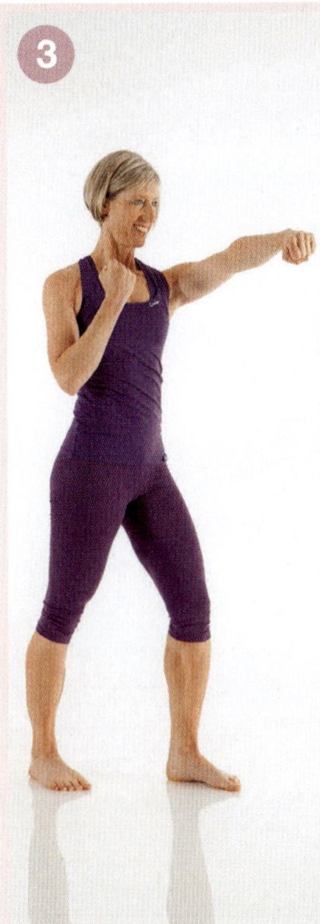

Schattenboxen

Schulterbreiter Ausfallschritt. Nun die Hände im Wechsel auf Schulterhöhe explosiv nach vorne stoßen. Bei jedem Durchgang die Beinstellung wechseln und das andere Bein nach vorne stellen.

- Schöne Schultern, aufrechte Haltung
- 1 Min./3 Durchgänge

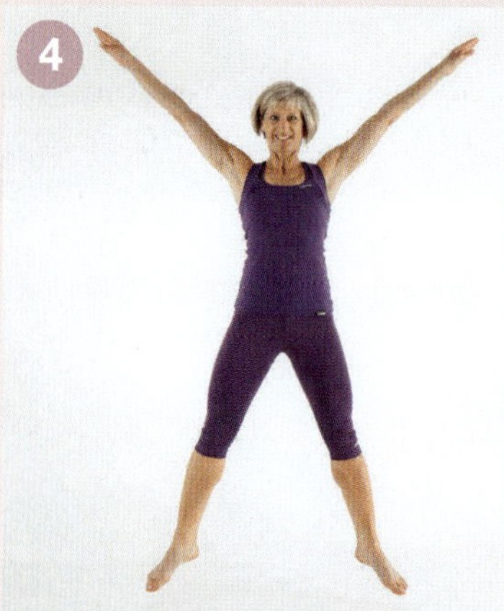

4

Jumping Jack

Aufrechter Stand. Mit beiden Beinen auseinanderspringen, dabei die Arme zur Decke bewegen. Dann wieder zusammenspringen, die Arme zu den Oberschenkeln bewegen. Leise über die Fußspitzen auf die Fersen abrollen. An die Bauchspannung denken.

- Fettverbrennung, Herz-Kreislauf-Training
- 1 Min./3 Durchgänge

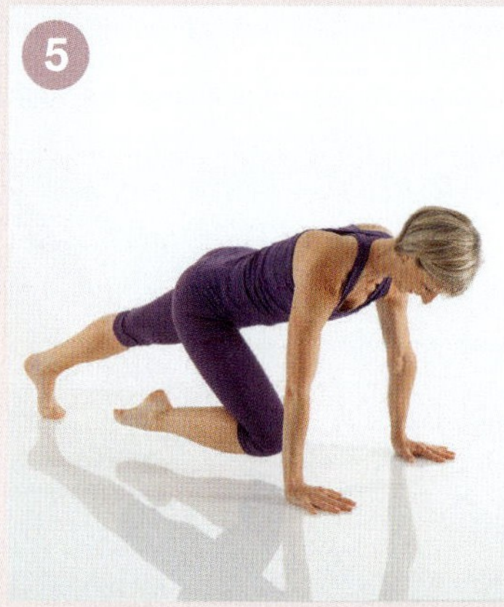

5

Bergsteiger

Liegestützposition. Die Hände befinden sich senkrecht unter den Schultergelenken. Oberkörper und Beine bilden eine Linie. Nun die Knie im Wechsel unter das Brustbein ziehen.

- Flacher Bauch
- 1 Min./3 Durchgänge

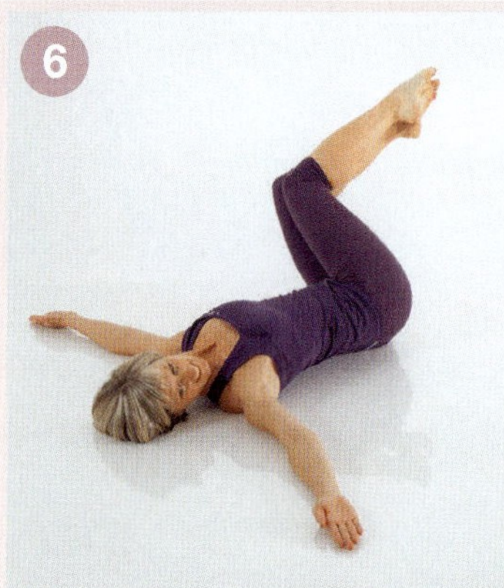

6

Beinpendel in Rückenlage

Rückenlage. Beide Beine rechtwinklig anheben. Die Arme zur Seite ablegen. Die Knie mit dem Einatmen nach rechts kippen, mit dem Ausatmen zurück zur Mitte, mit dem nächsten Einatmen nach links kippen lassen, ausatmen zur Mitte. Die Schultern bleiben während der gesamten Übung am Boden.

- Schmale Taille
- 1 Min./3 Durchgänge

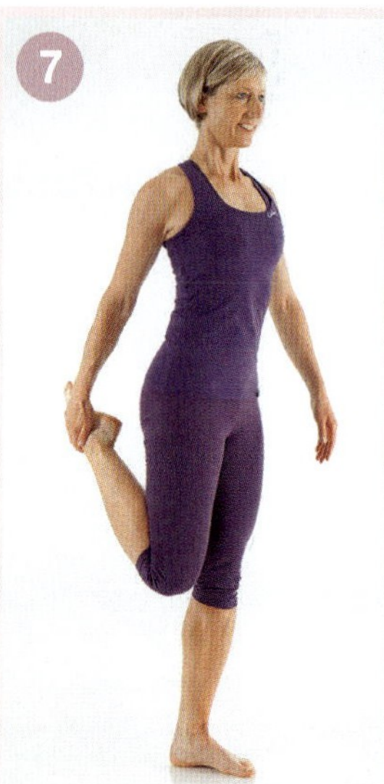

7

Flamingo

Einbeinstand. Das angehobene Bein am Fußgelenk zurückziehen, bis sich beide Knie auf einer Linie befinden. Das Gesäß anspannen, den Fuß sanft in die Hand drücken.

- Dehnung der Oberschenkelvorderseite
- 20 Sek. je Seite halten

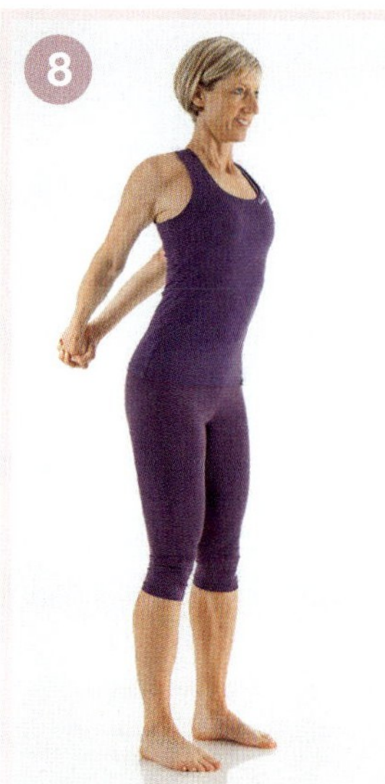

8

Brustöffner

Aufrechter Stand. Beide Hände hinter dem Körper fassen und etwas in Richtung Decke bewegen. Dabei den Oberkörper aufgerichtet halten.

- Dehnung der Brustmuskulatur und des Bizeps
- 20 Sek. halten

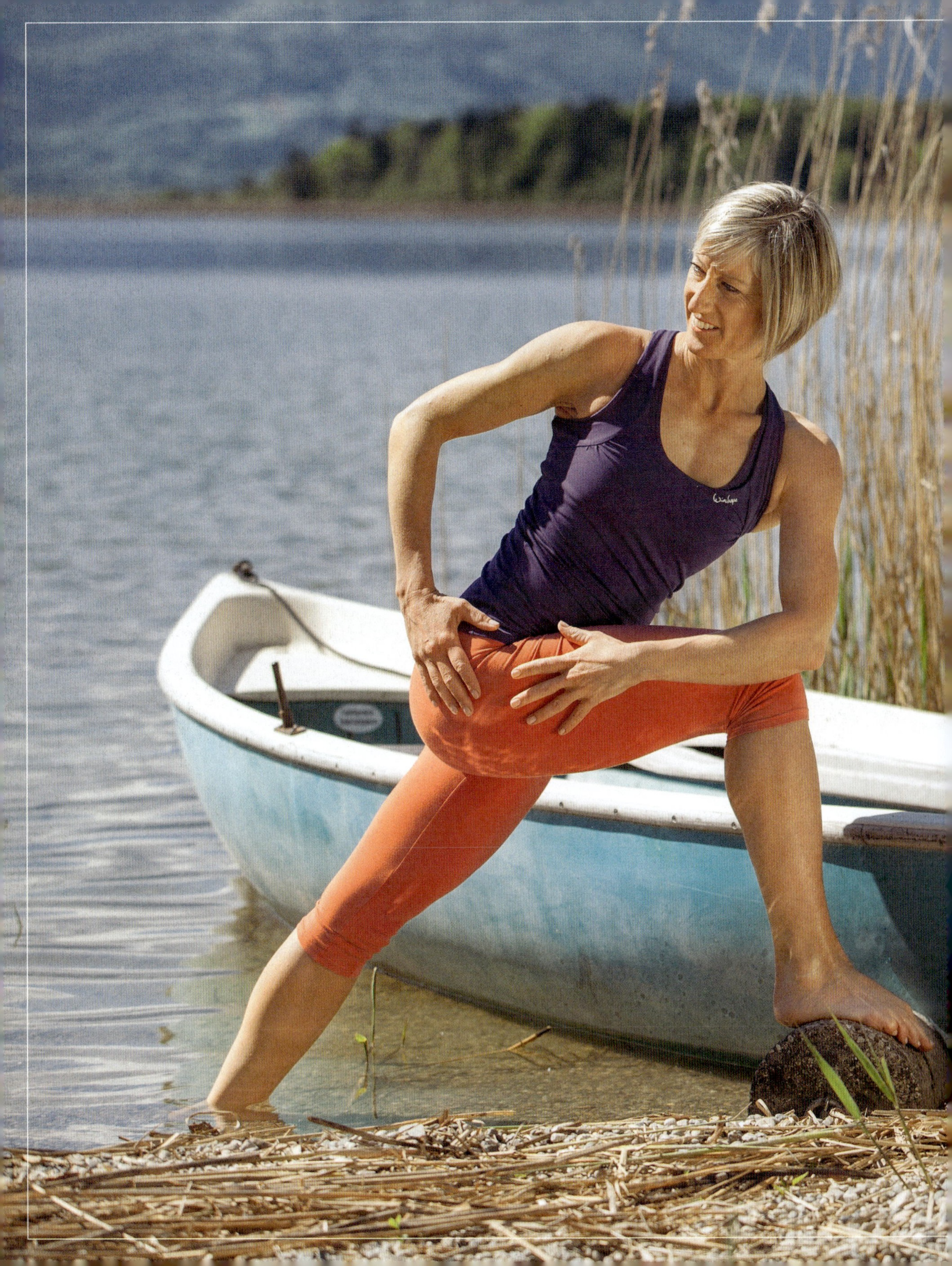

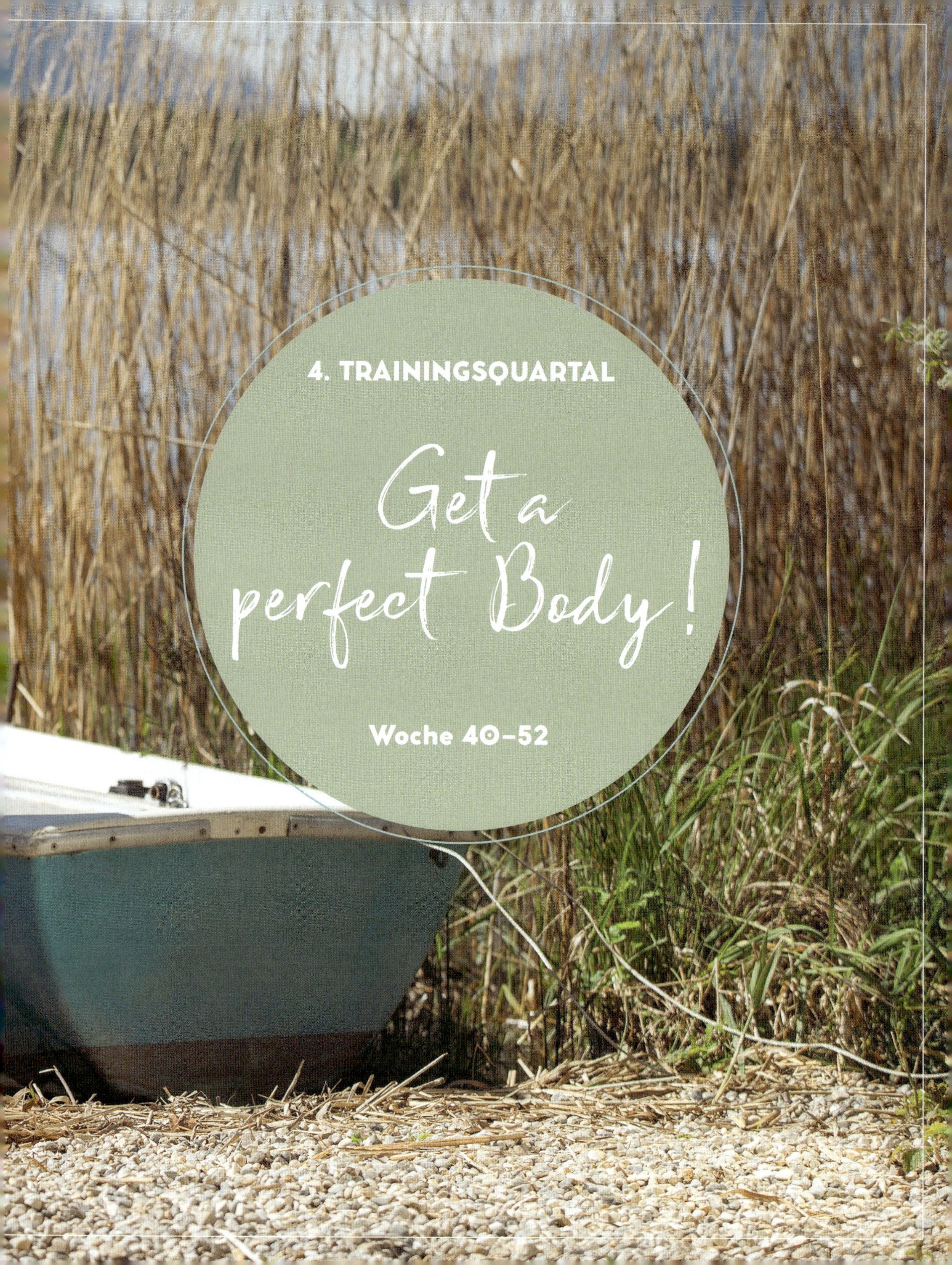

4. TRAININGSQUARTAL

Get a perfect Body!

Woche 40–52

40 PILATES UND YOGA

Atem ist unser Leben. Er versorgt unseren Körper mit Sauerstoff. Diese Woche tanken Sie Energie! Wichtig ist, dass Sie Ihren eigenen Atemrhythmus finden. Atmen Sie jedoch immer länger aus als ein, um das Kohlenstoffdioxid aus dem Körper auszuscheiden. Durch die Nase ein- und durch den Mund (Lippenbremse, siehe Seite 11) ausatmen. Also, einmal tief ein- und ausatmen, und los geht's!

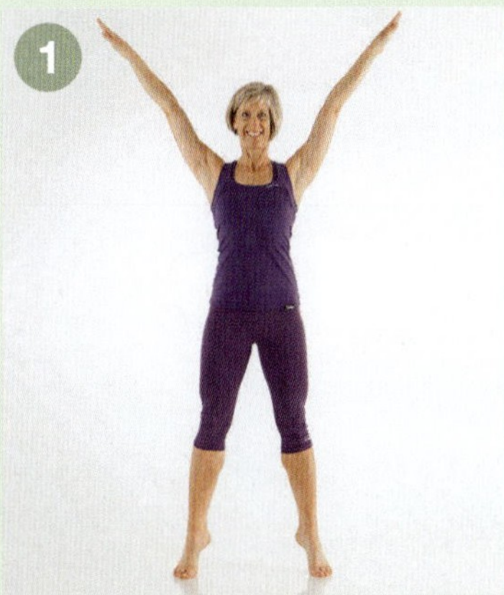

1

Andreaskreuz

Aufrechter Stand. Beide Beine mit einem großen Schritt zur Seite öffnen. Die Arme seitlich und diagonal nach oben anheben, die Handflächen zeigen nach außen. Den Körper auf die Zehenspitzen nach oben ziehen.

- Balance, Energie sammeln
- 5–6 Atemzüge halten

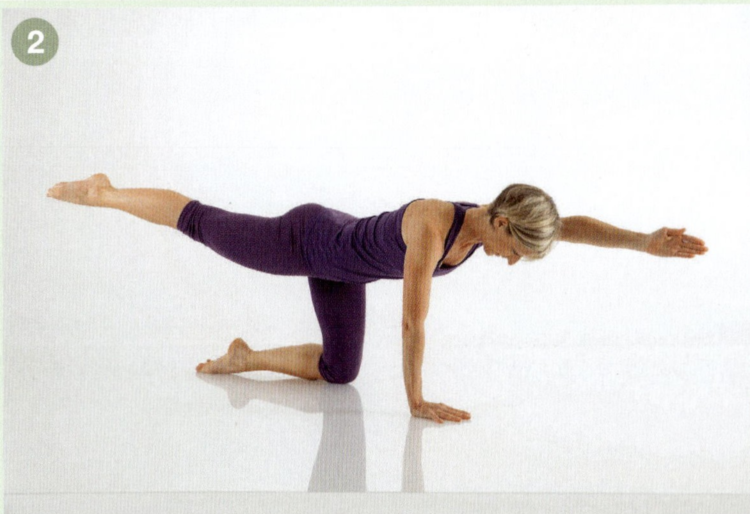

2

Rückenstrecker

Vierfüßlerstand. Mit dem Ausatmen einen Arm nach vorne und das gegenüberliegende Bein nach hinten strecken. Einatmend die Seiten wechseln. Der Rücken bleibt ruhig und der Kopf in Verlängerung des Rumpfes.

- Aufrechte Haltung
- 5–6 Atemzüge lang zu jeder Seite wiederholen

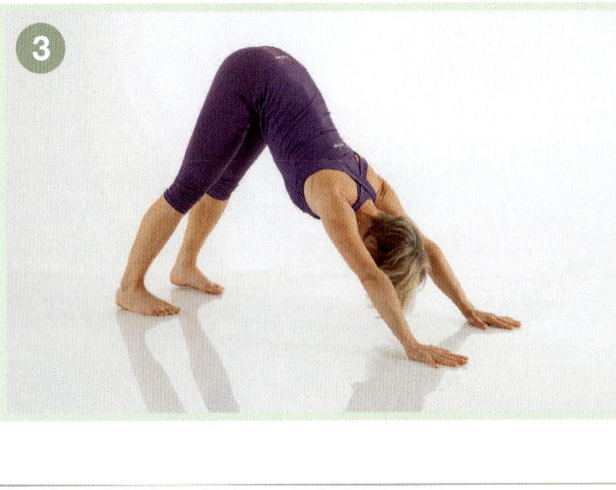

3

Herabschauender Hund

Vierfüßlerstand. Nun das Steißbein in Richtung Decke bewegen. Die Fersen so tief wie möglich in Richtung Boden schieben, das Brustbein in Richtung Oberschenkel sinken lassen.

- Dehnung der gesamten Rückseite
- 5–6 Atemzüge in dieser Position verharren

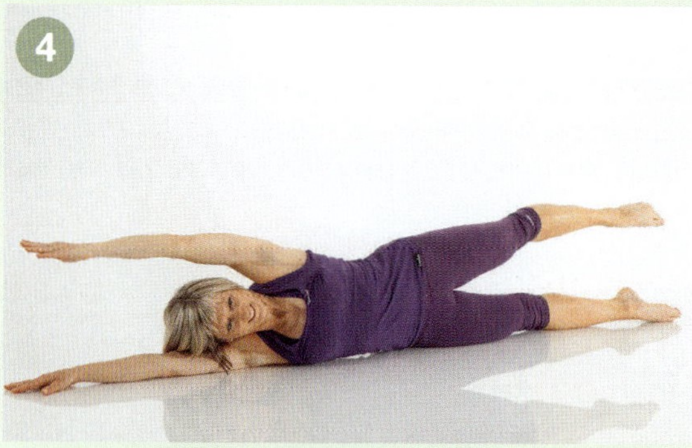

4

Baumstamm

Seitlage. Den ganzen Körper ausstrecken »wie einen Baumstamm«. Mit dem Einatmen den oberen Arm und das obere Bein heben und auseinanderziehen. Mit dem Ausatmen wieder etwas lösen.

- Dehnung der faszialen Seitenlinie
- 5–6 Atemzüge je Seite wiederholen

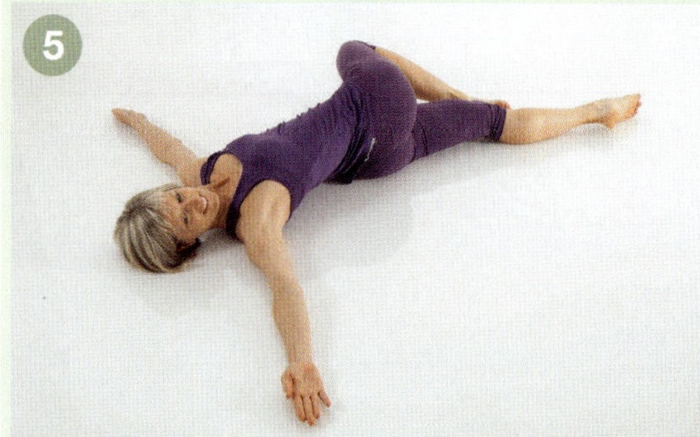

5

Krokodil

Rückenlage. Ein Bein aufstellen, das andere Bein strecken. Die Arme rechtwinklig vom Körper abspreizen. Das angewinkelte Bein über das gestreckte kreuzen. Der Kopf dreht zur Gegenseite.

- Dehnung der Gesäß-, Rücken- und Bauchmuskulatur
- 20–30 Sek. je Seite

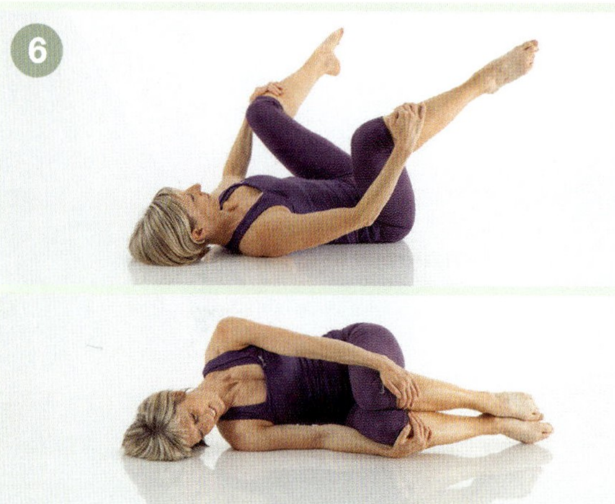

6

Seitrolle

Rückenlage. Beide Beine in Richtung Brustbein ziehen und von außen mit den Händen fassen. Die Knie öffnen. Mit dem Ausatmen auf eine Seite kippen. Dann einatmen, die Knie öffnen und wieder auf den Rücken rollen. Mit dem nächsten Ausatmen zur anderen Seite kippen.

- Massage des Rückens
- 3–4 Wdh. je Seite

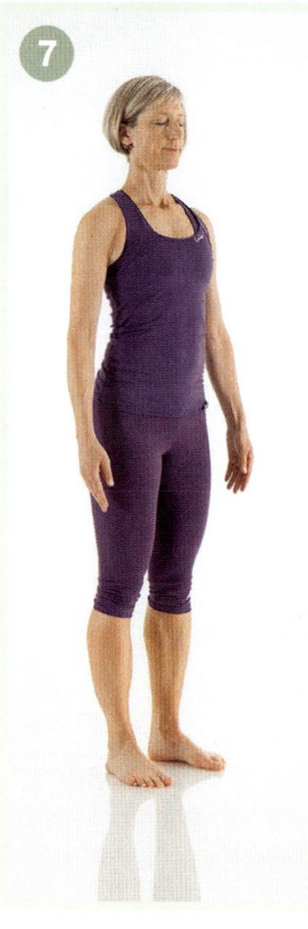

7

Spür dich

Aufrechter Stand. Die Augen schließen und die Atmung spüren. Bewusst an das lange Ausatmen denken. Beim Ausatmen langsam bis 3 zählen.

- Körperwahrnehmung
- 5–6 Atemzüge, dann wieder die Augen öffnen

41 INTENSIVTRAINING

Dieses Workout wird uns richtig einheizen! Jede der ersten sechs Übungen führen Sie 45 Sekunden lang durch, dann folgt eine Pause von 30 oder 45 Sekunden, dann die nächste Übung. Nach einem Durchgang 2 Minuten Pause. Alle Übungen nun noch einmal wie gehabt wiederholen. Trainieren Sie eine Übung in einem Durchgang nur mit einer Seite, dann wechseln Sie für den zweiten Durchgang die Seite. Viel Erfolg!

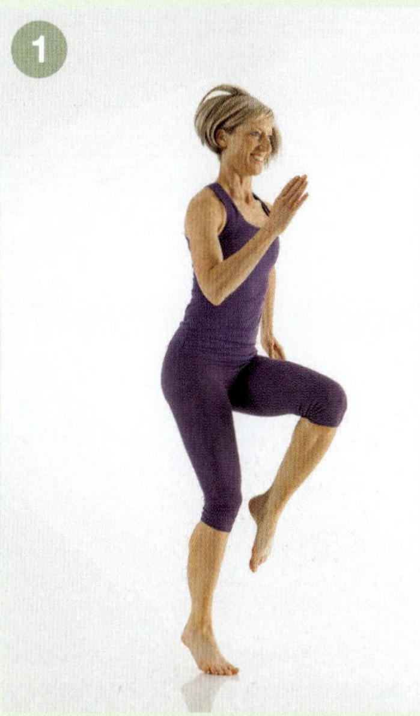

Skippings

Aufrechter Stand. Im Wechsel das rechte und linke Knie schnell in Richtung Brustbein ziehen. Der Rumpf bleibt aufgerichtet.

- Herz-Kreislauf-Training
- 45 Sek./2 Sätze

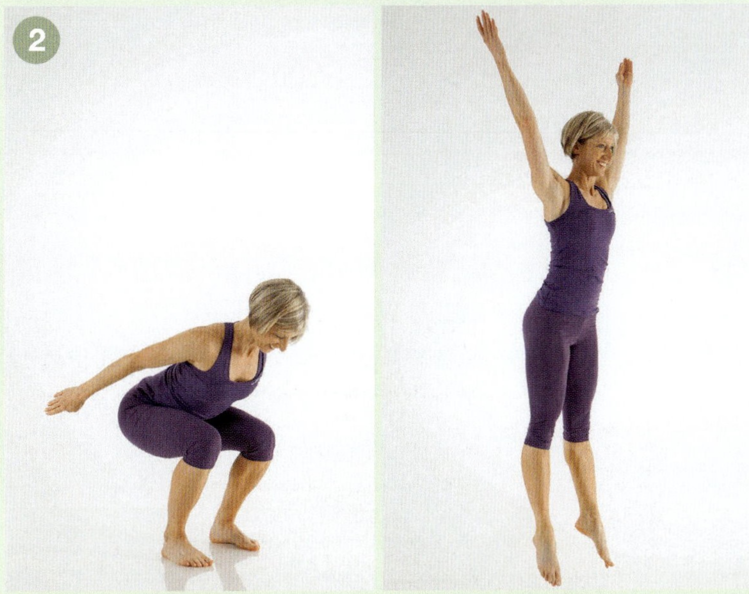

Jumping Squat

Aufrechter Stand. Aus dem hüftbreiten Stand das Gesäß weit in Richtung Fersen absenken, bis die Oberschenkel sich waagrecht über dem Boden befinden. Explosiv aufrichten und mit beiden Beinen abspringen. Wieder tief in der Hocke landen.

- Straffe Beine und knackiger Po, Fettverbrennung
- 45 Sek./2 Sätze

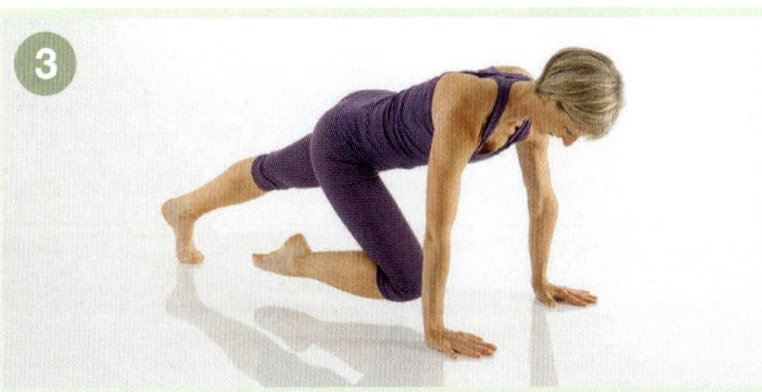

Bergsteiger

Liegestützposition. Die Hände befinden sich senkrecht unter den Schultergelenken. Oberkörper und Beine bilden eine Linie. Nun die Knie im Wechsel unter das Brustbein ziehen.

- Flacher Bauch
- 45 Sek./2 Sätze

4

Dreibeiniger Tisch

Langsitz. Die Füße aufstellen, die Hände unter den Schultern aufstützen. Ein Bein knapp über dem Boden ausstrecken. Nun das Becken heben und senken. Der Kopf bleibt in Verlängerung des Rumpfes.

- Knackiger Po
- 45 Sek./2 Sätze

5

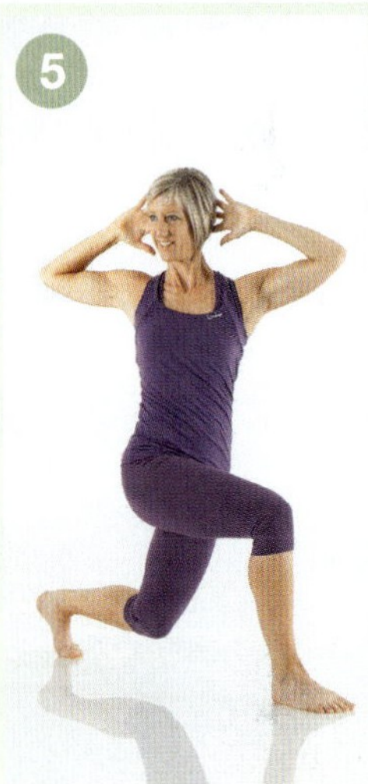

Lunge mit Twist

Aufrechter Stand. Im Wechsel mit dem rechten und linken Bein in einem großen Schritt zurücksteigen. Das hintere Knie in Richtung Boden absenken. Das vordere Knie bleibt senkrecht über der Ferse. Beide Hände dabei an den Kopf legen und beim Beugen des Knies den Oberkörper zum vorderen Bein drehen.

- Straffe Beine
- 45 Sek./2 Sätze

6

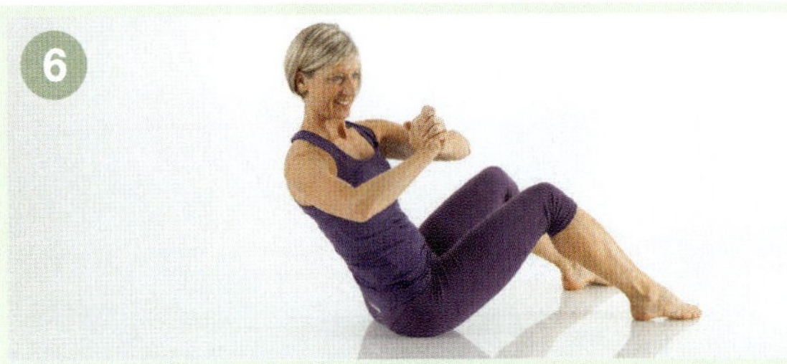

Oberkörpertwist im Sitzen

Aufrechter Sitz mit gebeugten Beinen. Beide Hände vor dem Brustbein schließen. Den Oberkörper etwas zurücklehnen. Dabei das Brustbein angehoben lassen. Nun den Oberkörper nach rechts und links drehen.

- Straffer Bauch
- 45 Sek./2 Sätze

7

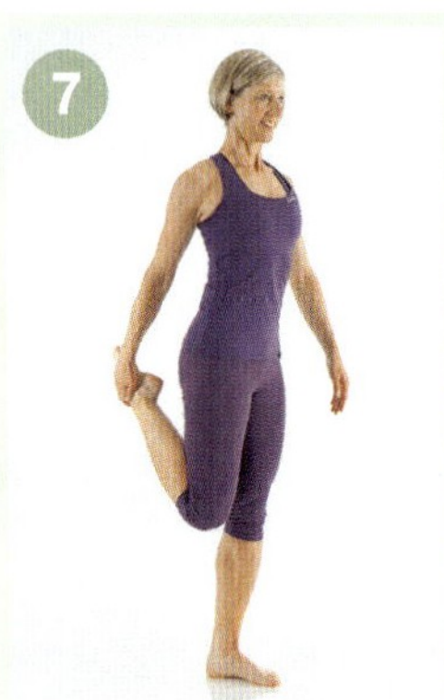

Flamingo

Einbeinstand. Ein Bein am Fußgelenk zurückziehen, bis sich beide Knie auf einer Linie befinden. Das Gesäß anspannen, den Fuß in die Hand drücken.

- Dehnung der Oberschenkelvorderseite
- 20 Sek. je Seite halten

8

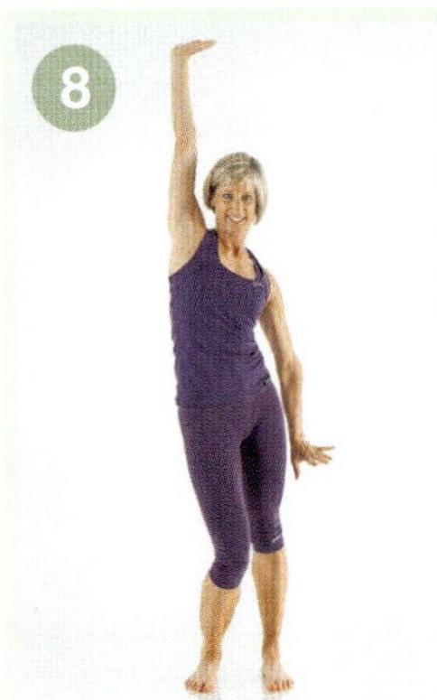

Rekeln

Aufrechter Stand. In verschiedene Richtungen rekeln und strecken, mal Handflächen, mal Handrücken in Richtung Decke. Auch die Knie beugen und strecken.

- Ganzkörpermobilisation
- So lange halten, wie es Ihnen guttut

42 PHYSIO-FITNESS

Früher lag das Hauptaugenmerk auf dem Training der oberflächlichen, von außen sichtbaren Muskulatur. Heute ist man sich bewusst, dass vielmehr die tiefen Muskelschichten (wie zum Beispiel der tiefe, quere Bauchmuskel oder die kleinen Muskeln rund um die Wirbelsäule) den Körper stabilisieren und die Figur formen. Es wird eine sanfte, aber sehr effektive Woche!

1

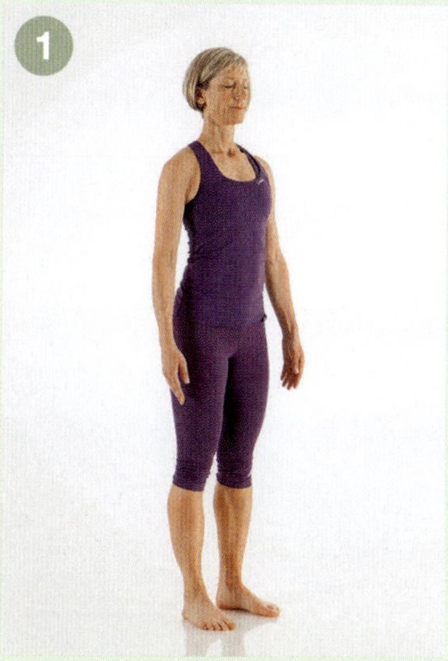

Spür dich

Aufrechter Stand. Die Augen schließen und den aufrechten Stand spüren. Aus dem Alltag ankommen und sich selbst wahrnehmen.

- Körperwahrnehmung
- So lange es Ihnen guttut

2

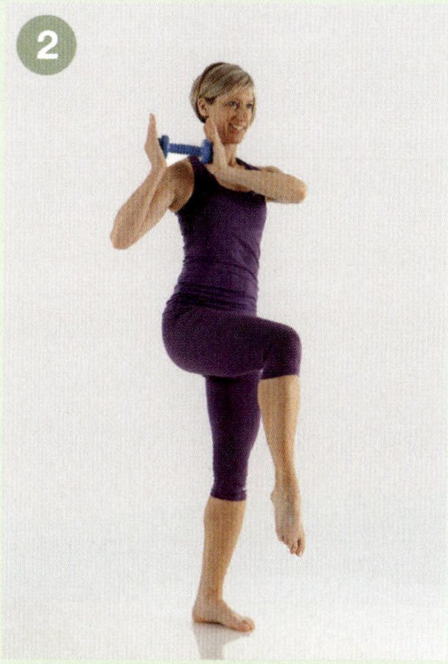

Schulter zu Schulter

Einbeinstand. Mit beiden Händen eine Hantel nehmen und von der rechten zur linken Schulter bewegen. Dabei die Balance halten und aufrecht stehen.

- Rumpfstabilisation
- 30 Sek. je Bein

3

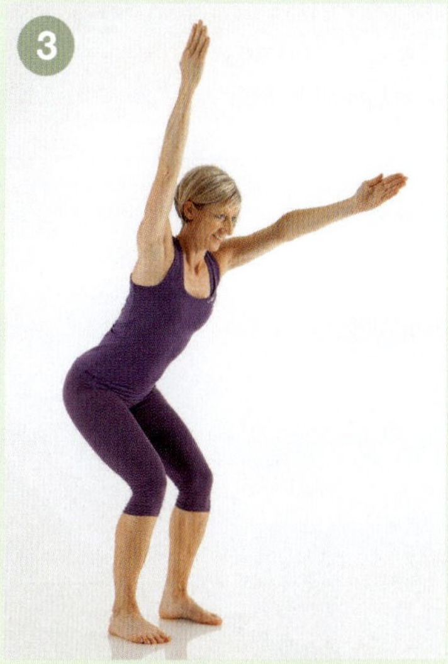

Armschere

Aufrechter Stand. Das Gesäß leicht nach hinten unten absetzen und den Oberkörper etwas nach vorne beugen. Beide Arme neben den Ohren ausstrecken und kleine, schnelle Hackbewegungen ausführen.

- Tiefe Rückenmuskulatur
- 20 Sek./2–3 Sätze

4

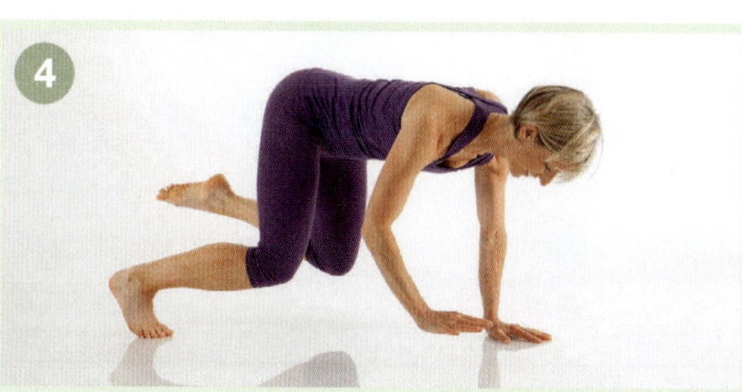

Crawling am Platz

Vierfüßlerstand. Die Knie schweben knapp über dem Boden. Im Wechsel die rechte Hand und den linken Fuß sowie die linke Hand und den rechten Fuß vom Boden abheben. Rhythmisch bewegen.

- Schöne Schultern, stabiler Rumpf, flacher Bauch
- 20–30 Sek./2–3 Sätze

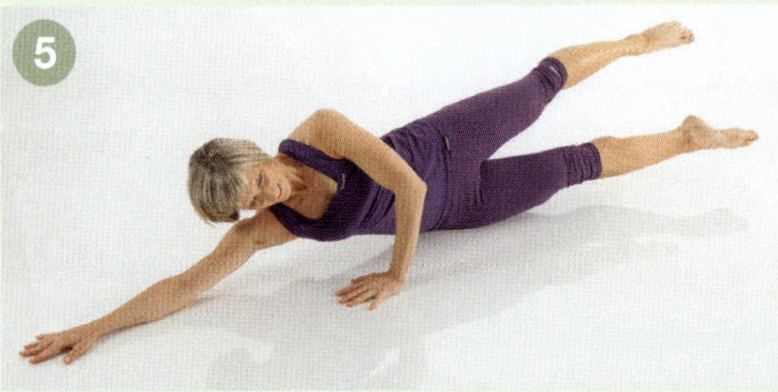

Hacken

Seitlage. Beide Beine und den Kopf vom Boden abheben, der obere Arm stützt vor dem Körper. Mit gestreckten Beinen kleine schnelle Hackbewegungen ausführen.

- Stabiler Rumpf
- 20–30 Sek. je Seite/2–3 Sätze

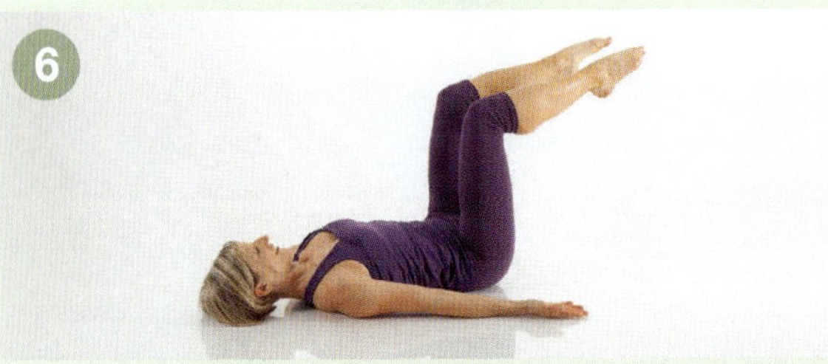

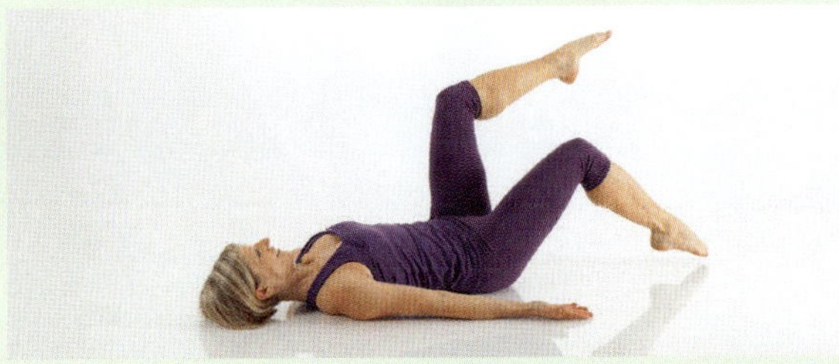

Tap down

Rückenlage. Beide Beine sind in einer Tischposition vom Boden abgehoben. Die Oberschenkel zeigen senkrecht in Richtung Decke. Die Wirbelsäule liegt in ihrer neutralen Position am Boden auf. Nun mit dem Ausatmen ein Bein in Richtung Boden sinken lassen. Einatmen und wieder heben. Mit dem Ausatmen das andere Bein sinken lassen.

- Flacher Bauch
- 10–15 Wdh. je Seite/2–3 Sätze

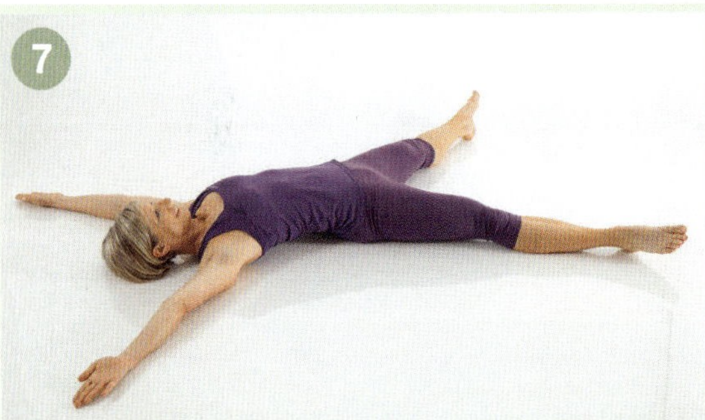

Großes X

Rückenlage. Beide Arme und Beine in einem großen X öffnen und auseinanderziehen. Mal gleichseitig, mal diagonal auseinanderziehen.

- Dehnung der Bauchmuskulatur
- 30 Sek.

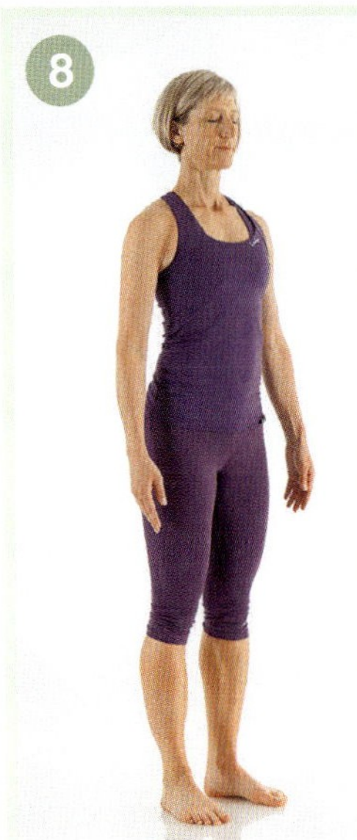

Spür dich

Aufrechter Stand. Die Augen schließen und den aufrechten Stand spüren. Aus dem Alltag ankommen und sich selbst wahrnehmen.

- Körperwahrnehmung
- So lange halten, wie es Ihnen guttut

43 FIGURTRAINING

Diese Woche legen wir unser Hauptaugenmerk auf eine aktive Straffung von Bauch, Gesäß, Oberschenkeln und Brust. Ein Kraft-Ausdauer-Programm mit etwas höheren Wiederholungszahlen. Viel Spaß!

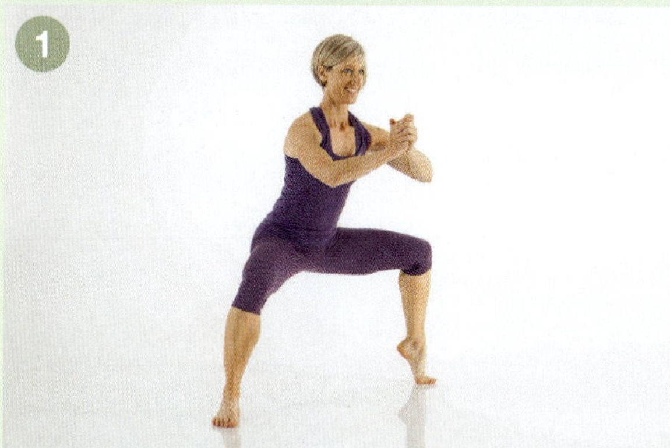

Fersenheben

Grätschstand. Die Beine in eine weite Grätsche öffnen. Die Knie zeigen nach außen in Richtung Fußspitzen. Das Gesäß, wenn möglich, so weit senken, bis die Oberschenkel sich waagrecht über dem Boden befinden. Nun die Fersen im Wechsel heben und senken.

- Feste Beine
- 20–30 Wdh. je Seite/2–3 Sätze

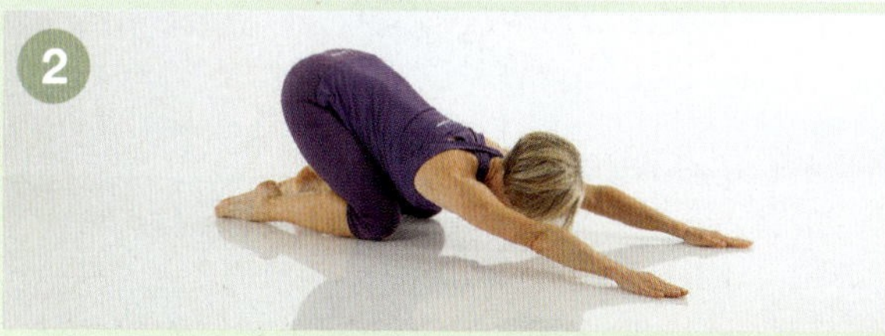

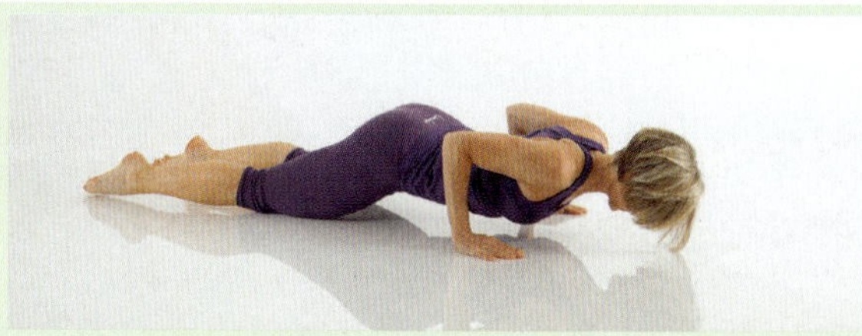

Feder

Fersensitz. Beide Arme schulterbreit in Verlängerung des Oberkörpers nach vorne strecken. Mit dem Gesäß 2-mal in Richtung Fersen wippen und einatmen. Das Brustbein nach vorne in Richtung Boden absenken. Die Ellbogen nah am Körper behalten. Mit dem Ausatmen den Oberkörper wieder nach oben drücken.

- Feste Oberarme
- 15–20 Wdh./2–3 Sätze

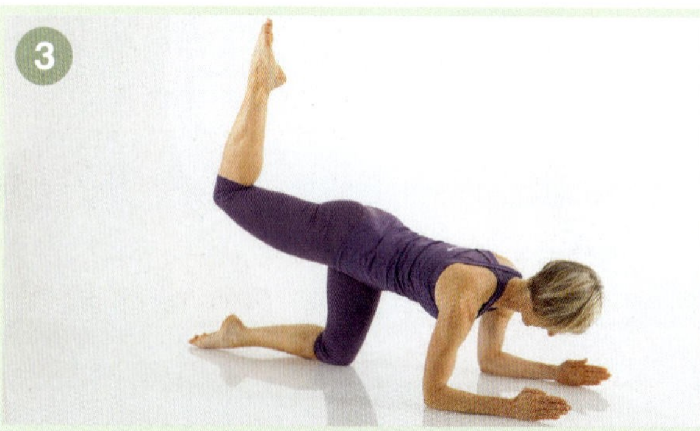

Kick-back

Vierfüßlerstand. Auf die Unterarme stützen, sodass die Ellbogen senkrecht unter den Schulter-, die Knie senkrecht unter den Hüftgelenken sind. Ein Bein angewinkelt heben und bis kurz vor dem Boden senken. Rücken während der Übung stabil halten.

- Runder Po
- 20–30 Wdh. je Seite/2–3 Sätze

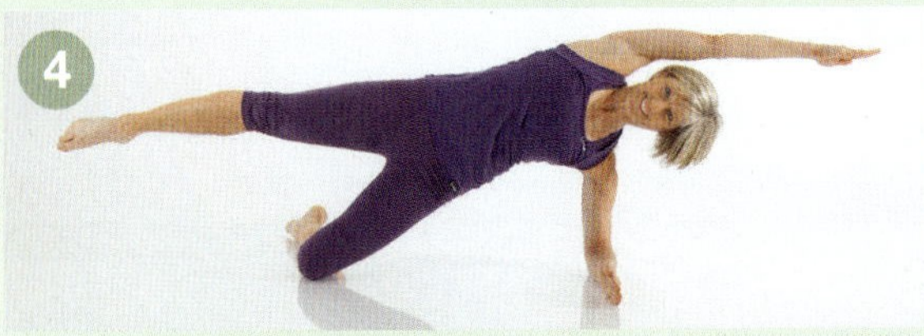

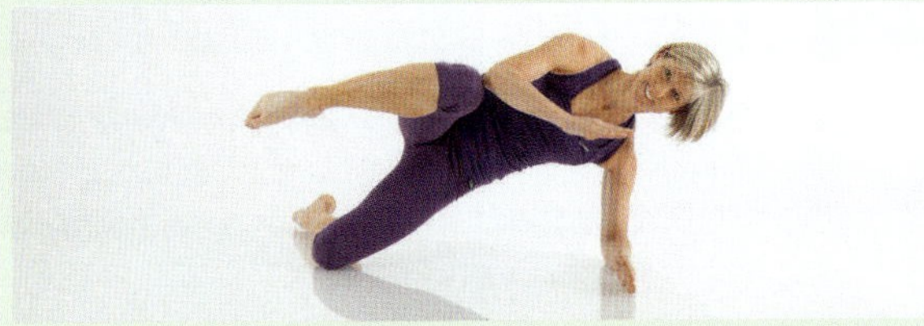

Ellbogen zu Knie im Seitstütz

Seitlicher Unterarmstütz. Das untere Bein angewinkelt ablegen. Das obere Bein in Verlängerung des Oberkörpers ausstrecken. Nun den Ellbogen und das Knie zueinander- und auseinanderführen.

- Schmale Taille
- 10–15 Wdh. je Seite/2–3 Sätze

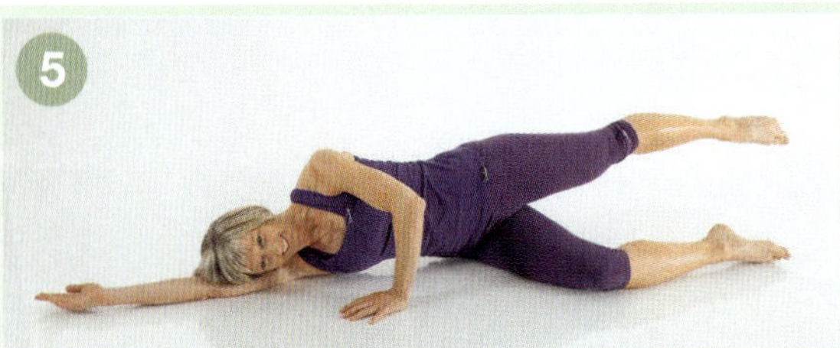

Beinheben in Seitlage

Seitlage. Das untere Bein beugen. Das obere Bein in einer Linie mit dem Oberkörper ausstrecken. Nun das gestreckte Bein heben und senken. Darauf achten, unter der Taille etwas Platz zu lassen.

- Straffe Oberschenkelaußenseite
- 20–30 Wdh. je Seite/2–3 Sätze

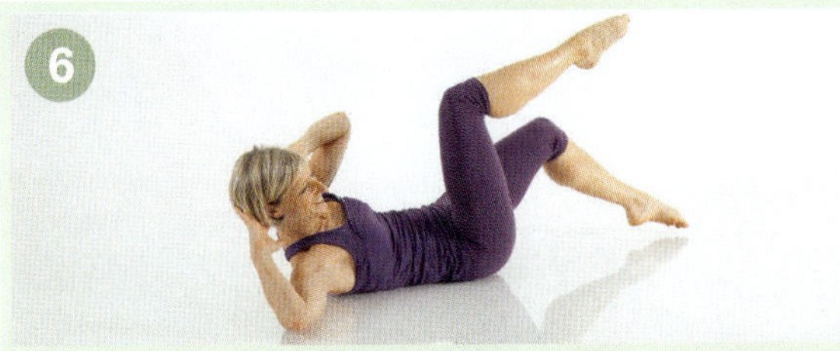

Diagonaler Crunch

Rückenlage. Beide Beine rechtwinklig anheben. Die Hände hinter dem Kopf anlegen. Ein Bein in Richtung Boden absenken, dabei das Brustbein in Richtung Knie des angezogenen Beins führen. Das Becken stabil halten.

- Flacher Bauch
- 10–15 Wdh. je Seite/2–3 Sätze

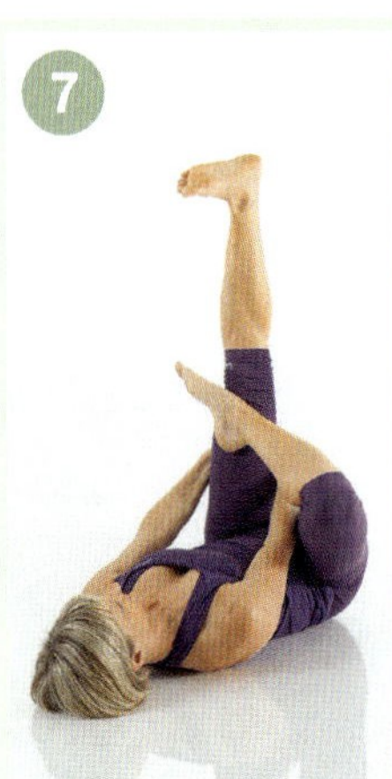

Nadelöhr

Rückenlage. Ein Bein kreuzt mit dem Fußgelenk über den anderen Oberschenkel. Das Bein strecken, die Fußspitze anziehen.

- Dehnung Gesäß, Oberschenkelrückseite und Wade
- 20 Sek. je Seite halten

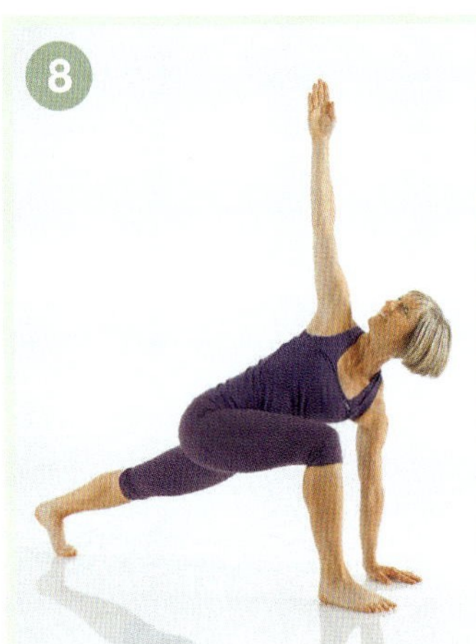

Gedrehter tiefer Ausfallschritt

Ausfallschritt. Im tiefen Ausfallschritt einen Arm in Richtung Decke strecken. Der Blick folgt der Hand. Das vordere Knie senkrecht über der Ferse positionieren.

- Dehnung Oberschenkelvorderseite, Bauch und Rücken
- 20–30 Sek. je Seite halten

44 PILATES UND YOGA

Egal, ob Sie diese Übungssequenz morgens, mittags oder nachmittags durchführen, Sie werden merken, wie Sie Ihren Körper mit Energie aufladen! Hier finden Sie einfache, wohltuende Yogapositionen, die diese Woche Ihre Energiedepots auffüllen!

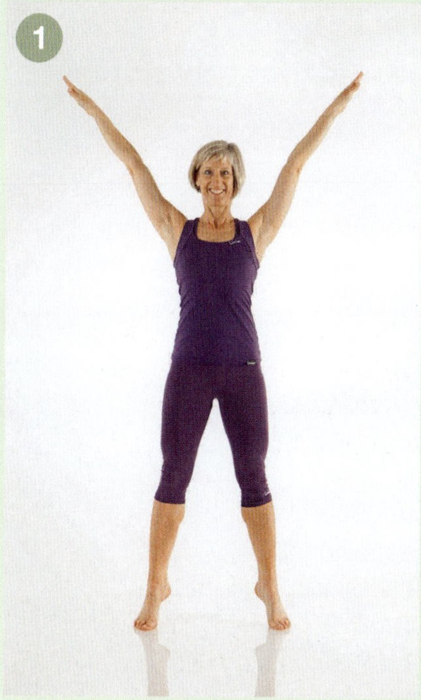

Andreaskreuz

Aufrechter Stand. Beide Beine mit einem großen Schritt zur Seite öffnen. Die Arme seitlich und diagonal nach oben anheben, die Handflächen zeigen nach außen. Den Körper auf die Zehenspitzen nach oben ziehen.

- Balance, Energie sammeln
- 5–6 Atemzüge halten

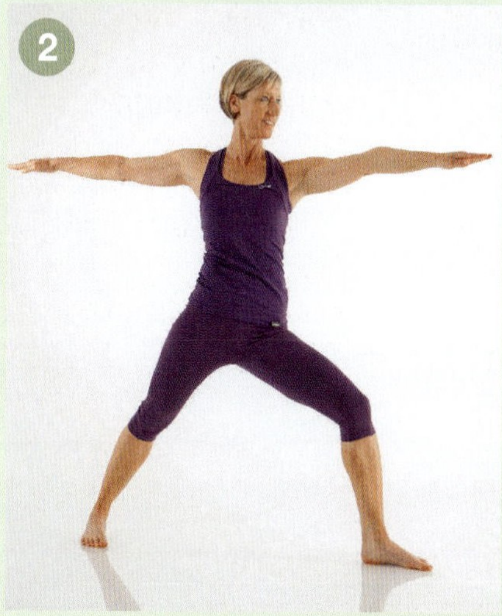

Krieger

Ausfallschritt. Die vordere Fußspitze zeigt in Blickrichtung, das Knie beugen; den hinteren Fuß etwas eindrehen, das Knie strecken. Beide Arme über den Oberschenkeln in der Waagrechten halten.

- Starke Beine
- 5–8 Atemzüge je Seite halten

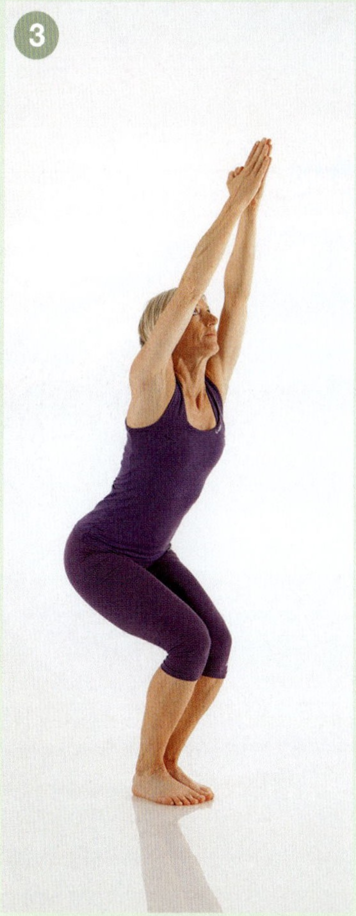

Stuhl

Aufrechter Stand. Das Gesäß nach hinten unten absetzen. Beide Arme in Verlängerung des Rumpfes nach oben strecken, die Handflächen aneinanderlegen.

- Feste Beine, knackiger Po
- 5–8 Atemzüge halten

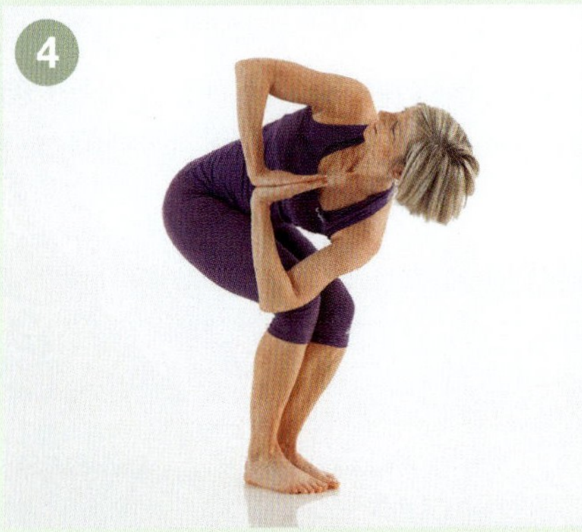

4 Rotieren

Aufrechter Stand. Die Füße schließen, ebenso die Handflächen vor dem Brustbein. Das Gesäß nach hinten in Richtung Fersen absenken, den Oberkörper zu einer Seite aufdrehen. Mit dem Oberarm am Oberschenkel abdrücken.

- Starke Beinmuskulatur, bewegliche Wirbelsäule
- 5–8 Atemzüge je Seite halten

»Wohltuende Übungen für Kraft, Beweglichkeit und Vitalität!«

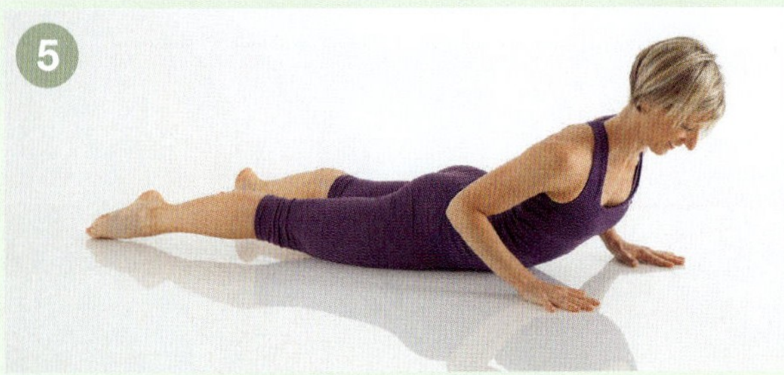

5 Kobra

Bauchlage. Beide Hände neben den Schultern aufstützen. Den Bauchnabel sanft nach innen oben ziehen. Das Brustbein in Richtung Decke bewegen. Den unteren Rücken möglichst lang lassen.

- Dehnung der Bauchmuskulatur
- 5–8 Atemzüge halten

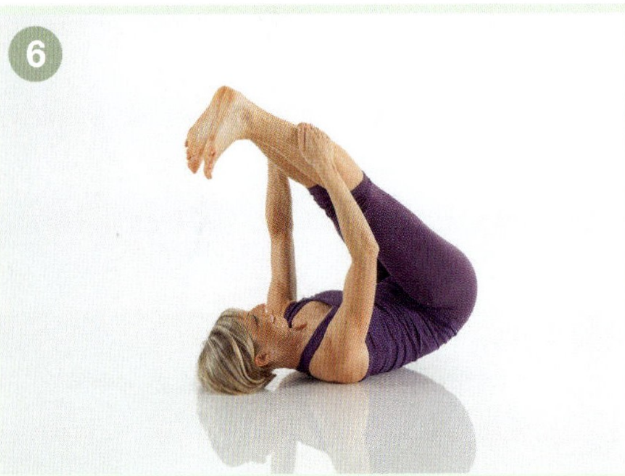

6 Zange

Rückenlage. Beide Beine in Richtung Decke strecken, die Fußspitzen in Richtung Schienbeine ziehen. Nun das Becken heben und die Unterschenkel mit den Händen fassen. Beide Knie bleiben gestreckt.

- Dehnung der gesamten Rückenlinie
- 20 Sek. halten

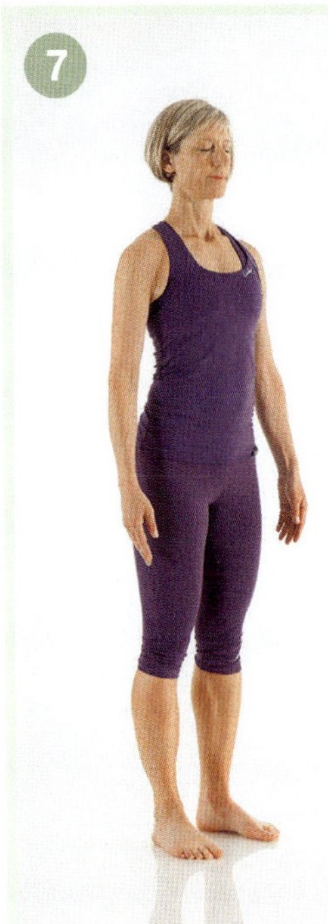

7 Spür dich

Aufrechter Stand. Die Augen schließen und den aufrechten Stand spüren, die aufgerichtete Wirbelsäule. Fühlt sich die Position stabiler, aufrechter, gewachsen an verglichen zu vor dem Workout?

- Körperwahrnehmung
- So lange, wie es Ihnen guttut

45 FIGURTRAINING

Den eigenen Körper und/oder Gegenstände bewegen, halten und kontrollieren – das, was wir im Alltag tun, nennt sich »funktionelles Training«. Wenn Sie möchten, legen Sie sich Hanteln oder Wasserflaschen bereit, und schon kann es losgehen!

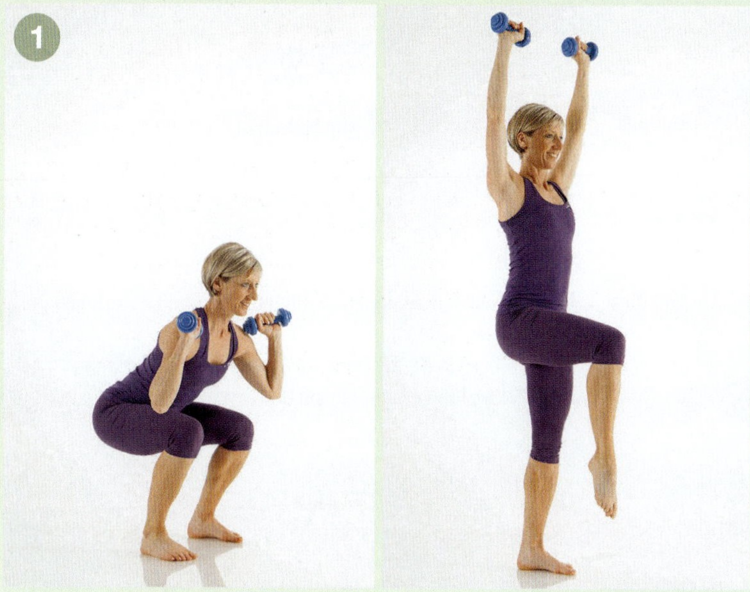

Press-up

Aufrechter Stand. Beide Hanteln in Schulterhöhe halten. Das Gesäß tief in Richtung Boden absenken. Nun den Körper aufrichten, ein Knie anheben und gleichzeitig die Hanteln in Richtung Decke schieben. Wieder tief gehen und beim Aufrichten das andere Bein heben.

- Straffe Beine, knackiger Po, schöner Rücken
- 10–15 Wdh. je Seite/2–3 Sätze

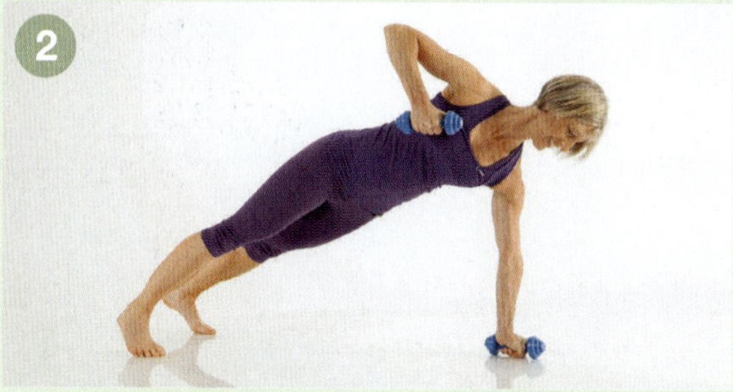

Rudern

Liegestützposition. Beide Hände stützen sich auf eine Hantel. Die Hände befinden sich senkrecht unter den Schultergelenken. Im Wechsel den rechten und linken Ellbogen in Richtung Decke bewegen.

- Schöne Schultern, stabile Körpermitte
- 10–15 Wdh. je Seite/2–3 Sätze

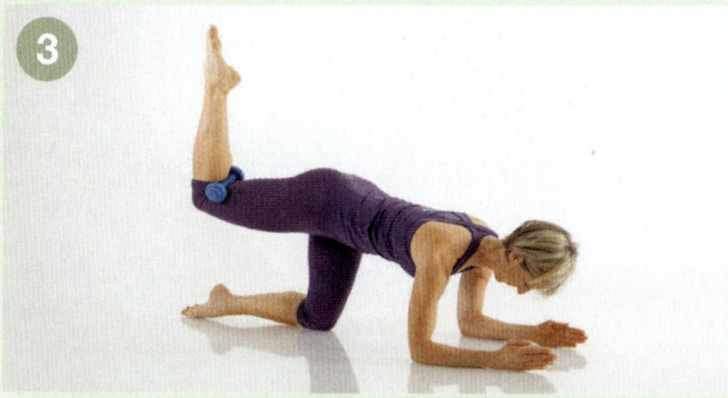

Kick-back mit Hantel

Vierfüßlerstand. Die Unterarme auf den Boden legen. Die Ellbogen sind unter den Schulter-, die Knie senkrecht unter den Hüftgelenken. Ein Bein rechtwinklig anheben, in die Kniekehle eine Hantel einklemmen. Das Bein hoch und tief bewegen. Den Rücken ruhig halten.

- Runder Po
- 20–30 Wdh. je Seite/2–3 Sätze

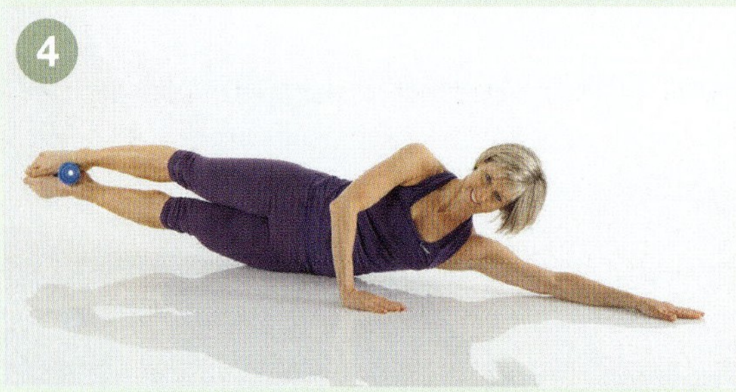

Beineheben in Seitlage mit Hantel

Seitlage. Ausgestreckt auf die Seite legen. Eine Hantel zwischen die Füße klemmen. Beide Beine anheben und wieder senken.

- Schmale Taille, straffe Oberschenkel
- 10–15 Wdh. je Seite/2–3 Sätze

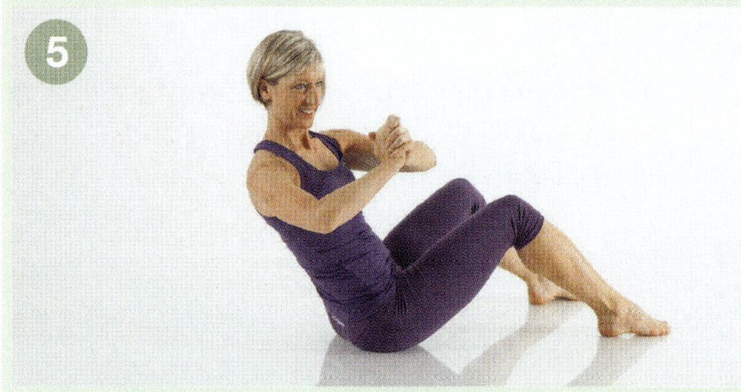

Oberkörpertwist im Sitzen

Aufrechter Sitz mit gebeugten Beinen. Beide Hände vor dem Brustbein schließen (als Steigerung eine Hantel in beiden Händen halten). Den Oberkörper etwas zurücklehnen. Dabei das Brustbein angehoben lassen. Nun den Oberkörper nach rechts und links drehen.

- Straffer Bauch
- 10–15 Wdh. je Seite/2–3 Sätze

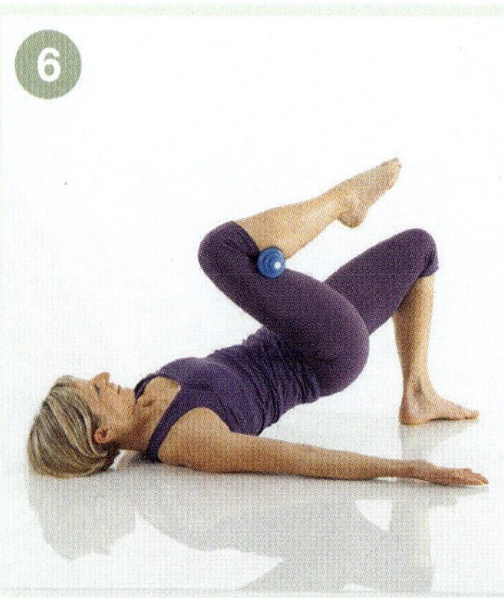

Einbeiniges Beckenheben mit Hantel

Rückenlage. Beide Beine hüftbreit aufstellen, ein Bein abheben und eine Hantel in der Kniekehle platzieren. Nun das Becken heben und senken.

- Runder Po
- 20–30 Wdh. je Seite/2–3 Sätze

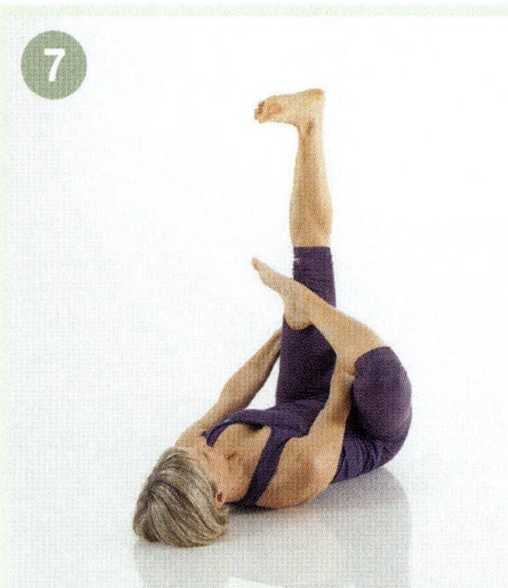

Nadelöhr

Rückenlage. Ein Bein kreuzt mit dem Fußgelenk über den anderen Oberschenkel. Das Bein strecken, die Fußspitze anziehen.

- Dehnung Gesäß, Oberschenkelrückseite und Wade
- 20 Sek. je Seite halten

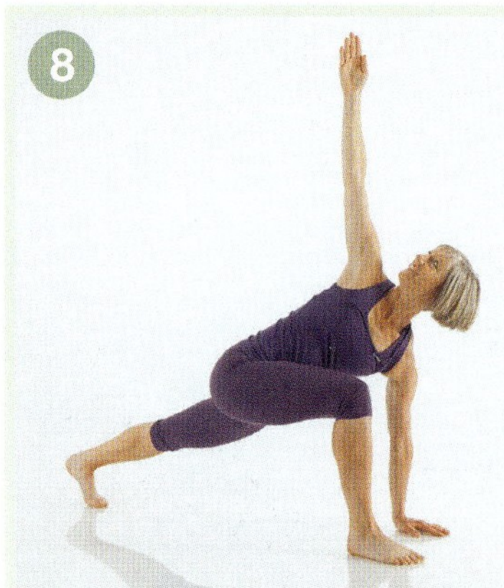

Gedrehter tiefer Ausfallschritt

Ausfallschritt. Im tiefen Ausfallschritt einen Arm in Richtung Decke strecken. Der Blick folgt der Hand. Das vordere Knie senkrecht über der Ferse positionieren.

- Dehnung Oberschenkelvorderseite, Bauch, Rücken
- 20–30 Sek. je Seite halten

46 INTENSIVTRAINING

Sammeln Sie diese Woche nicht nur mit dem Workout Energie, sondern auch mit der richtigen, ausgewogenen Ernährung und dem Energiebooster Frischluft. Vielleicht schaffen Sie es in dieser Woche, sich mindestens 3-mal an der frischen Luft zu bewegen!

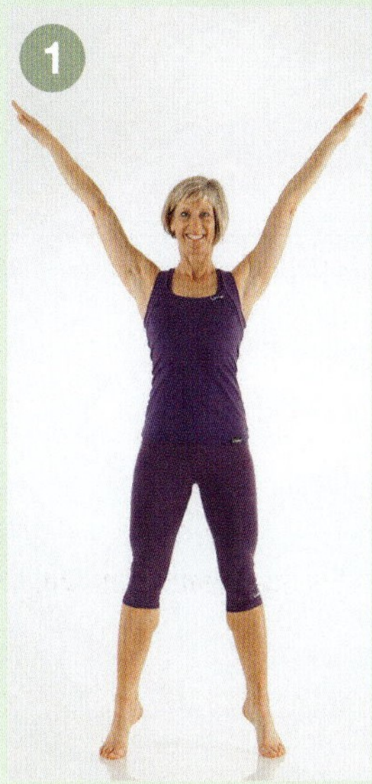

1 Andreaskreuz

Aufrechter Stand. Beide Beine mit einem großen Schritt zur Seite öffnen. Die Arme seitlich und diagonal nach oben anheben, die Handflächen zeigen nach außen. Den Körper auf die Zehenspitzen nach oben ziehen.

- Balance, Energie sammeln
- 5–6 Atemzüge halten

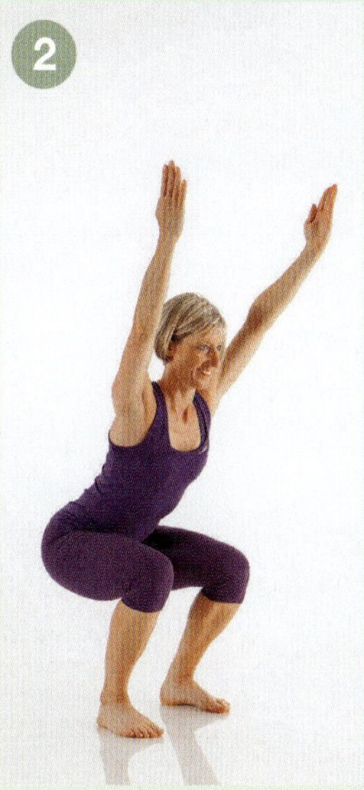

2 Tiefe Kniebeuge

Aufrechter Stand. Beide Arme in Richtung Decke strecken. Mit dem Gesäß weit nach hinten in Richtung Fersen absetzen und wieder aufrichten. Beim Aufrichten das Gesäß anspannen. Auf einen aufrechten Oberkörper achten. Die Knie bleiben hinter den Fußspitzen.

- Straffe Beine, knackiger Po
- 20–30 Wdh./2–3 Sätze

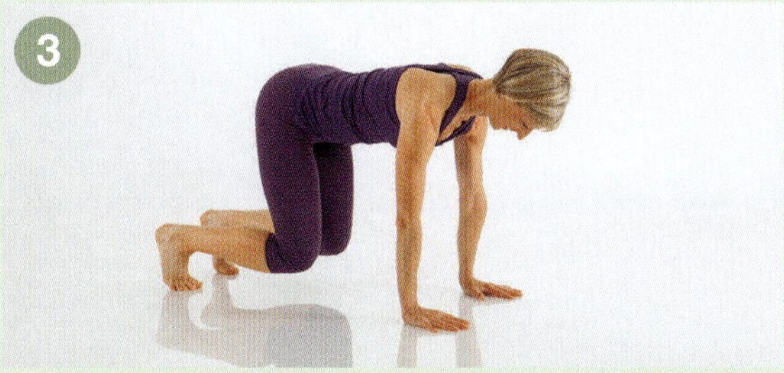

3 Bodengang

Aufrechter Stand. Beide Arme in Richtung Decke strecken. Nun die Knie tief anbeugen. Beide Hände vor dem Körper am Boden absetzen. Die Hände befinden sich unter den Schultergelenken, die Knie schweben knapp über dem Boden senkrecht unter den Hüftgelenken. Das Körpergewicht wieder zurückverlagern, auf die Füße kommen und den Körper aufrichten.

- Stabile Körpermitte, straffe Beine
- 10–15 Wdh./2–3 Sätze

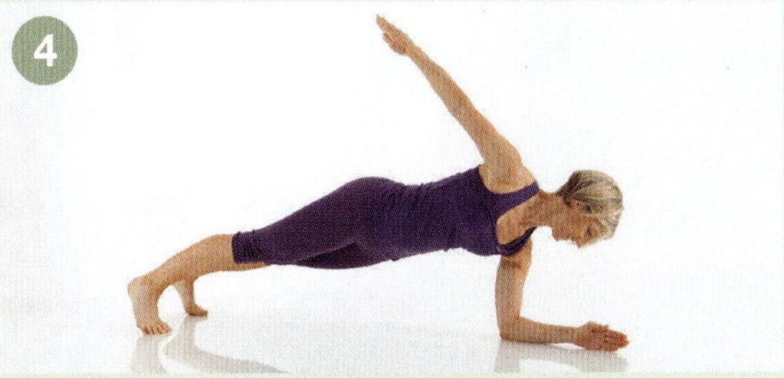

4 Kraulen

Unterarmstütz. Der Oberkörper und die Beine bilden eine Linie. An die Bauchspannung denken. Im Wechsel die Arme wie beim Durchs-Wasser-Kraulen von hinten nach vorne bewegen.

- Ganzkörperkräftigung
- 10–15 Wdh. je Seite/2–3 Sätze

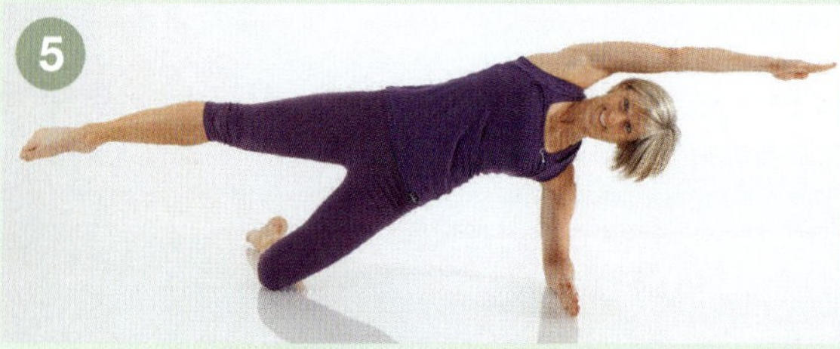

5

Unterstützter Seitstütz

Seitlicher Unterarmstütz. Oberes Bein und oberen Arm in einer Linie mit dem Rumpf ausstrecken.

- Schmale Taille
- 30, 45 oder 60 Sek. halten/2–3 Sätze

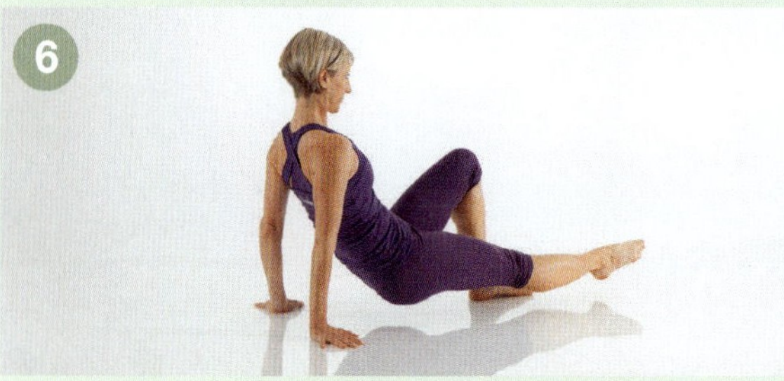

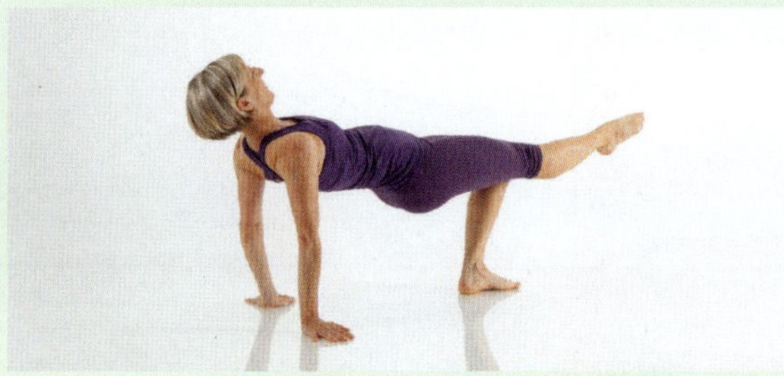

6

Dreibeiniger Tisch

Langsitz. Die Füße aufstellen, die Hände unter den Schultern aufstützen. Ein Bein knapp über dem Boden ausstrecken. Nun das Becken heben und senken. Der Kopf bleibt in Verlängerung des Rumpfes.

- Knackiger Po
- 10–15 Wdh. je Seite/2–3 Sätze

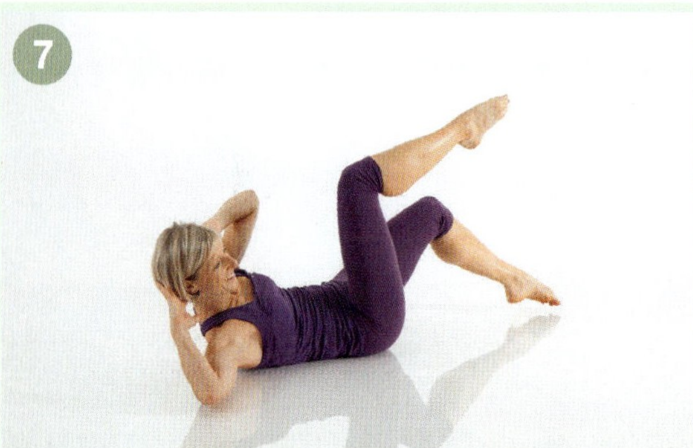

7

Diagonaler Crunch

Rückenlage. Beide Beine rechtwinklig anheben. Die Hände hinter dem Kopf anlegen. Ein Bein in Richtung Boden absenken, dabei das Brustbein in Richtung Knie des angezogenen Beins führen. Das Becken stabil halten.

- Flacher Bauch
- 10–15 Wdh. je Seite/2–3 Sätze

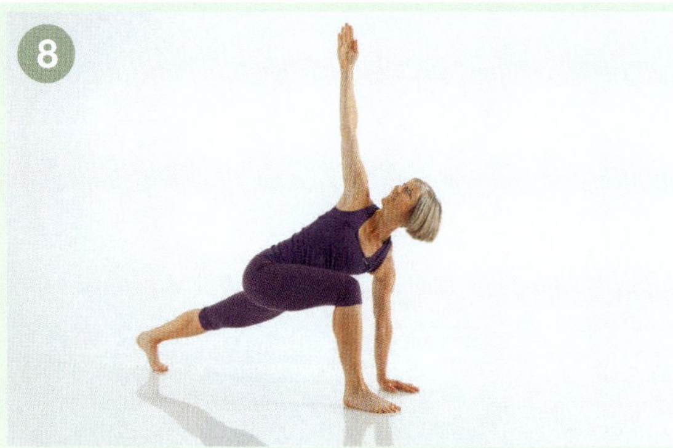

8

Gedrehter tiefer Ausfallschritt

Ausfallschritt. Im tiefen Ausfallschritt einen Arm in Richtung Decke strecken. Der Blick folgt der Hand. Das vordere Knie senkrecht über der Ferse positionieren.

- Dehnung Oberschenkelvorderseite, Bauch und Rücken
- 20–30 Sek. je Seite halten

47 PHYSIO-FITNESS

Sich wohlfühlen in seiner Haut, das ist das Ziel dieses Workouts! Faszien, sagt man, sind unser sechster Sinn. Die zahlreichen Rezeptoren darin sagen uns, wie wir uns fühlen, sie melden Schmerzen und Verspannungen, vermitteln aber auch ein Wohlgefühl. Wir können sie besonders gut ansprechen mit Dehnbewegungen und Druck durch das Ausrollen des Gewebes mithilfe einer Faszienrolle.

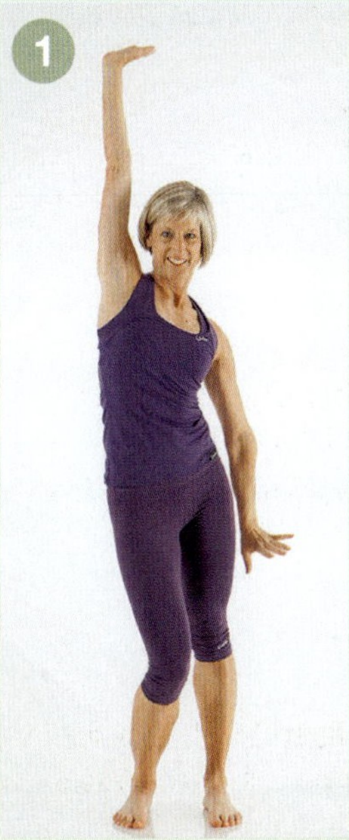

1 Rekeln

Aufrechter Stand. In verschiedene Richtungen rekeln und strecken, mal Handflächen, mal Handrücken in Richtung Decke. Auch die Knie beugen und strecken. Tipp: Diese Übung für einen gesunden und schmerzfreien Rücken können Sie immer mal wieder zwischendurch ausführen.

- Ganzkörpermobilisation
- So lange halten, wie es Ihnen guttut

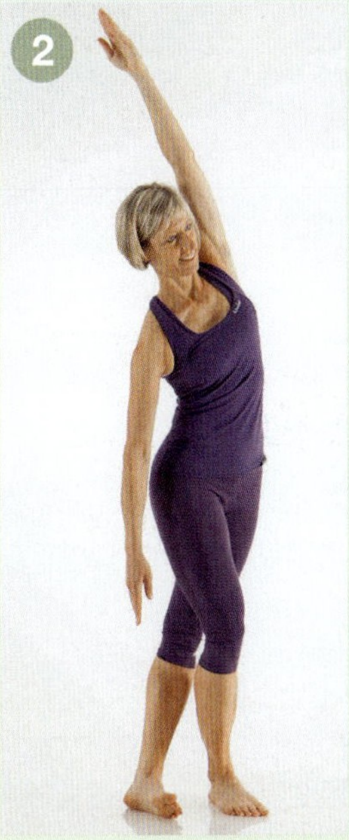

2 Seitneige

Aufrechter Stand. Ein Bein hinter das andere Bein kreuzen, Fußaußenkante aufsetzen. Den gleichseitigen Arm über den Kopf zur Seite bewegen und kleine, sanfte Wippbewegungen ausführen.

- Schmale Taille
- 30 Sek. je Seite

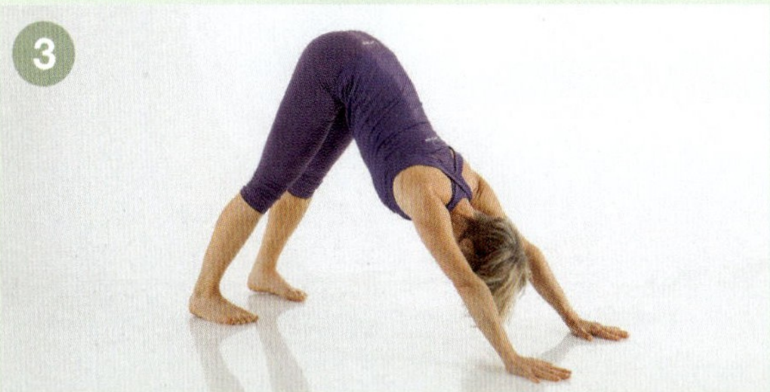

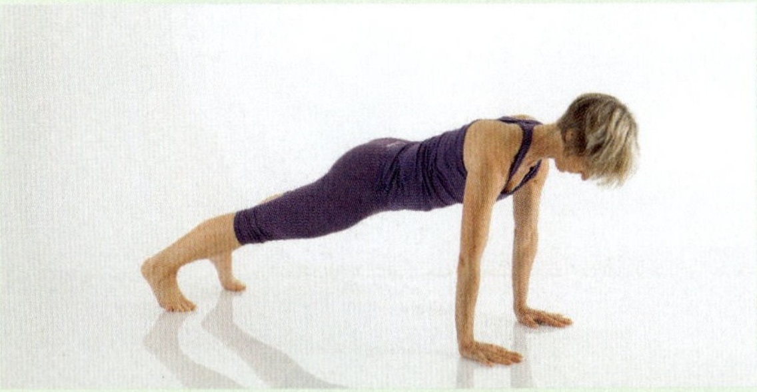

3 Herabschauender Hund – Liegestützposition

Vierfüßlerstand. Knie vom Boden lösen, das Steißbein in Richtung Decke schieben in den Herabschauenden Hund. 2–3-mal mit dem Brustbein in Richtung Oberschenkel wippen und einatmen. Ausatmen und die Schultern senkrecht über die Hände schieben, bis der ganze Körper sich in einer Brettposition befindet.

- Stabiler Rücken, flacher Bauch
- 15–20 Wdh.

4

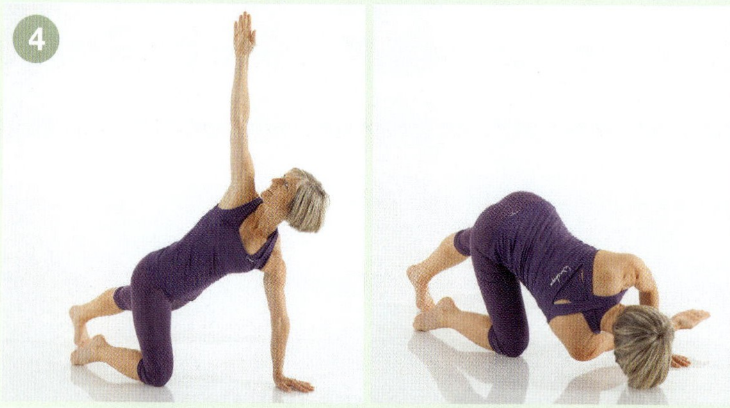

Tauchgang

Vierfüßlerstand. Ein Bein zurückstrecken, die Zehen aufstellen. Den gegenüberliegenden Arm in Richtung Decke strecken. Einatmen und 2–3-mal in die Brustkorböffnung wippen, mit dem Ausatmen unter der anderen Schulter durchtauchen.

- Schmale Taille
- 10–15 Wdh. je Seite

5

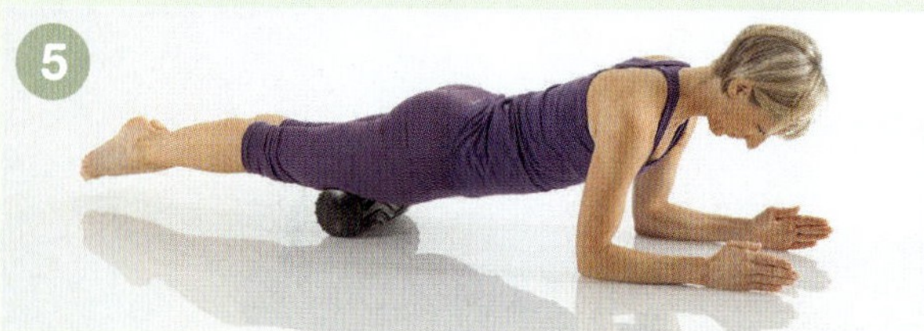

Rollen im Unterarmstütz

Unterarmstütz. Die Oberschenkel liegen auf der Rolle. Den Körper über die Rolle vor- und zurückbewegen.

- Hydration der Oberschenkelvorderseite
- 1 Min.

6

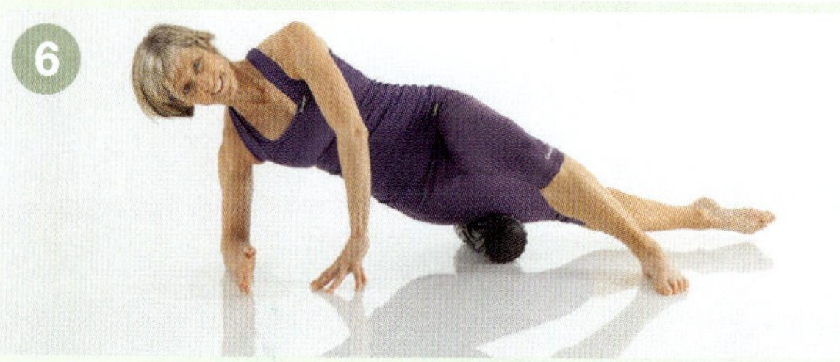

Seitliches Rollen

Seitlage. Das obere Bein vorne aufstellen, das untere Bein gestreckt auf der Rolle ablegen. Die Oberschenkelaußenseite abrollen.

- Hydration der Oberschenkelaußenseite
- 1 Min. je Seite

7

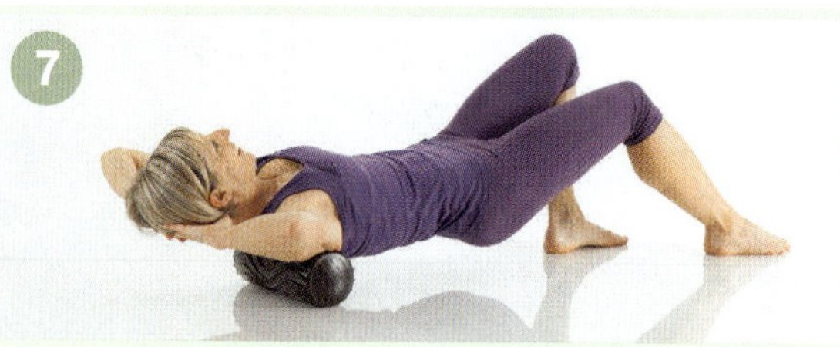

Rücken ausrollen

Rückenlage. Beide Beine aufstellen, die Hände stützen den Kopf. Das Becken heben und den Rücken mit einer Faszienrolle abrollen.

- Hydration der Rückenfaszie
- 1 Min.

8

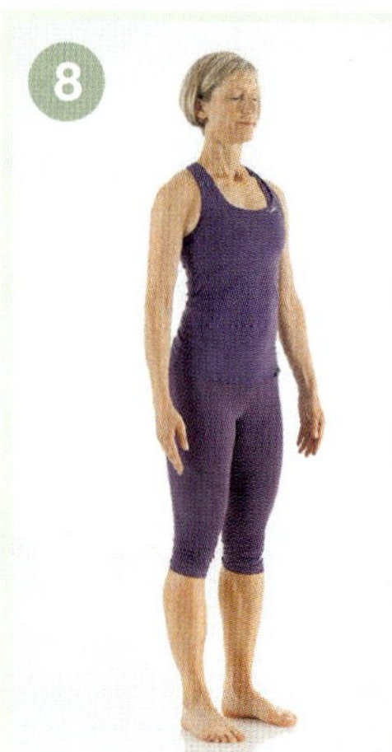

Spür dich

Aufrechter Stand. Die Augen schließen und den aufrechten Stand spüren, die aufgerichtete Wirbelsäule. Fühlt sich die Position stabiler, aufrechter, gewachsen an verglichen zu vor dem Workout?

- Körperwahrnehmung
- So lange, wie es Ihnen guttut

48 FIGURTRAINING

Sehen Sie sich Menschen in Bewegung, entweder im Alltag oder beim Sport, an. Bewegt sich jemand jung, dynamisch, attraktiv und sportlich, dann bewegt er sich aus seiner Körpermitte heraus. Ebenso ist eine stabile Mitte auch Schutz für die Organe und Gelenke.

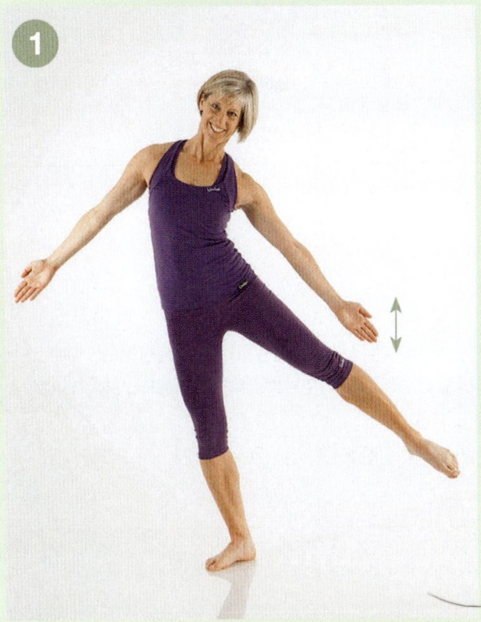

Scheibenwischer

Einbeinstand. Beide Arme seitlich des Rumpfes ausstrecken, die Handflächen zeigen nach vorne. Das abgehobene Bein etwas zur Seite abspreizen. Nun das Bein und die Hand zu- und auseinanderführen. Dabei das Becken stabil halten.

- Stabile Seite, schmale Taille
- 10–15 Wdh. je Seite/2–3 Sätze

»Flacher Bauch, schmale Taille – diese Woche kommen wir dem Ziel definitiv näher!«

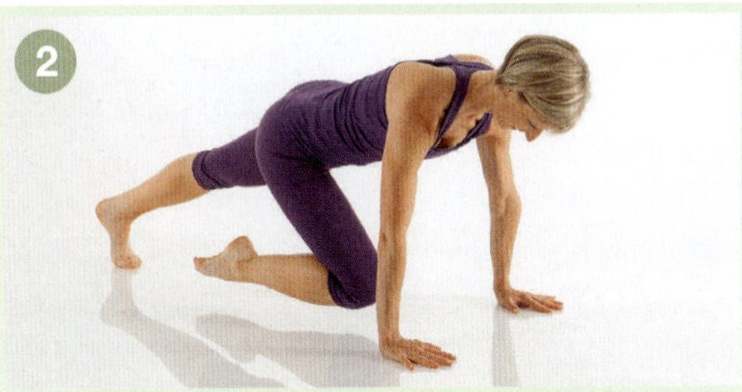

Bergsteiger

Liegestützposition. Die Hände befinden sich senkrecht unter den Schultergelenken. Oberkörper und Beine bilden eine Linie. Nun die Knie im Wechsel unter das Brustbein ziehen.

- Flacher Bauch
- 15–20 Wdh. je Seite/2–3 Sätze

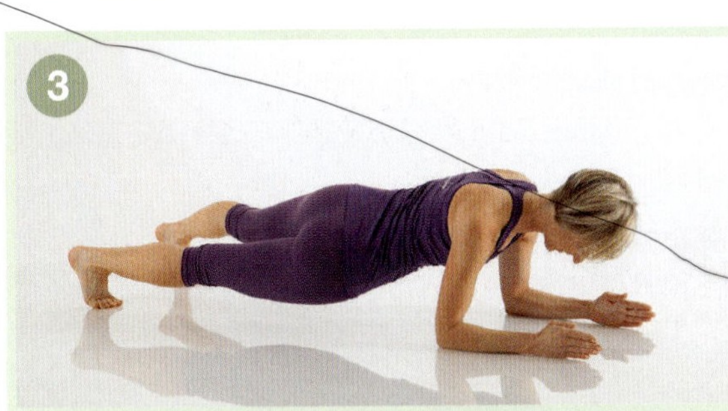

Hüftrotation im Unterarmstütz

Unterarmstütz. Das Becken im Wechsel nach rechts und links in Richtung Boden kippen. Die Körperspannung beibehalten.

- Schmale Taille
- 10–15 Wdh. je Seite/2–3 Sätze

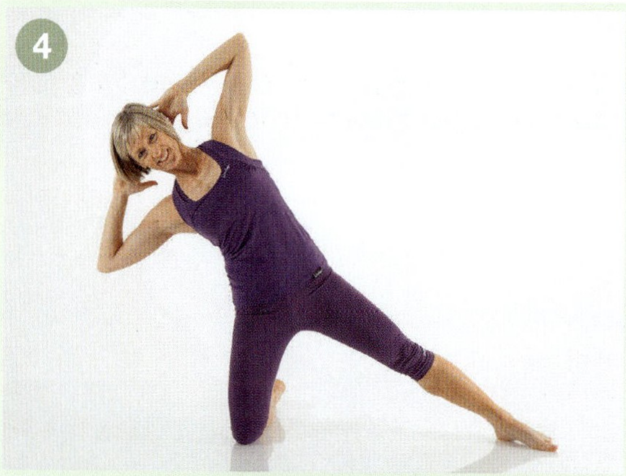

Seitbeuge im halben Kniestand

Kniestand. Ein Bein zur Seite ausstrecken und auf dem Boden abstellen. Die Hände hinter dem Kopf anlegen. Nun den Oberkörper zur anderen Seite beugen – Oberkörper und Bein bilden eine Linie. Wieder aufrichten.

- Schmale Taille
- 15–20 Wdh. je Seite/2–3 Sätze

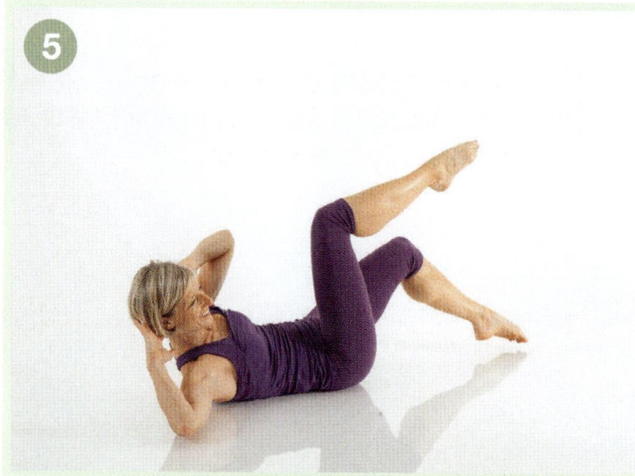

Diagonaler Crunch

Rückenlage. Beide Beine rechtwinklig anheben. Die Hände hinter dem Kopf abstützen. Ein Bein in Richtung Boden absenken, dabei das Brustbein in Richtung Knie des angezogenen Beins führen. Das Becken stabil halten.

- Flacher Bauch
- 10–15 Wdh. je Seite/2–3 Sätze

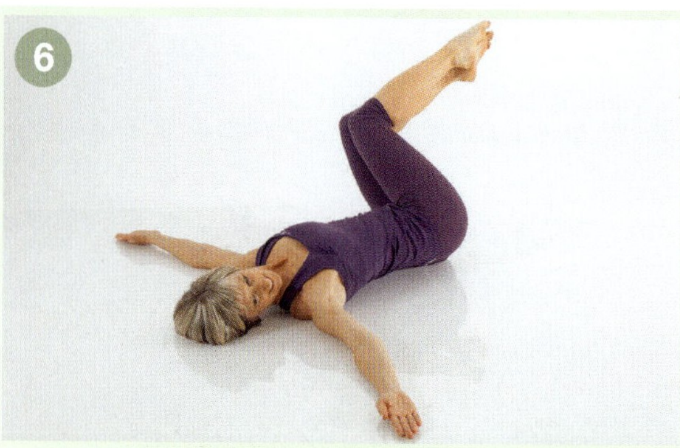

Beinpendel in Rückenlage

Rückenlage. Beide Beine rechtwinklig anheben. Die Arme zur Seite ablegen. Die Knie mit dem Einatmen nach rechts kippen, mit dem Ausatmen zurück zur Mitte, mit dem nächsten Einatmen nach links kippen lassen, ausatmen zur Mitte. Die Schultern bleiben während der gesamten Übung am Boden.

- Schmale Taille
- 10–15 Wdh. je Seite/2–3 Sätze

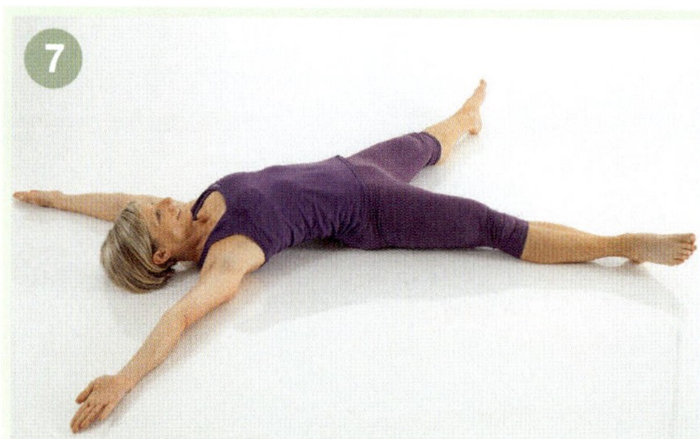

Großes X

Rückenlage. Beide Arme und Beine in einem großen X öffnen und auseinanderziehen. Mal gleichseitig, mal diagonal auseinanderziehen.

- Dehnung Bauchmuskulatur
- 30 Sek.

49 PILATES UND YOGA

Diese Yogapositionen werden Ihren Körper formen und kräftigen. Positiver Nebeneffekt: Wir schulen unseren Gleichgewichtssinn und unsere Beweglichkeit. Sie dürfen auch einmal wackeln. Mit jedem Training werden Ihnen die Übungen leichter fallen!

1

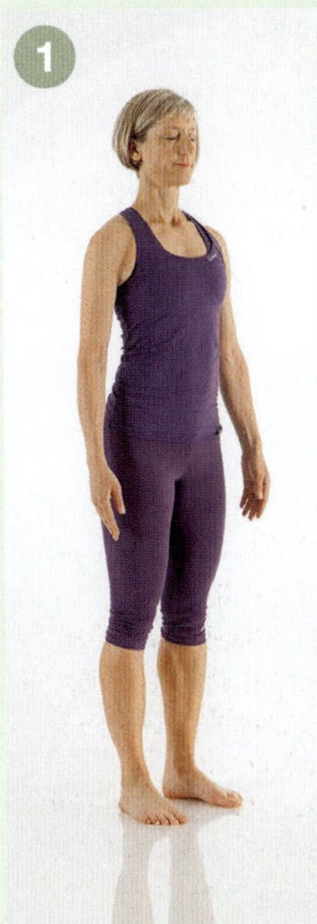

Spür dich

Aufrechter Stand. Die Augen schließen und den aufrechten Stand spüren. Aus dem Alltag ankommen und sich selbst wahrnehmen.

- Körperwahrnehmung
- So lange, wie es Ihnen guttut

2

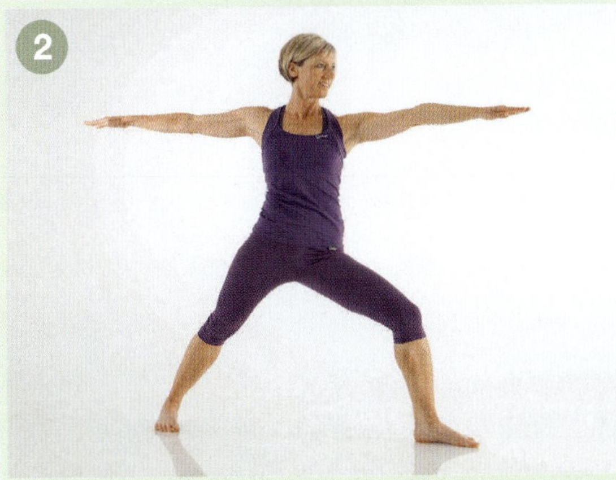

Krieger

Ausfallschritt. Die vordere Fußspitze zeigt in Blickrichtung, das Knie beugen; den hinteren Fuß etwas eindrehen, das Knie strecken. Beide Arme über den Oberschenkeln in der Waagrechten halten.

- Starke Beine
- 5–8 Atemzüge je Seite halten

3

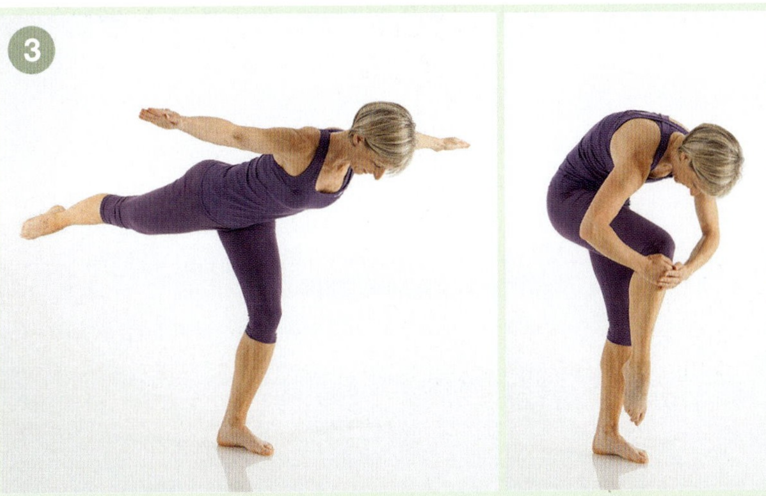

Flieger

Einbeinstand. Beide Arme zur Seite ausbreiten. Ein Bein in Verlängerung des Rumpfes nach hinten ausstrecken. Die Schulterblätter zueinanderziehen. Nun den Rücken runden, das Knie des angehobenen Beins unter das Brustbein bewegen und die Hände zum Knie führen. Dann wieder ausstrecken.

- Stabiler Rücken
- 10–15 Wdh. je Seite/ 2–3 Sätze

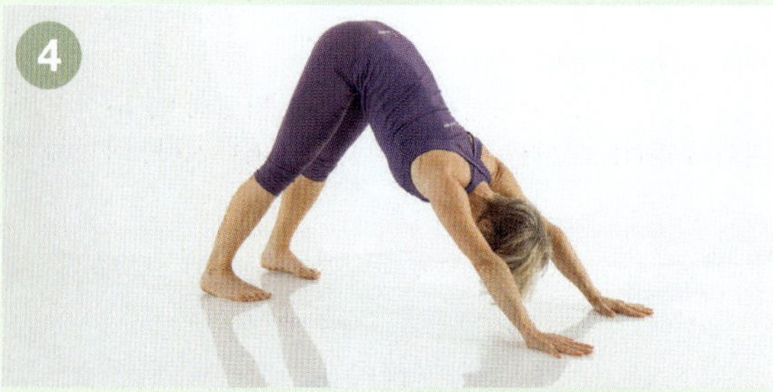

4

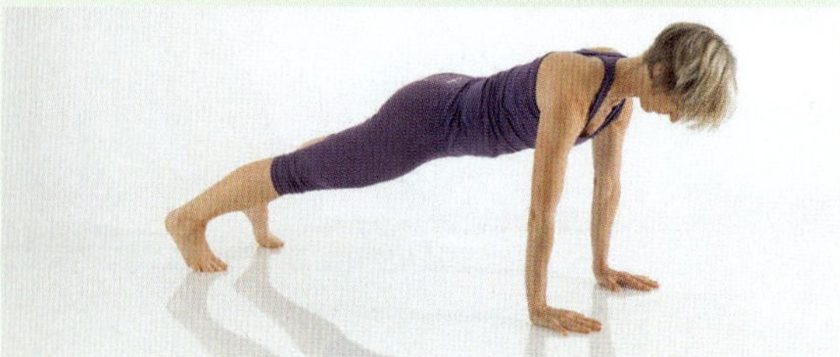

Herabschauender Hund – Liegestützposition

Vierfüßlerstand. Knie vom Boden lösen, das Steißbein in Richtung Decke schieben in den Herabschauenden Hund. 2–3-mal mit dem Brustbein in Richtung Oberschenkel wippen und einatmen. Ausatmen und die Schultern senkrecht über die Hände schieben, bis der ganze Körper sich in einer Brettposition befindet.

- Stabiler Rücken, flacher Bauch
- 15–20 Wdh.

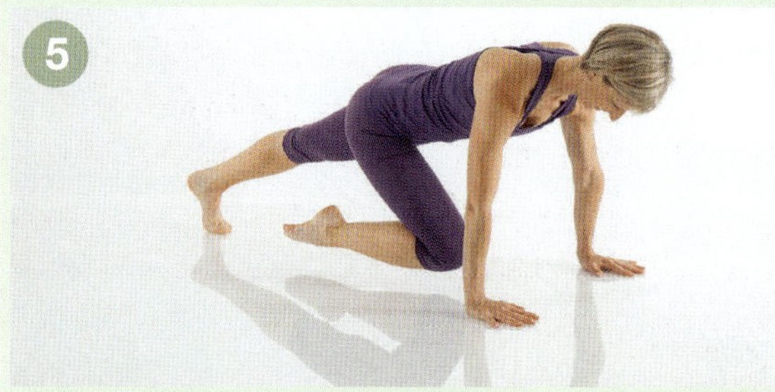

5

Bergsteiger

Liegestützposition. Die Hände befinden sich senkrecht unter den Schultergelenken. Oberkörper und Beine bilden eine Linie. Nun die Knie im Wechsel unter das Brustbein ziehen.

- Flacher Bauch
- 15–20 Wdh./2–3 Sätze

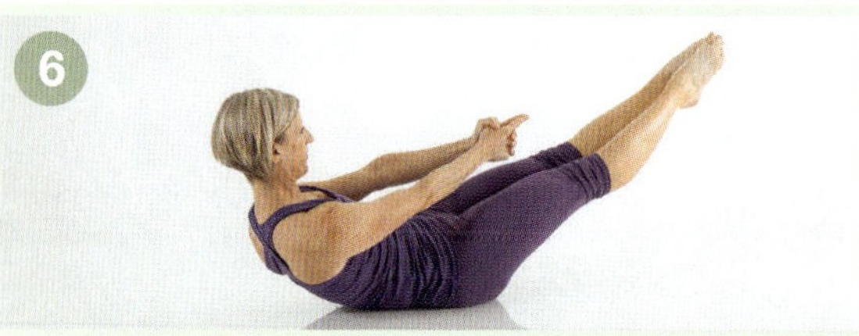

6

Halbes Boot

Rückenlage. Beide Beine gestreckt auf etwa 45 Grad anheben, Fußspitzen strecken. Den Oberkörper anheben, die Hände zur Faust schließen, nur die beiden Zeigefinger aneinanderlegen und zu den Füßen zeigen lassen.

- Flacher Bauch
- 5–8 Atemzüge halten, dann entspannen

7

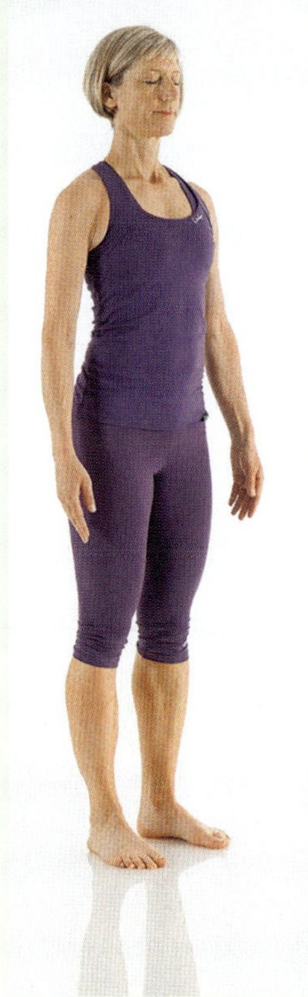

Spür dich

Aufrechter Stand. Die Augen schließen und den aufrechten Stand spüren, die aufgerichtete Wirbelsäule. Fühlt sich die Position stabiler, aufrechter, gewachsen an verglichen zu vor dem Workout?

- Körperwahrnehmung
- So lange, wie es Ihnen guttut

50 INTENSIVTRAINING

Diese Woche bereiten wir uns speziell auf Alltagssituationen vor! Wichtig dabei ist vor allem die Muskulatur, die den Körper stabilisiert – sollten wir zum Beispiel auf Glatteis oder nassem Untergrund ausrutschen oder eine Stufe übersehen –, sowie eine starke Muskulatur in den Beinen für Alltagssituationen wie aus dem Bett aufstehen, aus dem Auto aussteigen oder Dinge vom Boden aufheben. Auf die Plätze, fertig, los!

1

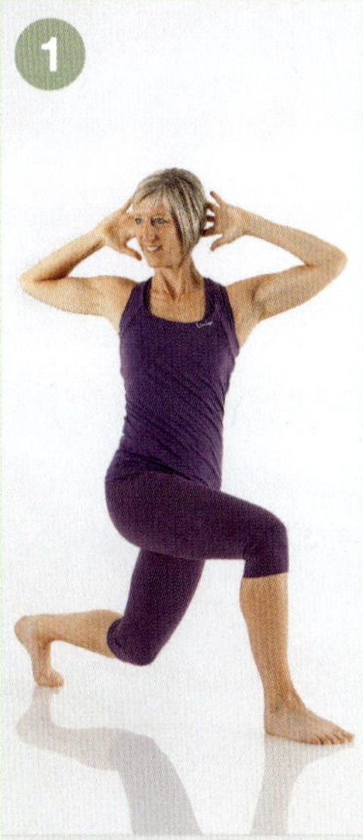

Lunge mit Twist

Aufrechter Stand. Im Wechsel mit dem rechten und linken Bein in einem großen Schritt zurücksteigen. Das hintere Knie in Richtung Boden absenken. Das vordere Knie bleibt senkrecht über der Ferse. Beide Hände dabei an den Kopf legen und beim Beugen des Knies den Oberkörper zum vorderen Bein drehen.

- Straffe Beine
- 15–20 Wdh. je Seite/ 2–3 Sätze

2

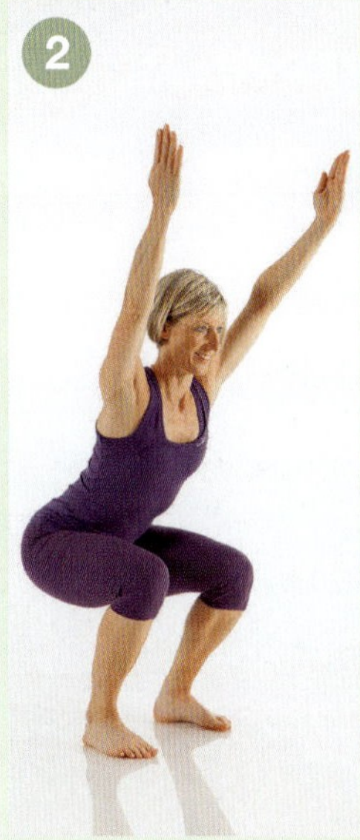

Tiefe Kniebeuge

Aufrechter Stand. Beide Arme in Richtung Decke strecken. Mit dem Gesäß weit nach hinten in Richtung Fersen absetzen und wieder aufrichten. Beim Aufrichten das Gesäß anspannen. Achten Sie auf einen aufrechten Oberkörper. Die Knie bleiben hinter den Fußspitzen.

- Straffe Beine, knackiger Po
- 20–30 Wdh./2–3 Sätze

3

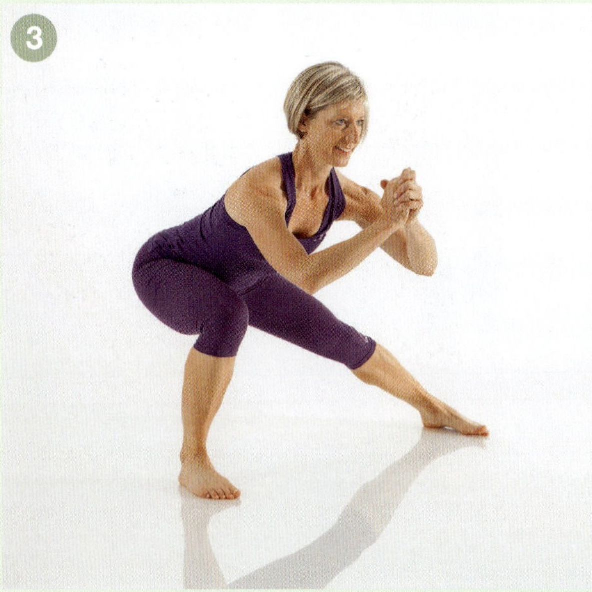

Side Lunge

Aufrechter Stand. Im Wechsel das rechte und linke Bein in einem großen Schritt zur Seite stellen. Das Standbein rechtwinklig anbeugen und senkrecht über der Ferse halten.

- Straffe Beine, fester Po
- 10–15 Wdh. je Seite/2–3 Sätze

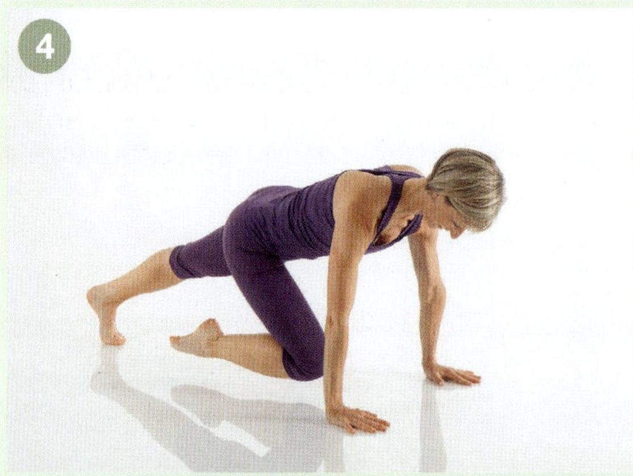

Bergsteiger

Liegestützposition. Die Hände befinden sich senkrecht unter den Schultergelenken. Oberkörper und Beine bilden eine Linie. Nun die Knie im Wechsel unter das Brustbein ziehen.

- Flacher Bauch
- 15–20 Wdh./2–3 Sätze

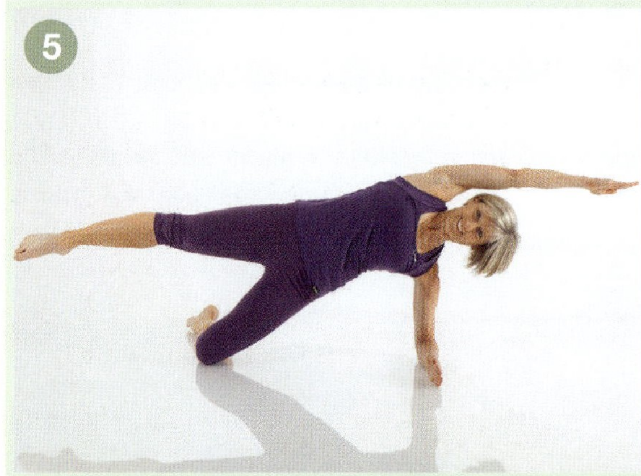

Unterstützter Seitstütz

Seitlicher Unterarmstütz. Oberes Bein und oberen Arm in einer Linie mit dem Rumpf ausstrecken.

- Schmale Taille
- 30, 45 oder 60 Sek. je Seite halten/2–3 Sätze

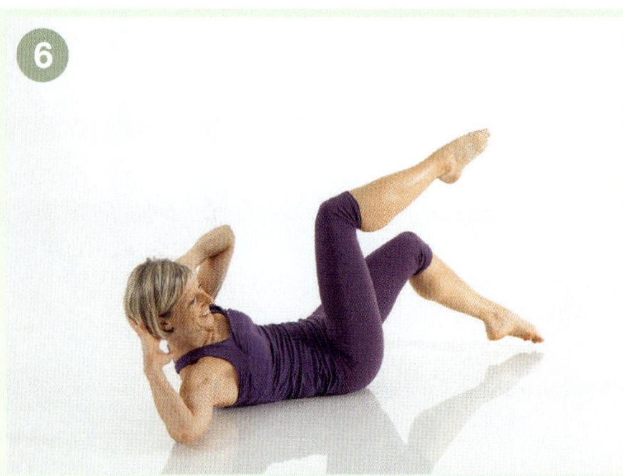

Diagonaler Crunch

Rückenlage. Beide Beine rechtwinklig anheben. Die Hände hinter dem Kopf anlegen. Ein Bein in Richtung Boden absenken, dabei das Brustbein in Richtung Knie des angezogenen Beins führen. Das Becken stabil halten.

- Flacher Bauch
- 10–15 Wdh. je Seite/2–3 Sätze

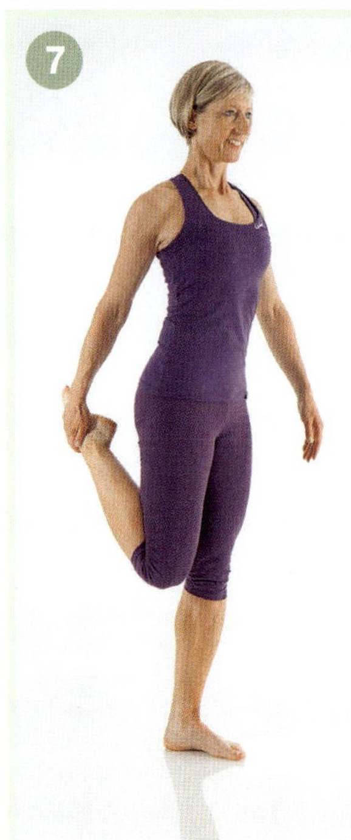

Flamingo

Einbeinstand. Das angehobene Bein am Fußgelenk zurückziehen, bis sich beide Knie auf einer Linie befinden. Das Gesäß anspannen, den Fuß sanft in die Hand drücken.

- Dehnung Oberschenkelvorderseite
- 20 Sek. je Seite halten

51 FIGURTRAINING

Diese Woche beschäftigen wir uns mit unserem äußeren Erscheinungsbild, unseren Proportionen. Anatomische Gegebenheiten, wie zum Beispiel breite Hüften, lassen sich (optisch) verändern, indem wir an unserer Aufrichtung und an den Proportionen unserer Schulterpartie arbeiten. Werden die Schultern breiter, erscheint die Hüfte schmaler. Stimmt die Haltung, erscheint auch unser Bauch flacher, die Bauchdecke strafft sich.

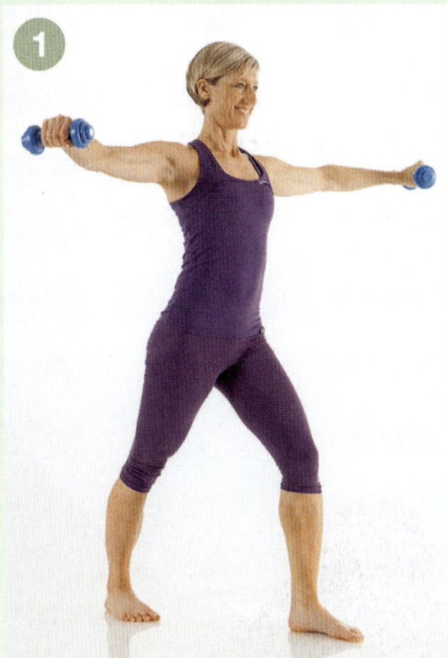

1

Seitheben

Aufrechter Stand. Ein Bein eine Schrittlänge nach vorne stellen. In den Händen jeweils eine Hantel halten. Die leicht gebeugten Arme zur Seite anheben und wieder senken.

- Schöne Schultern
- 10–15 Wdh./2–3 Sätze

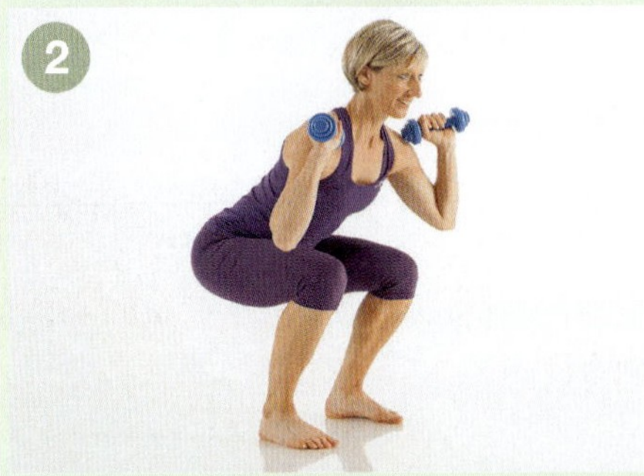

2

Schulterpresse

Aufrechter Stand. Die Hanteln in Schulterhöhe halten. Tief in die Hocke gehen und wieder zum Stand aufrichten.

- Straffe Beine, knackiger Po, schöne Schultern
- 20–30 Wdh./2–3 Sätze

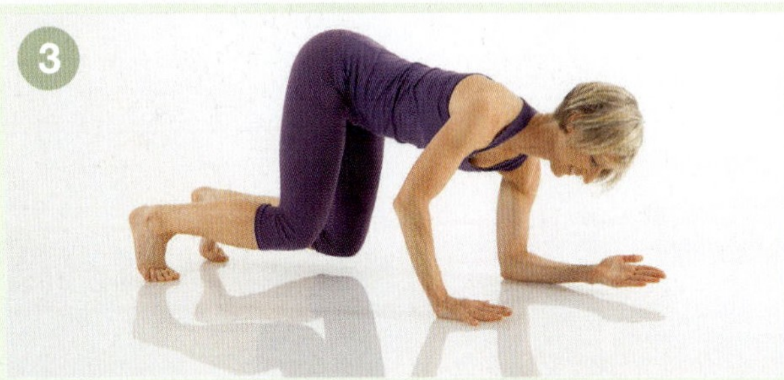

3

Stütz auf Unterarmen und Händen

Vierfüßlerstand. Die Knie vom Boden abheben. Nacheinander die Unterarme auf den Boden bewegen, dann wieder auf die Hände hochkommen. Abwechselnd mit rechts und links beginnen.

- Starke Körpermitte
- 8–10 Wdh. je Seite/2–3 Sätze

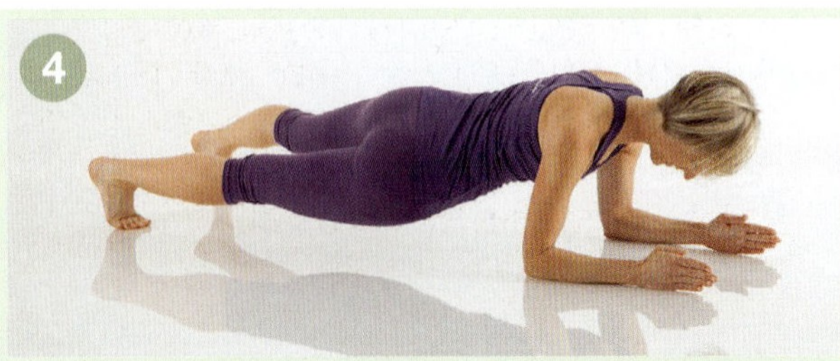

4

Hüftrotation im Unterarmstütz

Unterarmstütz. Das Becken im Wechsel nach rechts und links in Richtung Boden kippen. Die Körperspannung beibehalten.

- Schmale Taille
- 10–15 Wdh. je Seite/2–3 Sätze

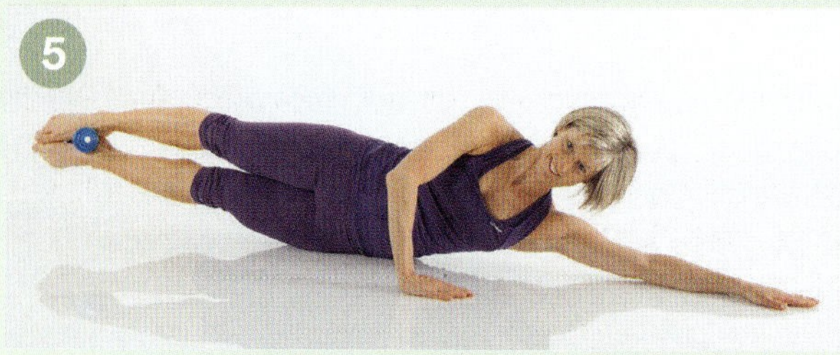

Beinheben in Seitlage mit Hantel

Seitlage. Ausgestreckt auf die Seite legen. Eine Hantel zwischen die Füße klemmen. Beide Beine anheben und wieder senken.

- Schmale Taille, straffe Oberschenkel
- 10–15 Wdh. je Seite/2–3 Sätze

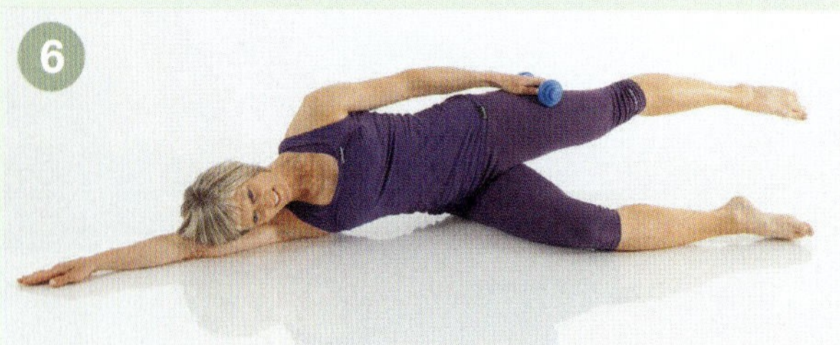

Bein-Lifting

Seitlage. Das untere Bein rechtwinklig anziehen. Das obere gestreckte Bein mit einer Hantel beschweren, heben und senken. Das Becken bleibt dabei stabil.

- Straffe Oberschenkelaußenseite
- 20–30 Wdh. je Seite/2–3 Sätze

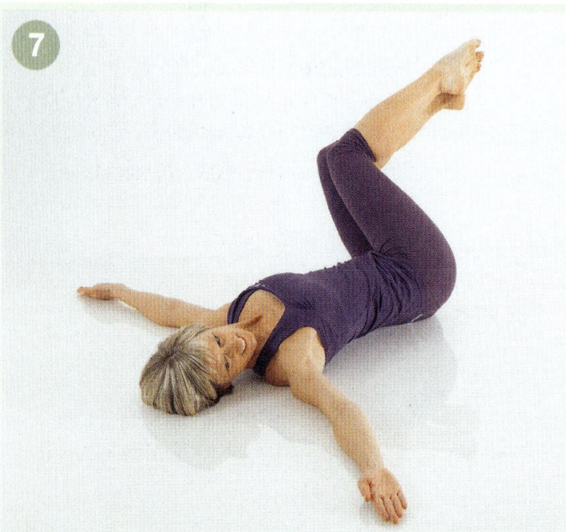

Beinpendel in Rückenlage

Rückenlage. Beide Beine rechtwinklig anheben. Die Arme zur Seite ablegen. Die Knie mit dem Einatmen nach rechts kippen, mit dem Ausatmen zurück zur Mitte, mit dem nächsten Einatmen nach links kippen lassen, ausatmen zur Mitte. Die Schultern bleiben während der gesamten Übung am Boden.

- Schmale Taille
- 10–15 Wdh. je Seite/2–3 Sätze

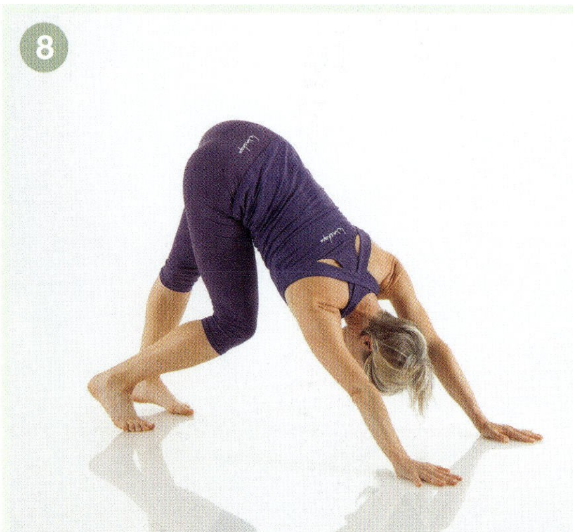

Walking Dog

Vierfüßlerstand. Das Steißbein in Richtung Decke bewegen, die Fersen so tief wie möglich in Richtung Boden schieben, das Brustbein in Richtung Oberschenkel. Im Wechsel die rechte und linke Ferse in Richtung Boden schieben.

- Dehnung der gesamten Beinrückseite
- 20–30 Sek.

52 PHYSIO-FITNESS

Das Kreuz mit dem Kreuz – es gibt wenige Menschen, die von sich behaupten können, noch nie Rückenschmerzen gehabt zu haben, oder? Fast immer gilt bei Rückenschmerzen: Fordern Sie sich, aber überfordern Sie sich nicht! Im präventiven Training für den Rücken liegt unser Schwerpunkt diese Woche auf Kraft und Beweglichkeit.

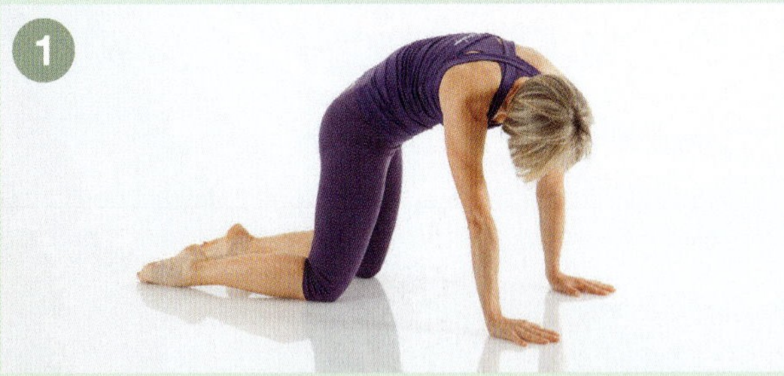

Cat Stretch

Vierfüßlerstand. Den Rücken in alle möglichen Richtungen bewegen – ganz nach Lust und Laune.

- Mobilisation, Entspannung der Wirbelsäule
- Mindestens 30 Sek. lang ausführen

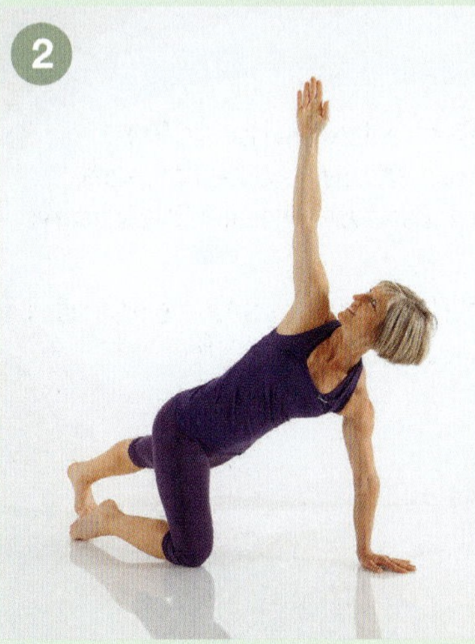

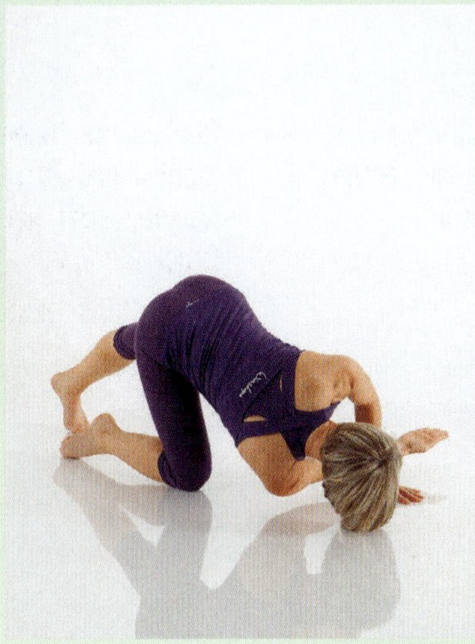

Tauchgang

Vierfüßlerstand. Ein Bein zurückstrecken, die Zehen aufstellen. Den gegenüberliegenden Arm in Richtung Decke strecken. Einatmen und 2–3-mal in die Brustkorböffnung wippen, mit dem Ausatmen unter der anderen Schulter durchtauchen.

- Schmale Taille
- 10–15 Wdh. je Seite

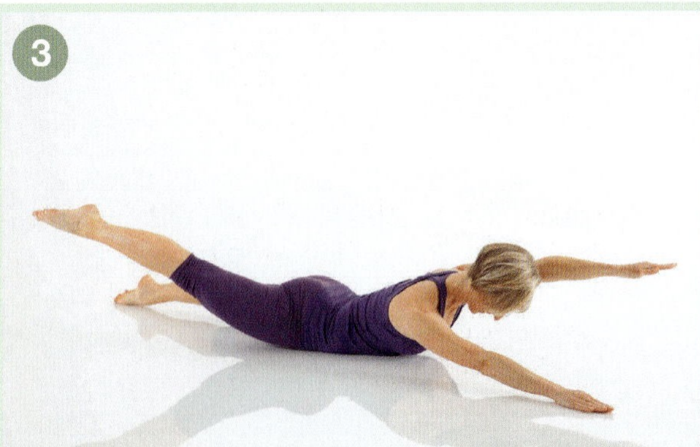

Swimming

Bauchlage. Beide Arme in Verlängerung des Oberkörpers ausstrecken. Die Handflächen zeigen in Richtung Boden. Nun beide Beine und Arme vom Boden abheben. Den rechten Arm und das linke Bein in Richtung Decke bewegen, dann den linken Arm und das rechte Bein. Diese Bewegung in zügigem Tempo ausführen. Dabei bleiben die Knie gestreckt. Den Atem fließen lassen.

- Stabiler Rücken, fester Po
- 20–30 Sek.

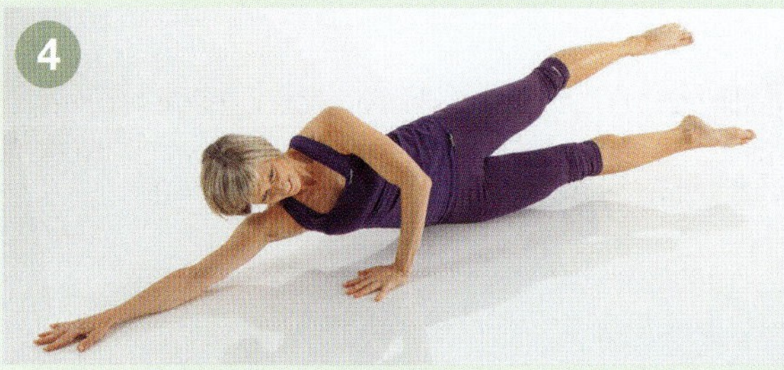

4

Hacken

Seitlage. Beide Beine und den Kopf vom Boden abheben, der obere Arm stützt vor dem Körper. Mit gestreckten Beinen kleine schnelle Hackbewegungen ausführen.

- Stabiler Rumpf
- 20–30 Sek. je Seite/2–3 Sätze

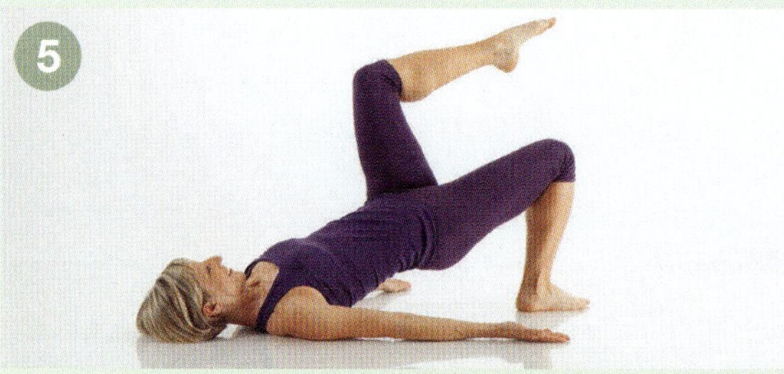

5

Beinheben aus der Schulterbrücke

Rückenlage. Beide Beine aufstellen und das Becken anheben. Die Position halten und im Wechsel das rechte und linke Bein rechtwinklig vom Boden abheben.

- Starker Rücken, knackiger Po
- 10–15 Wdh. je Seite/2–3 Sätze

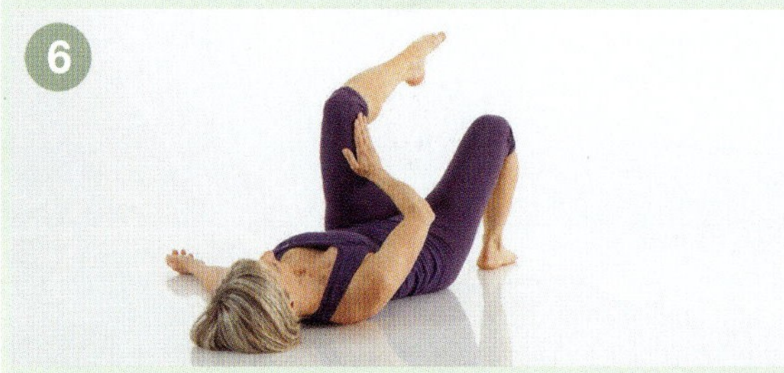

6

Druck und Gegendruck

Rückenlage. Beide Beine aufstellen. Nun ein Bein rechtwinklig vom Boden abheben und mit der gegenüberliegenden flachen Hand von innen am Oberschenkel Druck aufbauen.

- Feste Oberschenkelinnenseiten, starker Beckenboden
- 5–6 Atemzüge je Seite halten/2–3 Sätze

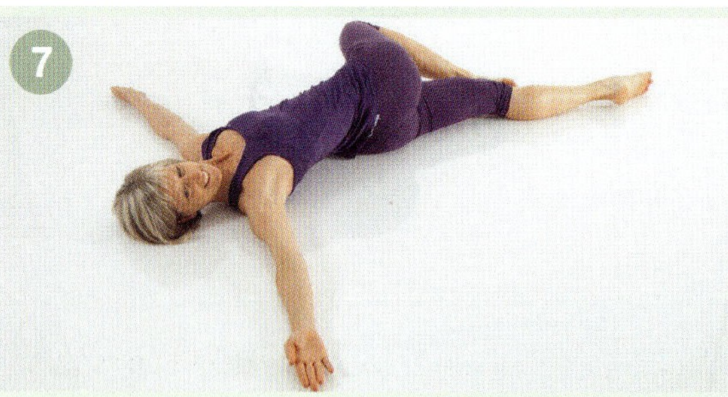

7

Krokodil

Rückenlage. Ein Bein aufstellen, das andere Bein strecken. Arme rechtwinklig vom Körper abspreizen. Das angewinkelte Bein über das gestreckte kreuzen. Der Kopf dreht zur Gegenseite.

- Dehnung Gesäß-, Rücken-, Bauchmuskulatur
- 20–30 Sek. je Seite

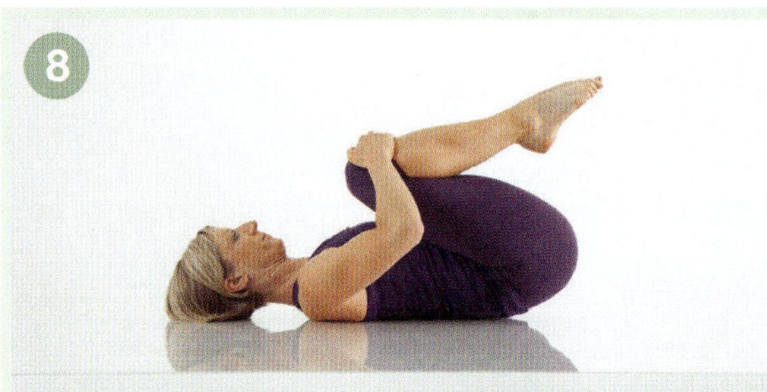

8

Liegendes Kind

Rückenlage. Die Hände fassen die Unterschenkel. Nun beide Knie in Richtung Brustbein ziehen und wieder lösen.

- Entspannter Rücken
- 20–30 Wdh.

Übungsregister